Joachim Wittkowski und Hans Strenge
mit Wolfgang Lenzen

Warum der Tod kein Sterben kennt

Joachim Wittkowski und Hans Strenge
mit Wolfgang Lenzen

Warum der Tod kein Sterben kennt

Neue Einsichten zu unserer Lebenszeit

Die Deutsche Nationalbibliothek verzeichnet diese Publikation
in der Deutschen Nationalbibliografie;
detaillierte bibliografische Daten sind im Internet über
http://dnb.d-nb.de abrufbar.

Die Herausgabe des Werkes wurde durch
die Vereinsmitglieder der WBG ermöglicht.
Umschlaggestaltung: Peter Lohse, Heppenheim
Umschlagabbildung: Baum im Wandel der Jahreszeiten (digitale Grafik)
© marylin barbone – Fotolia.com
Satz: SatzWeise, Föhren
Gedruckt auf säurefreiem und alterungsbeständigem Papier
Printed in Germany

Besuchen Sie uns im Internet: www.wbg-wissenverbindet.de

ISBN 978-3-534-23951-1

Elektronisch sind folgende Ausgaben erhältlich:
eBook (PDF): 978-3-534-71383-7
eBook (epub): 978-3-534-71385-1

Inhalt

Vorwort 9

Kapitel 1: Der kulturgeschichtliche Hintergrund von Sterben und Tod 13
J. Wittkowski und H. Strenge
1.1 Anthropologische Prämissen 15
1.2 Allgemeine Kennzeichen des mittelalterlichen Weltbildes 16
1.3 Traditionelle Orientierungen gegenüber Sterben und Tod 17
1.4 Allgemeine Kennzeichen des modernen Weltbildes 18
1.5 Umgang mit Sterben und Tod in der Moderne 21
1.6 Das Todessystem 24
1.7 Resümee 26
Literatur 28

Kapitel 2: Sterben – Ende ohne Anfang? 29
J. Wittkowski
2.1 Sterben und Tod in der aktuellen öffentlichen Diskussion 30
2.1.1 Gleichsetzung oder Verwechslung von »Sterben« und »Tod« 30
2.1.2 »Guter Tod« und »gutes Sterben« 36
2.1.3 Auswirkungen eines unscharfen Sterbebegriffs 37
2.2 Sterben aus traditioneller medizinischer Sicht 39
2.3 Sterben aus Sicht der Verhaltenswissenschaften und der Palliativmedizin 41
2.3.1 Aspekte des Sterbens 41
2.3.2 Fehlen einer Begriffsbestimmung des Sterbens 41
2.3.3 Implizite Kennzeichnungen des Sterbens 44
2.3.4 Explizite Definitionen des Sterbens 54
2.3.4.1 Explizite Definitionen verschiedener Provenienz 54
2.3.4.2 Explizite Definitionen aus dem Bereich der Soziologie 60
2.3.4.3 Resümee 63
2.4 Ein umfassender Begriff des Sterbens 64
2.4.1 Die eigene Defintion 64
2.4.2 Erläuterung der eigenen Definition 67
2.4.3 Wie man zum Sterbenden werden kann 69
2.5 Gültigkeitsbereich des psychologisch-verhaltenswissenschaftlichen Sterbebegriffs 72
2.5.1 Sterben aufgrund einer körperlichen Krankheit 73
2.5.2 Sterben infolge eines Unfalls oder einer Naturkatastrophe 77

2.5.3 Sterben infolge äußerer Gewalteinwirkung 78
2.5.4 Hinrichtung 78
2.5.5 Sterben durch eigene Hand 80
2.5.6 Sterben als Kleinkind/Plötzlicher Kindstod 81
2.5.7 Sterben im hohen Alter bzw. an Altersschwäche 82
2.6 Sterben – Ende mit Anfang! 85
2.7 Konsequenzen aus einem psychologisch-verhaltenswissenschaftlichen Konzept des Sterbens 88
2.7.1 Forschung 89
2.7.2 Begleitung und Betreuung Sterbender 91
2.7.3 Aus-, Fort- und Weiterbildung von Betreuungspersonen 92
2.7.4 Entscheidungen auf politischer Ebene und Rechtsprechung 94
Literatur 96

Kapitel 3: Leben und Tod in den Zeiten der Organverpflanzung 105
H. Strenge
3.1 Einleitung 105
3.2 Das Konstrukt des Hirntodes 106
3.2.1 Klinische Kriterien 107
3.2.2 »Kritische« Kriterien 108
3.3 Der Hirntod und seine Erscheinung 111
3.3.1 Das klinische Bild: Schein der Lebendigkeit 111
3.3.2 Das emotionale Bild 112
3.3.3 Betreuung an der Nahtstelle: Der verordnete Statuswechsel 117
3.4 Todesdiagnostik und Interaktionen beim Organspende-vorhaben in der Praxis 119
3.4.1 Die Diagnostik des Todeszeitpunkts 119
3.4.2 Interaktionen beim Transplantationsvorhaben 121
3.5 Schwangere Hirntote: Lebensspende einer Toten 125
3.6 Herztod und Organverpflanzung 126
3.6.1 Maßnahmen zur Unterstützung des medizinisch kontrollierten Sterbens 129
3.6.2 Interessenkonflikte vor kontrolliertem Herztod und Organspende . 131
3.7 »Dead donor rule« und neue Aspekte 132
3.8 Der versprachlichte Tod: Linguistischer Lackmustest für Klarheit? 136
3.9 Unvereinbare Todesauffassungen 139
3.10 Sterben als letzter Lebensvollzug: Angewiesen auf Anerkennung durch andere? 141
3.11 Leben und Sterben: Neue Konzeptionen? 145

3.12 Zusammenfassung und Ausblick 149
Literatur 155

Kapitel 4: Ethische Betrachtungen zur Hirntod-Problematik 163
W. Lenzen
4.1 Einleitung 163
4.2 Die »Minimalethik« des Neminem laedere 163
4.3 Epikurs Irrtum – oder: Wieso es doch schlimm ist, tot zu sein 166
4.4 Empfängnisverhütung und Abtreibung 169
4.5 Posthume Geburt 172
4.6 Ethische Probleme der Organtransplantation 176
4.6.1 Explizite Einwilligung oder fehlender Widerspruch? 176
4.6.2 Zur Problematik des Hirntodes 179
Literatur 187

Kapitel 5: Fragwürdiges zu Leben, Sterben und Tod. Psychologische, medizinische und philosophische Perspektiven 190
W. Lenzen, H. Strenge und J. Wittkowski
5.1 Allgemeine Aspekte 190
5.2 Leben 192
5.3 Sterben 196
5.4 Tod 199
5.5 Ethische Aspekte 204

Kapitel 6: Zeitgemäße Choreographien bei der Begegnung mit Leben und Tod 211
H. Strenge und J. Wittkowski
6.1 Der Staat als Lieferant kollektiver Sicherheit und die Endlichkeit des Lebens 213
6.2 Die Bedeutung der politischen Strukturen für die Wahrnehmung von Sterben und Tod 214
6.3 Der Einfluss deutungsmächtiger Interessengruppen auf die Kennzeichnung von Sterben und Tod 217
6.3.1 Der Tod und die leise Hintergrundaktivität der Gewebemedizin . . 218
6.3.2 Der Tod und die machtvolle Einflussnahme des Verwandtschaftssystems 220
6.3.3 Das Sterben in Hospizarbeit und Palliativmedizin 221
6.4 Fazit und Ausblick 223
Literatur 226

Register 229

Sieh, so ist Tod im Leben. Beides läuft
so durcheinander, wie in einem Teppich
die Fäden laufen; und daraus entsteht
für einen, der vorübergeht, ein Bild.
Wenn jemand stirbt, das nicht allein ist Tod.
Tod ist, wenn einer lebt und es nicht weiß.
Tod ist, wenn einer gar nicht sterben kann.
Vieles ist Tod; man kann es nicht begraben.
In uns ist täglich Sterben und Geburt.

Aus: R. M. Rilke, »Die weiße Fürstin«

Vorwort

Dieses Buch hat eine lange Entstehungsgeschichte, in deren Verlauf es mehrfach sowohl Phasen des Stillstands als auch Abweichungen von dem zunächst eingeschlagenen Weg gab. Es begann auf der Tagung der Deutschen Gesellschaft für Medizinische Psychologie im Mai 1997 in Münster. Auf dem Gesellschaftsabend kamen wir – der Nervenarzt und Psychotherapeut Hans Strenge und der Psychologe Joachim Wittkowski, die bisher nicht miteinander bekannt waren – in ein ebenso angeregtes wie anregendes Gespräch über die psychologische Forschung zur Todesthematik im Allgemeinen und über die Entwicklung des Todeskonzepts beim Kind im Besonderen. Im Laufe dieses langen Abends zeigte sich, dass wir beide ein Faible für unorthodoxe Betrachtungsweisen, für den Aufweis von Widersprüchen und Paradoxien haben, und so kam die Frage auf, ob wir unsere Neigung zum produktiven Querdenken nicht zur Grundlage einer gemeinsamen Unternehmung machen sollten. Einer von uns (J. W.) hatte bereits seit geraumer Zeit ein Vortragsmanuskript über den Beginn und die Dauer des Sterbeprozesses aus psychologischer Sicht in der Schublade, das sich allein wegen seines Umfangs kaum für eine Veröffentlichung in einer Fachzeitschrift eignete, jedoch den Grundstock für ein Kapitel in einem Sammelband abzugeben versprach. Angeregt durch dieses Vortragsmanuskript und durch langjährige Tätigkeit als neurologischer Konsiliarius in der Herzchirurgie und auf einer Intensivstation nahm der andere von uns (H. S.) die Arbeit an einem Kapitel über das Todeskonzept im Kontext von Organspende und Transplantationsmedizin auf. Die ersten Schritte waren getan.

Im Sommer 2003 sah das Konzept des Buches einen ersten psychologisch-verhaltenswissenschaftlichen Teil, einen zweiten medizinisch-neurologischen sowie einen dritten Hauptteil vor, wobei in letzterem diese beiden Perspektiven im Hinblick auf Berührungspunkte und Unvereinbarkeiten diskutiert werden sollten. Schon früh wurde uns klar, dass dieser Zuschnitt noch nicht genügend Substanz bot und einer Erweiterung bedurfte. Unsere naturgemäß jeweils einseitigen Sichtweisen erforderten eine Ergänzung oder mindestens eine kritische Kommentierung. Am geeignetsten erschien uns dafür der übergeordnete Blickwinkel der Philosophie, und so betrachten wir es als glückliche Fügung, dass wir den Osnabrücker Philosophen Wolfgang Lenzen als dritten Mann gewinnen konnten.

Damit gab es nun drei eigenständige Kapitel, die eine psychologisch-verhaltenswissenschaftliche Definition des Sterbeprozesses (Kapitel 2), den Tod im Kontext der Transplantationsmedizin (Kapitel 3) und die Frage des Wertes von Leben und Tod auf der Grundlage minimalethischer Postulate der Philosophie (Kapitel 4) behandelten. Diese Anordnung ergibt sich aus der sachlogischen Abfolge von Sterben und Tod sowie der ethisch-moralischen Bewertung von Leben und Tod. Zusätzlich wurde Kapitel 5 eingeführt, in dem wie bei einer Expertendiskussion mit Publikumsbeteiligung eine umfangreiche Sammlung von Fragen zu den Kapiteln 2 bis 4 generiert wurde. Nach fünf thematischen Abschnitten geordnet, wurden diese Fragen von den beteiligten Autoren schriftlich beantwortet. Einige dieser Fragen sind bewusst aus der Perspektive eines unbefangenen Lesers gestellt und können somit im positiven Sinne als »dumme Fragen« gelten. Andere Fragen sind rhetorischer oder auch pädagogischer Art – für den Experten erübrigt sich ihre Beantwortung, für manchen Leser ohne spezifische Vorkenntnisse mögen die Antworten hingegen ein Gewinn sein. Aufgrund dieser Aufteilung kann man die Lektüre des Buches auch mit Kapitel 5 beginnen, sind die darin enthaltenen Fragen und Antworten doch geeignet, Neugier auf das Werk als Ganzes wecken.

Das Anliegen dieses Buches besteht darin, die Fragwürdigkeit gängiger Denkmuster im Hinblick auf Sterben und Tod exemplarisch aufzuzeigen und neue, bisher nicht etablierte Sichtweisen auch jenseits (fach-)politischer Korrektheit einzuführen. Diesen Zweck versuchen wir dadurch zu erreichen, dass wir das Sterben als letzten Lebensabschnitt und das Totsein, d.h. den Verlust des Lebens und die medizinische Verwertung des Leichnams, in einer kritischen und unkonventionellen Weise aus den Blickwinkeln dreier Disziplinen beleuchten: der Psychologie, der Medizin und der Philosophie. Wir wenden uns damit nicht nur an Fachleute aus Medizin, Pflegewissenschaften, Rechtswissenschaft, Sozial- und Verhaltenswissenschaften, an Haupt- und Ehrenamtliche in Hospizarbeit und Palliativversorgung sowie an politische Entscheidungsträger, sondern auch an eine breitere Öffentlichkeit sogenannter gebildeter Laien.

Bereits in der Frühphase der Arbeit erhielt das Projekt den Arbeitstitel *Und wenn sie nicht gestorben sind … Vexierbilder des Todes*. Der Haupttitel nimmt auf die abschließende Floskel vieler Märchen Bezug. Sie wird in den einzelnen Kapiteln in mannigfachen Variationen aufgegriffen, um neue und ungewohnte Sichtweisen nach Art eines Verfremdungseffekts hervorzuheben. Diesem Leitgedanken der spielerischen gedanklichen Brechung entspringt auch die Metapher des Vexierbildes im Untertitel. Wie bei einer Darstellung, in der man bei genauerem Hinsehen eine andere als die zunächst wahrgenommene Figur erkennen kann, werden dem Leser auf der Grundlage rationaler Analysen der jeweiligen Sachverhalte neue und oft überraschende Einsichten nahegebracht. Die Wahl des endgültigen Titels ist das Ergebnis eines längeren Diskussionsprozesses zwischen dem Verlag und den Autoren.

Mit dieser Konzeption können sich aus dem vorliegenden Buch Anstöße für ethische und empirisch-psychologische Forschung zur Situation des Menschen am Ende seines Lebens, für die Praxis der medizinischen und pflegerischen Betreuung Sterbender, für die Aus-, Fort- und Weiterbildung von Betreuungspersonen sowie Konsequenzen für Entscheidungen auf politischer Ebene (Gesetzgebung) und nicht zuletzt für die Rechtsprechung (Patientenverfügung und Vorsorgevollmacht) ergeben. Über diese fachspezifischen Felder hinaus wünschen wir uns, dass das Buch einen Beitrag zur aktuellen Diskussion über ein zeitgemäßes Verständnis von Leben, Sterben und Tod leisten möge, die allen gesellschaftlichen Gruppierungen ein Anliegen ist.

Würzburg und Kiel, im Sommer 2010

Joachim Wittkowski
Hans Strenge

Kapitel 1: Der kulturgeschichtliche Hintergrund von Sterben und Tod

Joachim Wittkowski und Hans Strenge

Ein Kind, dessen Verständnismöglichkeiten eine abstrakte Ebene erreicht haben, könnte sich angesichts der Unübersichtlichkeit dieser Welt auf die Suche nach unumstößlichen Gesetzen, nach ewigen Wahrheiten machen. Und in der Tat würde es fündig werden. Da gibt es das Fallgesetz: Ein Stein, der sich im erdnahen Raum über der Oberfläche befindet, fällt stets nach unten, niemals bleibt er in seiner Position oder steigt gar auf. Dann gibt es die ludolfsche Zahl Pi (3,141592…), die in alle Ewigkeit so bleiben wird. Und es gibt die Logarithmen, von denen man ebenfalls sagen kann, dass sie so bleiben werden, wie sie immer schon waren. Als das Arbeiten mit Logarithmen im Mathematikunterricht behandelt wurde, konnte unser Schüler die Logarithmentafel seiner Eltern verwenden, denn Logarithmus Sinus und Logarithmus Tangens hatten sich seit deren Schulzeit nicht verändert, mochte die Welt sich ansonsten auch noch so sehr gewandelt haben. Auch Einsichten über die Menschen, das Leben und die Welt werden seit vielen Generationen unverändert weitergegeben. Dies geschieht beispielsweise über die Alltagssprache durch die Weitergabe von Märchen. Hier erfahren schon kleine Kinder mit großer Regelmäßigkeit das immer gleiche Ende vom Schicksal der Menschen: »*Und wenn sie nicht gestorben sind, dann leben sie noch heute.*« Unser junger Zeitgenosse findet es Sicherheit vermittelnd und daher beruhigend, dass in einer unübersichtlichen Welt wenigstens einige Dinge unverrückbar fest stehen.

Man mag über diese Suche nach Konstanten und unumstößlicher Wahrheit lächeln. Entspricht sie nicht der naiven Sicht des Kindes, das noch keinen vertieften Einblick in das Funktionieren der Welt genommen hat? Vielleicht doch nicht ganz. Ist der eigentliche Beweggrund womöglich das Streben des jungen Menschen nach Sicherheit in einer Welt, die er als zutiefst verunsichernd erlebt? Vielleicht schon eher. Wie dem auch sei: Immerhin befindet sich derjenige, der sich einen kindlich-naiven Blick auf die Dinge bewahrt hat, in guter Gesellschaft. Große Geister haben viel Mühe darauf verwandt, die Existenz Gottes verstandesmäßig in der Art naturwissenschaftlicher Beweisführung darzulegen. Man wollte jeden Zweifel ausschließen können; es sollte absolut wahr sein, dass es Gott gibt. Heute ist unstrittig, dass man einen solchen Beweis nicht führen kann. Glaube ist eben Glaube und unterscheidet sich gerade in der Ungewissheit, die ihm innewohnt, vom Wissen. Andere bedeutende Denker haben versucht, nicht mehr hintergehbare Grundsätze der Ethik aufzustellen. Dieses Bemühen kann man als den Versuch interpretieren, eine Beliebigkeit der Argumentation, die sich durch unterschiedliche Grundsatzpositionen zu ethischen Fragen leicht einstellt, auf ein Minimum zu reduzieren, wenn nicht gänzlich auszuschließen.

Nun leuchtet es unmittelbar ein, dass Mehrdeutigkeiten und Interpretationsspielräume dort besonders zahlreich und groß sind, wo es um abstrakte Sachverhalte und »weiche« Erkenntnisgegenstände geht. Die wenigen Beispiele, die oben angeführt wurden, verdeutlichen dies. Darüber, was moralisch richtig ist, lässt sich lange streiten; dass der Stein nach unten fällt, sieht man sogleich, und auch Hunderte von Wiederholungen bringen kein anderes Resultat. Die »harten« Sachverhalte der physikalischen Welt eignen sich besonders gut für die Formulierung unumstößlicher Gesetze. Man sollte denken, dass auch Leben und Tod in diese Kategorie der harten Sachverhalte fallen, denn es handelt sich um Naturgeschehen. Die Vorgänge in einem lebenden Organismus sind gut erforscht, die Verfallsprozesse in einem toten Organismus ebenso. Von daher sollte die Lage eindeutig sein, und der Leser könnte das Buch zuklappen. Sieht und hört man sich jedoch um, was in der Gesellschaft im Allgemeinen und in einzelnen Fachwissenschaften im Besonderen zu Sterben und Tod gesagt wird, so ergibt sich ein anderes Bild. Wann jemand ein Sterbender ist und wann der Prozess des Sterbens beginnt, erscheint recht unklar – schlimmer noch, als unterschiedliche Positionen dazu sind, ist, dass es überhaupt keine explizite Definition des Sterbevorgangs gibt. Wie kann das möglich sein? Was das Totsein betrifft, gibt es zwar einigermaßen klare Begriffsbestimmungen, die jedoch sehr unterschiedlich sind. Welche ist nun die richtige? Und wenn von Sterben und Tod die Rede ist, geht es zwangsläufig auch immer um das Leben, genauer um den letzten Abschnitt des Lebens. Gibt es »richtige« ethische Grundsätze für den Umgang mit Menschen in der letzten Lebensphase – den Umgang des Sterbenden mit sich selbst wie auch den Umgang anderer mit dem Sterbenden? Gibt es solche ethischen Grundsätze für den Umgang mit Verstorbenen?

In diesem einführenden Kapitel soll die kulturgeschichtliche Grundlage für die Erörterungen der Kapitel 2 bis 4 geschaffen werden, die in der zusammenfassenden Bewertung des Kapitels 6 wieder aufgegriffen wird. Der Leitgedanke ist, dass der Umgang des Menschen mit Sterben und Tod wesentlich durch die Lebensumstände der jeweiligen Zeit bestimmt ist. Ungereimtheiten und Widersprüche in den heutigen Vorstellungen von Sterben und Tod, wie sie in den Kapiteln 2 bis 4 ausgeführt werden, kann man daher nur angemessen verstehen, wenn man weiß, wie sich unsere heutigen Lebensbedingungen entwickelt haben und wie sie sich von jenen früherer Zeiten unterscheiden. Ein Blick in die Kulturgeschichte des Abendlandes zeigt, dass sich das Verhältnis der Menschen zu Sterben und Tod vom Mittelalter bis in unsere Tage erheblich verändert hat. Dies kann hier nicht ausführlich nachgezeichnet werden. Für unsere Zwecke ist es ausreichend, eine grobe Skizze der kulturhistorischen Entwicklung der Einstellungen zu Sterben und Tod dadurch zu geben, dass die traditionelle Einstellung des Mittelalters der Einstellung der sogenannten Moderne gegenübergestellt wird.

Im Folgenden werden zunächst allgemeine Merkmale des traditionellen Weltbildes beschrieben. Daraus ergeben sich die traditionellen Orientierungen des Menschen im Mittelalter gegenüber Sterben und Tod. Sodann geht es um eine allgemeine Kennzeichnung der heutigen Lebensverhältnisse, aus der sich der spezifische Umgang mit Sterben und Tod für den Menschen der Moderne ableiten lässt. Darüber hinaus wird das Konzept des Todessystems eingeführt und erläutert. Einige zusammenfassende und ergänzende Bemerkungen schließen dieses einführende Kapitel ab.

1.1 Anthropologische Prämissen

Bevor wir diesem Fahrplan folgen, wollen wir einige grundlegende Wesenszüge des Menschen im Abendland erwähnen, die seine kulturgeschichtliche Entwicklung bestimmt haben und die wir als so elementar ansehen, dass sie keiner weiteren Begründung bedürfen. Wir sind uns bewusst, dass wir uns damit auf einem Terrain bewegen, für dessen Begehung wir keine formelle fachspezifische Ausbildung haben; die entsprechenden Fachleute mögen daher Nachsicht üben. Gleichwohl sind wir zuversichtlich, mit den folgenden anthropologischen Grundannahmen nicht gänzlich falsch zu liegen.

Daseinsangst und das Streben nach ontologischer Sicherheit: Seit jeher sah sich der Mensch existenziell bedroht. Während langer Epochen der Menschheitsgeschichte stammte diese Bedrohung aus der Natur (Dunkelheit, Kälte, Erdbeben, Unwetter, Missernten etc.), später zusätzlich aus Seuchen (die Pest des 14. Jahrhunderts) und Kriegen (Dreißigjähriger Krieg). In jüngerer Zeit resultiert Verängstigung aus den Gefahren der Vernichtung durch Atomwaffen, der Umweltzerstörung und des Klimawandels sowie aus dem Verlust von Sinn. Die Existenzangst, die sich aus diesen Bedrohungen ergab bzw. ergibt, hat ein Streben nach Sicherheit bewirkt, das sich mit fortschreitender technischer Entwicklung in nahezu allen Lebensbereichen ausbreitet.

Fähigkeit zur Sinnfindung und Suche nach Sinn: Zu allen Zeiten haben die Menschen versucht, das ihnen Unerklärliche – wie zum Beispiel Blitz und Donner – zu deuten und ihm damit einen Sinn zu verleihen. Man kann Sinngebung als Strategie der Angstreduktion betrachten. Alle Religionen, die auf jede Frage von grundsätzlicher Bedeutung eine Antwort geben, sind groß angelegte Angebote zur Sinnfindung. Psychologisch gesehen ist dies der Grund für ihre Attraktivität.

Neugier und Entdeckerdrang: Über die Sinnverleihung des Unerklärlichen hinaus waren die Menschen schon immer neugierig und sie haben – zum Teil unter großen Opfern auch an Menschenleben – konkrete Schritte unternommen, um Unbekanntes kennenzulernen und Neues zu entdecken. Die Entdeckung neuer Kontinente steht hierfür ebenso als Beispiel wie diejenige der Organe des menschlichen Körpers und ihrer Funktionsweise, die Entdeckung des Atoms oder der Röntgenstrahlen.

Erfindungsgeist und technisch-handwerkliche Fähigkeiten: Ebenfalls seit Urzeiten sind die Menschen bemüht, die Bewältigung ihres Daseins durch die Entwicklung von Geräten zu verbessern. Dies hat mit dem Faustkeil begonnen, um sich in Bauwerken (Häusern, Straßen, Brücken, Kanälen, Tunnels) und Fahrzeugen zu Land, zu Wasser und in der Luft fortzusetzen und einen vorläufigen Höhepunkt in Geräten der Informationsübermittlung und -verarbeitung zu finden. Stets haben die Menschen eine Verbesserung des Bestehenden im Sinne seiner Funktionalität angestrebt und in der Regel auch erreicht.

Diese vier grundlegenden Wesensmerkmale des Menschen sind nicht unabhängig voneinander. In der Entwicklungsgeschichte der Menschheit haben sie vielmehr in unterschiedlicher Konfiguration ineinandergegriffen. Mal war Sicherheitsbedürfnis der Anstoß für eine technische Neuerung, mal wurde sie durch eine zufällige Entdeckung angestoßen. Gemeinsam ist allen die Tendenz des Vorwärtsdrängens; Verharren scheint dem Menschen des westlichen Kulturkreises nicht möglich zu sein. Selbst in der eher kontemplativen Antike wurde Odysseus auf Reisen geschickt. »Stillstand« ist ein Wort mit einem negativen Bedeutungsgehalt.

1.2 Allgemeine Kennzeichen des mittelalterlichen Weltbildes

Aus kulturgeschichtlichen Erörterungen der Todesthematik (z. B. Ariès 1980; Gronemeyer 1993; Kastenbaum & Aisenberg 1972, S. 191 ff.; Schneider 2005; Walter 1994, S. 47 ff.) lassen sich auch zwei zentrale Merkmale jenes Lebensgefühls herausschälen, welches die Menschen im Mittelalter in ihrem Erleben und Verhalten im Allgemeinen, d. h. auch ohne Bezug zu Sterben und Tod, bestimmt hat. Eines dieser Kernelemente des traditionellen Weltbildes lässt sich unschwer positiv benennen, hinsichtlich des zweiten Merkmals ist jedoch nur eine negative Kennzeichnung dergestalt möglich, dass die Abwesenheit dieses Merkmals festgestellt wird. Hierbei handelt es sich also um die Einschätzung des heutigen Betrachters, dessen suchender Blick auch von dem geleitet wird, was die Entwicklungen der Neuzeit hervorgebracht haben.

Das erste dieser Merkmale ist die Wahrnehmung Gottes als unangefochtene Instanz der Sinngebung. Die sächliche Umgebung, die Natur und alles Leben in ihr schienen von Gott geschaffen und in ihrem Lauf von Gottes Hand gelenkt. Dieser »Zentralsinn« (Nassehi 1992, S. 13) des mittelalterlichen Menschen bewirkte das Empfinden von innerer Nähe zu Gott und zur Natur und darüber hinaus auch zum Jenseits. Leben, Sterben und Tod waren gleichermaßen von Gott gegeben und wurden als Naturereignisse empfunden, in die man sich mit einer gewissen Gelassenheit fügte. Das irdische Leben erschien den Menschen als ein Durchgangsstadium mit der Aussicht auf eine verlockende Ewigkeit und mit seinen hohen Anforderungen an das tägliche Überleben war es mehr ein kollektives Problem als ein Problem des Einzelnen. Die Vorstellung einer biologischen und daher begrenzten Lebensspanne gab es noch nicht. Das Vertrauen in Gott vermittelte subjektive Sicherheit in allen Lebenslagen. Die sinnstiftende Autorität war die Religion, den sozialen Kontext bildete die Gemeinschaft. Zusammenfassend kann man sagen: Frühere Kulturen haben strukturell und funktional ähnliche symbolische Sinnstrukturen hervorgebracht, »die die Welt im ganzen zu erklären vermochten und zudem in der Lage waren, persönliche mit sozialer Identität zu verbinden« (Nassehi & Weber 1989, S. 14).

Das zweite Kennzeichen des mittelalterlichen Lebensgefühls steht mit der Dominanz des Glaubens in enger Beziehung. Es ist das Fehlen des Bewusstseins der Einzigartigkeit und damit auch das Fehlen eines Verantwortungsbewusstseins für die eigene Lebensführung. In dem Maße, in dem das Bewusstsein der (eigenen) Individualität schwach ausgeprägt war, war das Bewusstsein geringer Kontrolle über die Kräfte der Natur vorherrschend. Die allgemeine Lebens- und Überlebensstrategie bestand in der Anpassung an Jahreszeiten und Wetterbedingungen, nicht hingegen in dem Versuch, sie zu beherrschen. Ariès (1980) sieht im Selbstbewusstsein des Menschen, also in seinem Selbstbild als autonom handelndes Individuum, die wichtigste Determinante für die Veränderung der Einstellungen zu Sterben, Tod und Verlust.

Man könnte auf die Idee kommen, die kulturgeschichtliche Entwicklung des abendländischen Menschen mit der psychosozialen Entwicklung eines einzelnen Menschen zu vergleichen. Das Mittelalter würde dann der Kindheit entsprechen, das sich wie diese in ein frühes, mittleres und spätes Stadium unterteilen lässt. Für das Kind sind die Eltern die Schutz und emotionale Sicherheit gewährenden Instanzen, ganz so, wie Gott für den Menschen des Mittelalters die Sicherheit gebende Instanz war. Erst im Jugendalter gewinnt der Mensch nicht nur die kognitiven Fähigkeiten zu einem abstrakten Verständnis der Welt, sondern auch die Fähigkeit, sich emotional von seinen wichtigsten Bezugspersonen, den Eltern, zu lösen und sich als eigenständiges Individuum wahrzunehmen. Diesem ontogenetischen Entwicklungsprozess entspricht im Bereich der kulturgeschichtlichen Entwicklung des Westens die Neuzeit.

Der Vergleich der Entwicklung einer Kultur mit derjenigen eines Individuums, wie ihn bereits Oswald Spengler in einer im Prinzip ähnlichen Weise in seinem Werk »Der Untergang des Abendlandes« dargestellt hat, bietet die Möglichkeit, das psychologische Konzept der Bindung einzuführen. Wie das Kind (in der Regel) eine enge und positive Bindung an seine Eltern, zugleich aber (noch) keine Bindung an die Welt bzw. an sein eigenes Leben hat, so hatte der Mensch des Mittelalters eine enge und positive Bindung an Gott als Vaterfigur, jedoch eine schwache Bindung an das Leben im Allgemeinen und an sein eigenes Leben im Besonderen. Wenn aber die Bindung an das Leben schwach ist oder gar gänzlich fehlt, kann der Verlust des Lebens nicht als Schaden empfunden werden. Aus psychologischer Sicht kann daher die Gelassenheit des mittelalterlichen Menschen gegenüber dem Sterben – demjenigen anderer Personen wie auch dem eigenen – und gegenüber dem Tod – der Aussicht des eigenen Todes wie auch des tatsächlichen Verlusts von Bezugspersonen – mit dieser schwachen Bindung des Menschen jener Epoche an das Leben erklärt werden.

1.3 Traditionelle Orientierungen gegenüber Sterben und Tod

Unter die Bezeichnung »Orientierungen gegenüber Sterben und Tod« wollen wir mit Kastenbaum und Aisenberg (1972, S. 191) alle Gedanken, Gefühle und Handlungen fassen, die sich direkt oder indirekt auf das Sterben bzw. auf den Tod (das eigene Totsein, den Verlust eines anderen Menschen) beziehen. Die in der Frühgeschichte und im Verlauf des Mittelalters vorherrschende Haltung gegenüber Sterben und Tod war die einer gelassenen Fügung in das Unvermeidliche (Ariès 1980; siehe auch Schneider 2005; Walter 1994, S. 47 ff.). Der Herr hat's gegeben, der Herr hat's genommen. Der Tod war das Ende des irdischen Lebens und zugleich der Beginn einer anderen Seinsform. Sterben und Tod waren nah und vertraut, wurden zugleich aber nicht als persönliches Drama empfunden. Eine analoge Einstellung bestand zu den Toten, zur Grablegung und zu Grabstätten. Der Tod eines Menschen wurde nicht so sehr als das persönliche Schicksal des Einzelnen aufgefasst, sondern in erster Linie als eine Prüfung für die Gemeinschaft, denn es galt, trotz des Verlustes den Fortbestand des Gemeinwesens aufrechtzuhalten. Diese Form des gelassenen, relativ angstfreien Umgangs mit Sterben und Tod bezeichnet Ariès (1980) als den »gezähmten Tod«; der mehr oder weniger unausgesprochene Gedanke, der sich damit verband, lautete: »Wir sterben alle.«

Das sozialpsychologische Instrument zur Zähmung des Todes war das Ritual. Allgemein kann man Ritualen die Funktion der psychischen Stablisierung in Belastungssituationen zusprechen – in einer ins Wanken geratenen Welt bietet wenigstens das Ritual die Möglichkeit, jeden weiteren Schritt voraussehen zu können, und damit vermittelt es Orientierung und das Gefühl der Sicherheit. Da Rituale sich stets in Interaktion mit anderen Menschen vollziehen, kommt emotionale Unterstützung durch das Gefühl der Zusammengehörigkeit hinzu. Es handelt sich also um die »Institutionalisierung impliziter und expliziter mythisch-religiöser Sinnsysteme« (Nassehi & Weber 1989, S. 11). Der rituelle Umgang mit dem Tod, zum Beispiel im Abschiedsritual, war einerseits *Ausdruck* der Vertrautheit mit ihm, *bewirkte* andererseits aber auch diese Vertrautheit. Der Sterbende inszenierte selbst sein Sterben, und in der Regel fand er in seinen Angehörigen die geeigneten Rollenpartner bzw. Mitspieler. »Vertraute Einfachheit [ist] einer der beiden unabdingbaren Wesenszüge des rituellen Todes« (Ariès 1980, S. 30). So ergibt sich für das Sterben wie auch für den Umgang mit den Toten eine »Mischung von Fühllosigkeit, Resignation, Vertrautheit und Öffentlichkeit« (Ariès 1980, S. 40). Die Religion bot Anleitungen, wie Rituale im Einzelnen zu gestalten seien. Gleichwohl wurde der Tod als Unglück und als Manifestation des Bösen (Erbsünde) angesehen.

1.4 Allgemeine Kennzeichen des modernen Weltbildes

Wenn wir im Folgenden den Begriff der »Moderne« verwenden, so meinen wir damit die gesellschaftliche und kulturelle Entwicklung der jüngeren Vergangenheit, also etwa der letzten hundert Jahre. Wir verwenden diesen Terminus also anders, als es in Literatur- und Kunstgeschichte üblich ist. Dabei wollen wir auf die begriffliche Unterscheidung in »Postmoderne« einerseits und die von Giddens (1991) propagierte »Hoch-« bzw. »Spätmoderne« andererseits nicht eingehen. In unserem Verständnis umfasst die Moderne jene kulturgeschichtlichen Strömungen, die sich deutlich von traditionellen

Auffassungen und Praktiken abheben und die sich in fünf Merkmalen manifestieren (Giddens 1995; Gronemeyer 1993; Walter 1994).

(1) Entfremdung des Menschen von Gott und Natur: Das erste hervorstechende Merkmal der Moderne ist das Schwinden religiöser Orientierungen und die nachlassende Bindung des Menschen an Gott. Anders als in früheren Epochen wird Gott nicht mehr als Herr über Leben und Tod gesehen. Indem Zweifel am Status Gottes als Schöpfer der Natur einschließlich des Menschen aufkommen, wird auch die Zuständigkeit Gottes für den Lebensweg des Menschen infrage gestellt, und dies bewirkt Unsicherheit. Die säkularisierte und zugleich individualisierte Lebensweise erzeugte eine »neue metaphysische Verlorenheit« (Gronemeyer 2007, S. 48) des Menschen.

(2) Individualisierung: Dieses Kennzeichen der Moderne ist eng mit der Entfremdung des Menschen von Gott und Natur verflochten. Den von Descartes ausgehenden »Entschluß zu vernunftgemäßer Weltveränderung« bezeichnet Gronemeyer (1993, S. 5) treffend als »Grundgebärde der Neuzeit«. Die Idee der Beherrschung der Natur konnte aber nur Platz greifen, nachdem sich das Verhältnis zwischen Gott und der Natur und damit zwangsläufig auch zwischen Gott und dem Menschen gelockert hatte (siehe oben). Der moderne Mensch ist bestimmt vom Bewusstsein seiner eigenen Individualität und seiner eigenen Gestaltungsmöglichkeiten – im Hinblick auf die Natur, aber auch bezüglich seines eigenen Lebens, das ihm zum »Projekt« wird. Die einzige Autorität ist das Selbst, Autonomie und Selbstverwirklichung sind die zentralen Werte. Diese Emanzipation von Gott und Glaubenslehre hat den Preis, dass der vormals selbstverständlich vorhandene Sinn des Lebens verloren ging.

> »Der auf seine Vernunft pochende neuzeitliche Mensch gewinnt ohne eigenes Zutun, durch sein bloßes Dasein keine Existenz als Individuum. Er muß sich vielmehr selbst erschaffen […]. Er befreit sich von der göttlichen Vorsehung und unternimmt es, seinem Dasein selbst Sinn und Richtung zu geben. […] Nur in dem Maße, in dem er seine Eigenart und seinen Eigensinn entfaltet, gewinnt der Mensch Lebenssinn« (Gronemeyer 1993, S. 22).

Eine weitere Begleiterscheinung der Individualisierung des modernen Menschen ist das Bewusstsein seiner Verantwortung für sein eigenes einmaliges und einzigartiges Leben. Er hat nur einen Versuch, und es liegt an ihm, ob er gelingt oder misslingt. Er selbst ist seines Glückes Schmied. »Der Anspruch auf Einzigartigkeit macht das individuelle Leben unerhört kostbar und unersetzbar« (ebd., S. 23). Indem aber das (eigene) Leben an Wert gewinnt, wächst auch die Angst, es zu verlieren. »Wenn das Leben die einzige Gelegenheit ist, dann steigert sich die Verlustangst ins Unerträgliche« (ebd., 1993, S. 24).

(3) Beschleunigung: Die Moderne hat eine bisher ungekannte Dynamik entfaltet, die Giddens (1995, S. 173f. u. 187ff.) mit dem Bild des Dschagannath-Wagens umschreibt: ein viele Tonnen schwerer indischer Prozessionswagen, ein äußerst leistungsstarkes Gefährt, das die Menschen bis zu einem gewissen Grad zu steuern vermögen, das sich aber schließlich ihrer Kontrolle zu entziehen droht und Gefahr läuft, sich selbst

zu zerstören. Die technischen Entwicklungen der letzten 50 Jahre im Bereich von Verkehr, Nachrichtenwesen und Telekommunikation, aber auch die Beschleunigung des sozialen Wandels und des allgemeinen Lebenstempos (Rosa 2005), die vielfach unter dem Schlagwort »Globalisierung« subsumiert werden, haben zu dieser Entwicklung beigetragen. Ein Kennzeichen des gegenwärtig hohen Lebenstempos ist das Bemühen um eine Intensivierung des Lebens dadurch, dass man sich mehr Erlebnisinhalte pro Zeiteinheit zu verschaffen versucht. Dies wiederum ergibt sich aus der wahrgenommenen Diskrepanz zwischen der eigenen Lebenszeit und all den Möglichkeiten, welche die Welt zu bieten scheint (Gronemeyer 1993, S. 102 ff.). Angesichts der vielen Genussmöglichkeiten erscheint das eigene Leben zu kurz. Die daraus resultierende »Versäumnisangst« (ebd., S. 126) bewirkt eine hektische Suche nach immer mehr Genuss in immer kürzerer Zeit (etwa indem man gleichzeitig Musik hört, Kunstwerke betrachtet und exquisite Speisen zu sich nimmt, sich also Genuss in drei Sinnesmodalitäten verschafft).

(4) Ökonomisierung: Damit ist die Tendenz gemeint, alle Lebensbereiche unter Kosten-Nutzen-Gesichtspunkten zu betrachten und überall eine Optimierung dieser Relation anzustreben. Dies gilt nicht nur für den Bereich der Unternehmensführung, wo es um größtmögliche Profitabilität eines Unternehmens im Sinne seiner Bilanz und seines Börsenwertes geht, sondern auch für den Bereich immaterieller Werte. So werden auch zwischenmenschliche Beziehungen zunehmend von der mehr oder weniger bewusst gestellten Frage bestimmt: Rechnet sich das für mich? Stehen meine Investitionen in diese Beziehung in einem günstigen Verhältnis zu dem Gewinn, den ich daraus ziehe? Der Einwand, ein Abwägen von Vor- und Nachteilen im Sinne von Wert-Erwartungs-Theorien sei eine genuin menschliche Eigenart und daher nicht typisch für die Moderne, ist berechtigt. Kennzeichen der Moderne ist allerdings das Ausmaß, welches diese Haltung angenommen hat. Auch die Tendenz zu Professionalisierung und Expertentum kann man als Ausfluss der Ökonomisierung sehen. Begreiflicherweise möchte jeder die bestmögliche Dienstleistung für sein Geld erhalten, und die ist mit größter Wahrscheinlichkeit von Spezialisten zu bekommen.

(5) Reflexivität: Nie zuvor in der Menschheitsgeschichte gab es eine solche Verwobenheit von Individuum und globalisierter Gesellschaft wie heute. Nicht nur, dass die Menschen in einem bestimmten Land in einem bisher ungekannten Ausmaß Informationen über Vorgänge in anderen Teilen der Welt erhalten; innerhalb eines gegebenen Lebensraums wirken die Lebensäußerungen der Menschen auf die Angehörigen dieser Population zurück. Wenn eine Mutter sich, etwa im Rahmen einer Talkshow, im Fernsehen über die Erziehung ihrer Kinder äußert, hat dies Einfluss auf die Einstellungen der Zuschauer zur Kindererziehung. Wenn in allgemein verständlicher Form in Zeitungen über die Ergebnisse sozialwissenschaftlicher Forschung (z. B. über die Wirkung von Unterrichtsmethoden in der Schule) berichtet wird, so kann dies das Verhalten von Lehrern, von Eltern (auch als Wähler) sowie von politischen Entscheidungsträgern beeinflussen.

Dieses neue Phänomen der heutigen Zeit wird von Giddens (1991; 1995) als »institutionelle Reflexivität« bezeichnet (siehe auch Walter 1994, S. 44 ff.). Das Selbst wird zum »reflexiven Projekt«, indem der Mensch sein Selbstbild durch reflexive Aneignung von Wissen ständig verändert. Nessehi und Weber (1989, S. 324) sprechen davon, dass der moderne Mensch »sich [seiner] selbst gleichsam ›selbstreferentiell‹, aus sich selbst heraus, vergewissern kann und muß.« Transmissionsriemen dieses Prozesses sind die modernen Informations- und Kommunikationskanäle, in erster Linie Fernsehen und Internet inklusive elektronischen Briefverkehrs (E-Mail). Durch diese Medien ist es möglich geworden, dass Katastrophen von weltweiter Bedeutung wie die Anschläge vom 11. September 2001, der Tsunami im Dezember 2004, das Erdbeben auf Haiti im Januar 2010 oder das Begräbnis eines Papstes von Menschen in allen Teilen der Erde unmittelbar miterlebt werden können. Die Übertragung öffentlicher Trauerbekundungen der Londoner Bevölkerung nach dem Tod von Prinzessin Diana dürften die Vorstellungen vom Trauern mindestens in weiten Teilen Europas beeinflusst haben.

In Abschnitt 1.2 haben wir das Konzept der Bindung eingeführt, um das Verhältnis des mittelalterlichen Menschen zu Gott und zur Welt zu kennzeichnen. Wenn wir dies hier aufgreifen und auch auf den Menschen der Moderne anwenden, können wir die Ausführungen dieses Abschnitts auf einen griffigen Nenner bringen. Der heutige Mensch hat eine schwache Bindung an Gott und eine enge und positive Bindung an sein eigenes Leben und dasjenige seiner Bezugspersonen. Dies kommt in den ersten beiden Merkmalen des modernen Weltbildes deutlich zum Ausdruck – die weiteren Kennzeichen sind Folge- bzw. Begleiterscheinungen. Verglichen mit dem traditionellen Weltbild haben sich die Verhältnisse also umgekehrt: Die früher enge und positive Bindung an Gott ist in der heutigen säkularisierten Welt einer losen Bindung gewichen, die früher schwache Bindung an das Leben hat einer engen Bindung mit einer entsprechend hohen Wertschätzung des Lebens Platz gemacht.

1.5 Umgang mit Sterben und Tod in der Moderne

In vielen Abhandlungen zur Todesthematik wird der Begriff »Tod« als Sammelbegriff gebraucht. Das hat zur Folge, dass der Leser im Unklaren gelassen wird, ob der Vorgang des Sterbens als letzter Abschnitt des Lebens, das Totsein oder der Umgang mit Toten gemeint ist. Oft lässt sich die zutreffende Bedeutung aus dem Kontext erschließen, zuweilen bleibt die Unklarheit erhalten. In Kapitel 2 wird auf die begriffliche Unschärfe im Kontext der Todesthematik und ihre Auswirkungen näher eingegangen. In diesem Abschnitt wollen wir versuchen, eine saubere Unterscheidung zwischen »Sterben« und »Tod« vorzunehmen, und erst das eine und danach das andere behandeln.

Im Zuge der Individualisierung ist *das Sterben* in der heutigen Zeit von einer mehr oder weniger öffentlichen Veranstaltung zur Privatangelegenheit geworden. Aus einer Angelegenheit der Gemeinschaft ist die Angelegenheit des Einzelnen geworden. Wurde es früher von den Familienangehörigen als rituelle Handlung inszeniert, findet heute – wenn überhaupt – eine Inszenierung durch den Sterbenden selbst oder allenfalls durch

Betreuungspersonen im Hospiz statt (vgl. Gronemeyer 2007, S. 37). Eine Allgemeinverbindlichkeit dieses Rituals gibt es nicht mehr, jeder ist sein eigener Regisseur. Die Entfaltungsmöglichkeiten, die damit verbunden sind, können aber auch eine Art Leistungsdruck und Angst vor Versagen hervorrufen. Sterben steht nicht in einem als selbstverständlich erlebten, weil vorgefundenen Kontext, sondern es muss vom Einzelnen erst in einen Kontext eingefügt werden (Kastenbaum & Aisenberg 1972, S. 208). Ebenfalls anders als früher findet Sterben heute im Verborgenen statt: in spezialisierten Einrichtungen wie Krankenhaus, Pflegeheim, Hospizeinrichtung oder Palliativstation, die dem Wunsch des Sterbenden und seiner Angehörigen nach bestmöglicher Pflege und Betreuung entsprechen. Da Sterbende solchermaßen aus dem alltäglichen Leben ausgelagert sind, finden sie kaum Beachtung durch ihre Mitmenschen. Sterben ist somit kein authentischer Bestandteil des täglichen Lebens (ebd., S. 206). Dies kommt der »Schnelllebigkeit« der heutigen Zeit entgegen und dem Bedürfnis der Menschen, sich in ihren Aktivitäten nicht unterbrechen zu lassen.

Das heute vorherrschende Sterben im Verborgenen wurde gefördert durch die Vorstellung, es handele sich um einen schmutzigen und daher abstoßenden Vorgang, der anderen Personen als professionellen Pflegekräften nicht zumutbar sei. »Ein neues Bild des Todes [gemeint: Sterbens] ist im Entstehen begriffen: der gemeine und heimliche Tod, heimlich eben deshalb, weil er gemein und schmutzig ist« (Ariès 1980, S. 782). Hinzugesellt hat sich die Vorstellung vom Sterben als einem Zustand mit Krankheitswert (Gronemeyer 2007, S. 120). Wer krank ist, kann und muss behandelt werden; wer krank ist, kann prinzipiell gesund werden. Wir haben es hier mit einer kulturellen Definition des Sterbens zu tun (siehe auch Parker-Oliver 1999–2000). Die Medikalisierung des Sterbens, die mit dieser Auffassung einherging, führte dazu, mit Sterbenden nicht als solchen umzugehen, sondern sie wie Kranke zu behandeln, und das bedeutet, über rein medizinische Behandlungsmaßnahmen hinaus die entsprechenden Rollenerwartungen an sie zu richten. Hospizbewegung und Palliativmedizin haben dies in einem gewissen Umfang korrigiert. Kastenbaum und Aisenberg (1972, S. 205 f.) machen darauf aufmerksam, dass wegen der erhöhten Lebenserwartung Sterben und Verlust mit dem hohen Alter assoziiert und so für die meisten (jüngeren) Menschen zu einer Bedrohung in der mehr oder weniger fernen Zukunft werden.

Neben Individualisierung und Auslagerung kommt Professionalisierung als weiteres Merkmal des zeitgemäßen Umgangs mit dem Sterben hinzu. Dies entspricht dem modernen Verständnis von Sterben als einem Problem, das es auf die gleiche Weise zu lösen gilt, wie unzählige andere Probleme auch: indem man es Fachleuten in ihren jeweiligen institutionalisierten Nischen überantwortet (Feldmann 1990, S. 146 ff.; Schneider 2005). Ob die gesellschaftliche Verdrängung des Sterbens Ursache oder Folge der Professionalisierung ist, sei dahingestellt. Professionalisierung zeigt sich im Wesentlichen in zwei Bereichen: Da ist zum einen die medizinische und pflegerische Versorgung sowie zum anderen die psychosoziale Betreuung durch Spezialkräfte von Hospizeinrichtungen und Palliativstationen, die vornehmlich auf die psychischen Bedürfnisse Sterbender eingehen. Als Nebeneffekt der Professionalisierung ist hier eine

Pädagogisierung des Sterbens erkennbar. Behutsam wird dem Sterbenden vermittelt, wie er sich in seiner Rolle »richtig« zu verhalten habe, etwa indem er bestimmte Phasen durchläuft und Sterbebewusstheit – ein Leitkriterium des »guten Sterbens« – zu erkennen gibt. In beiden Bereichen handelt es sich um Problemlösung durch Kontrolle: Im einen Bereich in Form medizinisch-pflegerischen Verstehens, im anderen Bereich in Gestalt psychologischen Verständnisses und wohlmeinender pädagogischer Einflussnahme.

Zusammenfassend sind die wesentlichen Merkmale des gegenwärtigen Umgangs mit dem Sterben seine Individualisierung, seine Verheimlichung vor der Öffentlichkeit durch Auslagerung in spezielle Institutionen sowie seine Professionalisierung. Die Ursachen dafür sind auch in objektiven gesellschaftlichen Veränderungen zu sehen. »Der Rückzug religiöser Orientierungen, der Fortschritt der Medizin und die Auflösung der Familie haben das Lebensende völlig verändert« (Gronemeyer 2007, S. 19). Ariès (1980, S. 763) umschreibt dies als den »ins Gegenteil verkehrten Tod« und will damit den Gegensatz zum »gezähmten Tod« des Mittelalters deutlich machen. Die heutige Haltung gegenüber Sterben und Tod ist für ihn Ausdruck des »tiefsten Vertrauens in die Wirksamkeit der Technik und ihrer Umwandlung von Mensch und Natur«. Der Glaube an rationale Erkenntnis und Ingenieurwissenschaft versprach, die Natur zu ersetzen und mit ihr auch Sterben und Tod aus der Welt zu schaffen (vgl. auch Kastenbaum & Aisenberg 1972, S. 207 f.). Als übergeordnetes Kennzeichen des gegenwärtigen Umgangs mit dem Sterben sieht Walter (1994, S. 42 u. 63) das Nebeneinanderbestehen traditioneller und moderner Elemente. Ob Rests (2006) deutlich optimistischere Kennzeichnung der aktuellen gesellschaftlich-kulturellen Situation im Umgang mit Sterbenden mehr ist als ein persönlicher Eindruck aus der Subkultur der Hospizarbeit heraus, kann noch nicht beurteilt werden.

Die Entwicklung hin zur heutigen Einstellung gegenüber Sterben und Tod hat für Ariès (1980) auch viel mit dem Schwinden religiöser Überzeugung und speziell mit dem nachlassenden Glauben an die Existenz des Bösen zu tun. Indem man nicht mehr an Gott glaubte, gelang es zwar, das Böse abzuschaffen, nicht hingegen Sterben und Tod zu eliminieren. »Der Glaube an das Böse war notwendig gewesen, um den Tod zu zähmen. Die Abschaffung des Bösen hat den Tod in den Zustand der Wildheit zurückversetzt« (ebd., S. 789). Das damit verbundene Eingeständnis der Ohnmacht führte zum Schönreden des Sterbens und zum Verschweigen des Todes.

> »Nicht die *Verachtung* des Todes, sondern seine *Verbannung* aus der Sphäre des Lebens nimmt man sich vor. Da der Tod einstweilen unausweichlich bleibt, soll wenigstens das Leben, solange es dauert, von ihm gereinigt und die schmähliche Erinnerung an ihn getilgt werden« (Gronemeyer 1993, S. 25; Hervorhebung im Original).

Die historisch einzigartige Situation der modernen Gesellschaft besteht darin, dass sie »den sinnhaft symbolischen Zugriff auf die Sinngebung des Todes, auf seine kommunikative Bewältigung und damit seine kulturelle Verstehbarkeit verloren« (Nassehi 1992,

S. 13) hat. In ähnlicher Weise weisen Gehring et al. (2007) darauf hin, dass der Tod im Gegensatz zu früheren Epochen keine Gestalt mehr habe. Die Gegenbewegung auf diese Sinnleere bestand bzw. besteht in einer »Humanisierung« des Todes durch individuelle Sinnverleihung. Psychologen und Soziologen »möchten festhalten an einem notwendigen Tod [einschließlich des Sterbens], der jedoch akzeptiert und nicht mehr schambesetzt sein soll« (Ariès 1980, S. 789).

Der *Umgang mit Toten*, d. h. die Bestattung und der Ausdruck von Trauer, weist in der heutigen Zeit die gleichen Merkmale auf wie der Umgang mit Sterbenden. Auch hier hat sich ein hohes Maß an Individualität eingestellt. Die Bestattung im Friedwald oder auf hoher See mit selbst geschaffenem Zeremoniell mögen als Hinweis genügen. Auch hier bestehen traditionelle Umgangsformen neben modernen Elementen, sodass es immer wieder zu deren Vermischung kommt. Familienangehörige können sich nach einem Todesfall in die Lage versetzt sehen, Einzelheiten der Begräbniszeremonie erst aushandeln zu müssen, insbesondere dann, wenn es sich um Personen unterschiedlicher Generationen handelt. Nach Walter (1994, S. 175) wird in Gesten und vor allem in Worten auf das Leben und die Persönlichkeit des Verstorbenen eingegangen; das Ritual tritt demgegenüber in den Hintergrund.

Ein Verbergen der Trauer entspricht inzwischen der gesellschaftlichen Erwartung. Trauerkleidung wird kaum mehr getragen, schon gar nicht für die Dauer des Trauerjahres. Offenbar sind auch traditionelle Umgangsformen gegenüber Trauernden innerhalb weniger Generationen verloren gegangen. Um die Mitte des 20. Jahrhunderts entstand »in den am meisten individualisierten und verbürgerlichten Teilen der westlichen Welt eine neue Situation. Die öffentliche Zurschaustellung der Trauer gilt als morbide, desgleichen ihr allzu beharrlicher und allzu langer privater Ausdruck. Die Tränenkrise wird zur Nervenkrise. Die Trauer ist eine Krankheit. Wer sie zeigt, legt eine Charakterschwäche an den Tag« (Ariès 1980, S. 742).

Auch Trauern unterliegt der Professionalisierung. Hospizeinrichtungen bieten Trauergruppen an und es gibt Ausbildungsgänge zum Trauerbegleiter, deren Anbieter im Bundesverband Trauerbegleitung (ehemals Bundesarbeitsgemeinschaft Trauerbegleitung) zusammengeschlossen sind. Die Vereinheitlichung der Ausbildung zum Trauerbegleiter dient dem Ziel, einen Mindeststandard an Qualität sicherzustellen. Handelt es sich bei den Leiterinnen und Leitern von Trauergruppen in der Regel um Personen, die diese Aufgabe ehrenamtlich wahrnehmen, so sind entsprechende Angebote von Bestattungsunternehme(r)n nur schwer von kommerziellen Interessen zu trennen.

1.6 Das Todessystem

Mit diesem Begriff wird ein Beziehungsgefüge der Kommunikation und Interaktion bezeichnet, durch das die Beziehung des Menschen zu seiner Sterblichkeit vermittelt und zum Ausdruck gebracht wird. Daraus ergibt sich die Art und Weise, wie Menschen mit Bezug auf Sterben und Tod sprechen und handeln (Kastenbaum 1977, S. 76; Kastenbaum & Aisenberg 1972, S. 193; siehe auch Morgan 2003). Mit Feldmann (1990, S. 19ff.) kann man das Todessystem auch als das Angebot kultureller Orientierungsmuster umschreiben und normative, instrumentelle, kognitive und expressive Todeskonzeptionen unterscheiden. Für die Zwecke der Behandlung der Todesthematik in diesem Buch ist von Bedeutung, dass es ein integriertes, von allen Mitgliedern einer Gesellschaft geteiltes Todessystem nicht gibt. Nicht nur dass es über Epochen hinweg Unterschiede im jeweils vorherrschenden Todessystem gab, auch innerhalb einer gegebenen Epoche bestanden bzw. bestehen mehrere Subsysteme nebeneinander.

Innerhalb eines Todessystems kann man Personen, Objekte, Symbole, Orte und Zeiten unterscheiden (Kastenbaum 1977, S. 76ff.). Bestimmte *Personen* werden durch die Rolle definiert, die sie im Todessystem innehaben. Professionelle Akteure sind der Bestattungsunternehmer, in dessen Tätigkeit wirtschaftliche und ideelle Aspekte vermengt sind, der Arzt, dessen Rolle im Hinblick auf Sterbende nicht so eindeutig ist wie diejenige im Umgang mit Kranken, die Krankenschwester, die wegen ihrer eingeschränkten Befugnisse leicht in einen Rollenkonflikt geraten kann, der Priester, der – gerade weil er keine medizinisch-technische Funktion hat – eine wichtige Rolle im Todessystem spielt, und die Experten für psychische Gesundheit (Psychiater, psychologische Psychotherapeuten), die dadurch eine gewisse Stellung im Todessystem erlangt haben, dass das Bewusstsein der Endlichkeit durch außergewöhnliche Verbrechen, Naturkatastrophen, Umweltschädigung und deren Verbreitung durch Fernsehen und Internet immer wieder wachgerufen wird. *Objekte* des Todessystems sind beispielweise Sarg, Leichenwagen und Totenschein. *Symbolisch* kommt das Todessystem in der Sprache und der Musik zum Ausdruck. *Orte* des Todessystems sind neben dem Friedhof auch das Alten- und Pflegeheim sowie das Hospiz bzw. die Palliativstation, aber auch das (in früheren Zeiten eng umschriebene) militärische Schlachtfeld. Herausgehobene *Zeitpunkte* des Todessystems sind spezielle Gedenktage wie in Deutschland der Totensonntag.

Das Todessystem hat mehrere Funktionen (Kastenbaum 1977, S. 81ff.; Kastenbaum & Aisenberg 1972, S. 193). Eine übergeordnete Funktion besteht darin, durch geschriebene oder ungeschriebene Vorschriften das Verhalten der von Sterben und Tod betroffenen Menschen zu leiten. Durch die davon ausgehende Orientierung bietet es Stabilisierung in Situationen, die anderenfalls zu Hilflosigkeit führen würden. Allgemein geteilte Verhaltensvorschriften tragen überdies dazu bei, den Zusammenhalt der Gemeinschaft nach dem Ausscheiden eines Mitglieds zu stärken. Mehr ins Einzelne gehend, kann das Todessystem folgende Funktionen haben: Warnung und Vorhersage (durch den Arzt), Vorbeugung (durch den Arzt), Betreuung von Sterbenden (durch Pflegekräfte), Bestattung der Toten (durch den Beerdigungsunternehmer), Vermittlung von Sinn (durch den Priester). Der Vollständigkeit halber sei darauf hingewiesen, dass es auch zu den Funktionen des Todessystems gehört, innerhalb einer Gesellschaft die Legitimation staatlich sanktionierten Tötens, sei es als Strafe oder im Rahmen militärischer Operationen, zu erklären.

Kastenbaum und Aisenberg (1972, S. 201 f.) nennen einige positive Aspekte des mittelalterlichen Todessystems. Dazu zählen die konkrete Fassbarkeit des Todes durch seine Personifizierung mit der Folge der Angstreduktion; die Verächtlichmachung des Todes, die einer symbolischen Beherrschung entsprach und psychologisch ebenfalls der Verminderung von Angst diente; die Wahrnehmung des Todes als diejenige Instanz, die soziale und wirtschaftliche Unterschiede aufhebt; die Aufwertung des Sterbeprozesses und die Spezifizierung der Rolle des Sterbenden. Unser heutiges Todessystem ist demgegenüber u. a. durch folgende Merkmale gekennzeichnet (ebd., S. 238 ff.): Durch die Auslagerung in Institutionen ist Sterben für die Allgemeinheit unsichtbar geworden; die Toten sind ausgeklammert, entsprechende Traditionen weitgehend verschwunden; der nachlassende Einfluss der Religion bzw. des Glaubens als einigendem Band hat u. a. zur Fragmentierung des Todessystems beigetragen; der Tod bzw. die Endlichkeit des Lebens wird als Feind gesehen, der das Recht auf ein glückliches Leben bedroht; das Leben wird grundsätzlich als absurd und sinnlos angesehen.

1.7 Resümee

Die Darstellung der kulturgeschichtlichen Grundlagen des Umgangs mit Sterben und Tod in diesem Abschnitt ist äußerst komprimiert. Eine weitere Verdichtung in Form einer bilanzierenden Zusammenfassung läuft einerseits Gefahr, die Dinge allzusehr zu vereinfachen, sie birgt andererseits aber auch die Chance, den Blick auf die wesentlichen Entwicklungslinien und ihre Ursachen zu lenken.

Die traditionelle, vormoderne Orientierung des abendländischen Menschen gegenüber Sterben und Tod war von Gelassenheit bestimmt, die aus religiös bestimmter Sinngebung und der Einbettung in ein einheitliches religiöses Ritual resultierte. Indem die Menschen dieser Epoche einerseits eine enge emotionale Bindung an Gott und andererseits noch kein Bewusstsein ihrer Individualität besaßen, war ihre Bindung an das Leben schwach. Der Verlust des Lebens per se wurde nicht als außergewöhnlich groß angesehen und die Aussicht darauf war dementsprechend nicht besonders furchterregend. Mit dem Schwinden religiösen Glaubens und der aufkommenden Individualisierung erfolgte eine Umkehr dieser Verhältnisse: Das Lebensgefühl des Menschen in der Neuzeit ist in zunehmendem Maße von einer schwachen Bindung an Gott und einer engen Bindung an das Leben gekennzeichnet. Daraus folgen mit Blick auf das *Sterben* zwei herausragende Merkmale: Individualisierung bzw. Privatisierung einerseits und Professionalisierung andererseits. Das Lebensende und die Betreuung Sterbender sind nun keine öffentlichen Ereignisse mehr und es gibt auch kein Todesbild und kein Ritual mehr, das allgemeine Verbindlichkeit beanspruchen kann. Was den *Umgang mit Toten* (d. h. Bestattung und Trauer) betrifft, so gelten hier die gleichen Merkmale wie für das Sterben. Beschleunigung, Ökonomisierung und Reflexivität als weitere Kennzeichen des Lebens in der Moderne unterstützen und verstärken diese Merkmale.

Anhand dieser äußerst knappen Übersicht zeigt sich, dass der Umgang der Menschen mit der Todesthematik durch den jeweiligen Zeitgeist bestimmt ist. Das jeweils vorherrschende kulturelle Milieu kann den Tod entweder als belangloses biologisches Ereignis oder als den krönenden Abschluss eines individuellen Lebens interpretieren; es kann den Zeitgenossen entweder empfehlen, den Tod zu ignorieren, oder es kann dafür plädieren, das Wissen um den Tod als ständigen Begleiter in das eigene Leben einzubeziehen (siehe Kastenbaum & Aisenberg 1972, S. 191). Es kann also zu sehr unterschiedlichen Interpretationen des Todes kommen, je nachdem, welcher Zeitgeist maßgebend ist, und unserer heutigen Gesellschaft mag Sterben und Tod wie ein Vexierbild erscheinen. Auf vier Aspekte wollen wir abschließend aufmerksam machen:

(1) Die Gegenüberstellung von traditioneller und moderner Orientierung gegenüber Sterben und Tod ist nicht so ausschließlich, wie es unsere Darstellung der Übersichtlichkeit halber nahelegt. Es gibt kein klares Entweder-oder. Tatsächlich ist es gerade ein wesentliches Kennzeichen der Gegenwart, dass Elemente traditioneller Orientierung neben jenen der modernen Orientierung zum Ausdruck gebracht werden (vgl. den Begriff des »double coding« bei Walter 1994, S. 40 ff. u. 63) – eine Situation, die von vielen Zeitgenossen als Beliebigkeit bzw. Unverbindlichkeit des öffentlich sichtbaren Verhaltens gegenüber Sterben und Tod empfunden wird.

(2) Die gesellschaftliche Verdrängung von Sterben und Tod (die nicht mit dem individualpsychologischen Abwehrmechanismus zu verwechseln ist) wird oft und zustimmend als kennzeichnend für die heutige Zeit genannt. Nassehi und Weber (1989) sehen in der sozialen Verdrängung bzw. Tabuisierung des Todes gar ein strukturelles Merkmal von Modernität. Angesichts der Tendenz zur Veröffentlichung persönlicher Erfahrungen mit Sterben und Tod in Medien aller Art bedarf diese These in jüngster Zeit möglicherweise einer Differenzierung.

(3) Die Professionalisierung des Umgangs mit Sterbenden und Trauernden, die ja der guten Absicht entspringt, eine einheitlich hohe Betreuungsqualität zu gewährleisten, kann zu einem Hindernis für angemessene Betreuung werden, wenn die selbst gesetzten Ansprüche zu hoch sind (Wittkowski & Schröder 2008, S. 26 f.).

(4) Wie in diesem Abschnitt aufgezeigt, sind das Erleben von Sinnhaftigkeit sowie die Bindung des Menschen an das Leben die zentralen Merkmale, in denen sich der vormoderne Mensch von seinem heutigen Nachfahren unterscheidet. Wittkowski (2003, S. 281 f.) hat diese Merkmale als übergreifende Konzepte der Thanatologie gekennzeichnet, die es ermöglichen, intra- und interindividuelle Unterschiede im Erleben und Verhalten gegenüber Sterben und Tod zu erklären. Beide Konzepte sind nämlich prinzipiell empirisch erfassbar. In welcher Weise und aus welchen Quellen ein Mensch Sinnerleben schöpft, lässt sich anhand seiner Äußerungen qualitativ beschreiben und/oder quantitativ messen. Die Qualität und Intensität der Bindung, die ein Mensch an sein Leben – das bereits gelebte und das noch zu lebende – hat, lässt sich grundsätzlich in der gleichen Weise erfassen, wie man die Bindung eines Kindes an seine Eltern bestimmen kann.

Literatur

Ariès, P. (1980): *Geschichte des Todes.* München: Hanser.

Feldmann, K. (1990): *Tod und Gesellschaft. Eine soziologische Betrachtung von Sterben und Tod.* Frankfurt/M.: Lang.

Gehring, P., Saborowski, M., Rölli, M. (2007): Ambivalenzen des Todes? Zur Einleitung. In: Gehring, P., Rölli, M., Saborowski, M. (Hrsg.): *Ambivalenzen des Todes. Wirklichkeit des Sterbens und Todestheorien heute.* Darmstadt: Wissenschaftliche Buchgesellschaft, S. 7–11.

Giddens, A. (1991): *Modernity and self-identity. Self and society in the late modern age.* Cambridge: Polity Press.

Giddens, A. (1995): *Konsequenzen der Moderne.* Frankfurt/M.: Suhrkamp.

Gronemeyer, M. (1993): *Das Leben als letzte Gelegenheit. Sicherheitsbedürfnisse und Zeitknappheit.* Darmstadt: Wissenschaftliche Buchgesellschaft.

Gronemeyer, R. (2007): *Sterben in Deutschland. Wie wir dem Tod wieder einen Platz in unserem Leben einräumen können.* Frankfurt/M.: Fischer.

Kastenbaum, R. (1977): *Death, Society, and Human Experience.* Saint Louis: Mosby Comp.

Kastenbaum, R., Aisenberg, R. (1972): *The psychology of death.* New York: Springer.

Morgan, J. D. (2003): Der historische und gesellschaftliche Kontext von Sterben, Tod und Trauer. In: Wittkowski, J. (Hrsg.): *Sterben, Tod und Trauer. Grundlagen – Methoden – Anwendungsfelder.* Stuttgart: Kohlhammer, S. 14–30.

Nassehi, A. (1992): Sterben und Tod in der Moderne zwischen gesellschaftlicher Verdrängung und professioneller Bewältigung. In: Nassehi, A., Pohlmann, R. (Hrsg.): *Sterben und Tod. Probleme und Perspektiven der Organisation von Sterbebegleitung.* Münster: Lit, S. 11–26.

Nassehi, A., Weber, G. (1989): *Tod, Modernität und Gesellschaft. Entwurf einer Theorie der Todesverdrängung.* Opladen: Westdeutscher Verlag.

Parker-Oliver, D. (1999–2000): The social construction of the »dying role« and the hospice drama. *In: Omega: Journal of Death and Dying 40,* S. 493–512.

Rest, F. (2006): Zur gesellschaftlich-kulturellen Situation Sterbender in Deutschland – eine Standortbestimmung. In: Koch, U., Lang, K. et al. (Hrsg.): *Die Begleitung schwer kranker und sterbender Menschen. Grundlagen und Anwendungshilfen für Berufsgruppen in der Palliativversorgung.* Stuttgart: Schattauer, S. 3–16.

Rosa, H. (2005): *Beschleunigung. Die Veränderung der Zeitstrukturen in der Moderne.* Frankfurt/M.: Suhrkamp.

Schneider, W. (2005): Wandel und Kontinuität von Sterben und Tod in der Moderne. Zur gesellschaftlichen Ordnung des Lebensendes. In: Bauerfeind, I., Mendl, G., Schill, K. (Hrsg.): *Über das Sterben. Entscheiden und Handeln am Ende des Lebens.* München: Zuckschwerdt, S. 30–54.

Walter, T. (1994): *The revival of death.* London: Routledge.

Wittkowski, J. (2003): Epilog: Thanatologie heute und morgen. In: Wittkowski, J. (Hrsg.): *Sterben, Tod und Trauer. Grundlagen – Methoden – Anwendungsfelder.* Stuttgart: Kohlhammer, S. 269–286.

Wittkowski, J., Schröder, C. (2008): Betreuung am Lebensende: Strukturierung des Merkmalsbereichs und ausgewählte empirische Befunde. In: Wittkowski, J., Schröder, C. (Hrsg.): *Angemessene Betreuung am Ende des Lebens: Barrieren und Strategien zu ihrer Überwindung.* Göttingen: Vandenhoeck & Ruprecht, S. 1–51.

Kapitel 2: Sterben – Ende ohne Anfang?

Joachim Wittkowski

Das Sterben – das eigene und dasjenige anderer Menschen – gehört zu den ursprünglichen Erfahrungen des Menschen. Ob in der Rolle des Todkranken oder dessen Angehörigen, in derjenigen des Kriegers, des Heilkundigen oder des Priesters – die letzte Lebenszeit vor dem Eintritt des Todes hat die Menschheit seit jeher beschäftigt, und dies hat seinen Niederschlag in Kunst, Musik und Dichtung gefunden. Insbesondere der Übergang vom lebenden Organismus zum unbelebten Leichnam, vom Menschen zum Gegenstand, ist nach wie vor rätselhaft und geheimnisvoll, und gerade deshalb weckte er zu allen Zeiten das Interesse der Menschen.

In diesem Kapitel wird das Sterben einer analytischen Betrachtung unterzogen. Die Betrachtung ist analytisch nicht im Sinne der Psychoanalyse, sondern im Sinne des allgemeinen Sprachgebrauchs: Sie versucht die Untersuchung ihres Gegenstandes, des Sterbens, indem sie verschiedene Aspekte an ihm unterscheidet und diese kritisch im Hinblick auf ihre Stimmigkeit sowie auf ihren Nutzen für anwendungspraktische Zwecke erörtert. Allerdings kann man sie insofern als psycho-analytisch bezeichnen, als der Verfasser Psychologe (nicht jedoch Psychoanalytiker!) ist. Im ersten Abschnitt werden Unschärfen in der Handhabung der Begriffe »Sterben« und »Tod« beleuchtet und die Auswirkungen dieser Unschärfen dargestellt. Der zweite Abschnitt beschreibt die traditionelle medizinische Sicht des Sterbens. Daran schließt sich die psychologisch-verhaltenswissenschaftliche Sicht mit Zusammenstellungen expliziter und impliziter Definitionen des Sterbens im dritten Abschnitt an. Nach dieser Vorbereitung des Terrains folgt im vierten Abschnitt ein eigener Definitionsvorschlag nebst Erläuterungen. Im fünften Abschnitt wird anhand von sieben Todesarten untersucht, inwieweit die eingeführte psychologisch-kognitive Definition des Sterbens nicht nur für den Fall der tödlichen Krankheit gilt, sondern allgemeine Gültigkeit beanspruchen kann. Dem folgen ein Resümee sowie die abschließende Diskussion offener Fragen (sechster Abschnitt); beides trägt zum vertieften Verständnis des eigenen Definitionsvorschlags bei. Das Kapitel endet im siebten Abschnitt mit einem Blick auf die Konsequenzen, die sich aus einem psychologisch-verhaltenswissenschaftlichen Verständnis des Sterbens im Bereich der Forschung bezüglich der Begleitung Sterbender, für die Aus-, Fort- und Weiterbildung von Betreuungspersonen sowie im Hinblick auf Entscheidungen im politischen Raum und auf die Rechtsprechung ergeben können.

Unter welchen Umständen und Bedingungen sollte man einen Menschen als Sterbenden bezeichnen? Diese Frage, welche die Frage nach dem Beginn und der Dauer des Sterbeprozesses einschließt, lässt sich keineswegs so schlüssig beantworten, wie es auf den ersten Blick den Anschein haben mag. Dies hat seinen Grund nicht zuletzt darin, dass man das Sterben bzw. den Sterbeprozess aus verschiedenen Blickwinkeln betrachten kann. Dieses Konzept ist ein rechtes Vexierbild, ein Suchbild also, das eine nicht sogleich erkennbare Figur enthält. Da ist zum einen die Sicht des Normalbürgers, der weder über eine medizinische noch über eine verhaltenswissenschaftliche Ausbildung verfügt und Fragen im Kontext des Sterbens daher mithilfe seines gesunden Menschenverstandes beurteilt. Dann gibt es zum anderen die traditionelle medizinische Sicht sowie schließlich die historisch vergleichsweise junge Perspektive der Verhaltenswissenschaften (Psychologie, Soziologie), die Eingang in die Palliativmedizin gefunden hat. Beginnen wir mit dem Alltagsverständnis dessen, was Sterben bedeutet.

2.1 Sterben und Tod in der aktuellen öffentlichen Diskussion

2.1.1 *Gleichsetzung oder Verwechslung von »Sterben« und »Tod«*

Sterben und der Eintritt des Todes sind Ereignisse unseres Lebens, über welche die Medien berichten. Dies gilt nicht nur in Zeiten dramatischer und spektakulärer Ereignisse wie dem 11. September 2001 (New York), dem 11. März 2004 (Madrid) oder der Tsunami-Katastrophe am Jahresende 2004. Auch über vergleichsweise unbedeutende Todesfälle wird in Hörfunk, Fernsehen und Presse berichtet. Immerhin sterben jedes Jahr rund 900 000 Menschen in Deutschland. Die Medien tun dies in einer – zuweilen journalistisch verkürzten – Sprache, die der jeweiligen Zeit entspricht. Da die Sprechweise eines Menschen sein Denken abbildet, kann man Nachrichtentexte auch als Spiegel der menschlichen Denkweise der jeweiligen Epoche betrachten.

Mit Blick auf die Todesthematik war in den letzten Jahren in den Schlagzeilen bzw. Überschriften einiger Zeitungen zu lesen, für eine bestimmte Person sei es »ein schöner Tod« oder »ein guter Tod« gewesen. Im Kontext der öffentlichen Diskussion um lebensverkürzende Maßnahmen wurde ein Bericht mit der Überschrift »Mehr Recht über den eigenen Tod« versehen und eine Patientenverfügung wegen der geforderten ausführlichen Erläuterungen als »Todesroman« bezeichnet. Im Zuge der Berichterstattung über den Streit um die Einstellung lebensverlängernder Maßnahmen bei einer hochbetagten Patientin fragte eine Zeitung: »Wann beginnt die Stunde des Todes?« Schließlich sei daran erinnert, dass vor nicht allzu langer Zeit erwogen wurde, das »Sterbegeld« abzuschaffen. Auch literarische Werke von Rang lassen sich als Beispiele heranziehen. So schildert Lew Tolstoj (2002) in seiner Erzählung »Der Tod des Iwan Iljitsch« den Lebensweg und das Sterben eines höheren Justizbeamten, der im Alter von 45 Jahren lebensbedrohlich erkrankt und etwa fünf Monate später tot ist. Und Simone de Beauvoir (1965) hat ihrem Bericht über das Sterben ihrer 77-jährigen Mutter an Darmkrebs, das vom Bekanntwerden der Diagnose bis zum Eintritt des Todes 25 Tage währte, den Titel »Ein sanfter Tod gegeben«. Dies ist keine Ungenauigkeit der Übersetzung, denn im Original heißt es ebenso: »Une Mort très douce«.

Anhand dieser keineswegs vollständigen Zusammenstellung wird erkennbar, dass die Begriffe »Sterben« und »Tod« häufig verwechselt oder gleichgesetzt werden. Dies gilt nicht nur für die Umgangssprache und die Belletristik, sondern auch für einen nicht geringen Teil der Fachliteratur. In seiner im Übrigen sehr informativen Monographie »Dying« umreißt Hinton (1967, S. 17) einleitend Absicht und Anspruch folgendermaßen: »This book is an attempt to gather together some of the available knowledge and ideas on death.« Während also das Buch vom Titel her vom Sterben handelt, wird an anderer Stelle der Tod als sein Gegenstand ausgewiesen – vermutlich ist das Gleiche gemeint. In ähnlicher Weise trägt das von Leist (1989) verfasste Büchlein »Sterben im Krankenhaus« den Untertitel: »Aufzeichnungen über einen Tod«. Auch hier wird eine Gleichsetzung dieser Begriffe nahegelegt. Schäfer (1969) hat seinem Beitrag in dem Sammelband von Schlemmer den Titel »Der natürliche Tod« gegeben, obwohl nur das »natürliche« Sterben gemeint sein kann und im Text die Unterscheidung zwischen beiden Zuständen sorgfältig vorgenommen wird. Aufschlussreich ist auch das folgende Zitat: »Sterben gehört zum Tode, und der Tod vollzieht sich als Prozeß des Sterbens« (Fritsche 1973, S. 23). Salis Gross (2001) verwendet jeden der hier einschlägigen Kernbegriffe im Titel ihres Buches »Der ansteckende Tod. Eine ethnologische Studie zum Sterben im Altersheim« – fast so, als wolle sie dem Leser die Auswahl überlassen. Schließlich spricht Dresske (2005, S. 113) einerseits von der »Forderung nach der Auseinandersetzung mit dem Sterben«, andererseits aber auch von der »Herstellung eines bewußten Todes« (ebd., S. 112), wobei mit Letzterem nur ein bewusstes Sterben gemeint sein kann.

Derartige begriffliche Unschärfen, die nicht zuletzt durch Fachliteratur angeregt werden, erzeugen leider viel unnötige Verwirrung. Statt eines »schönen« oder »guten« Todes ist ein »schönes« bzw. »gutes« Sterben gemeint, denn auf den Zustand des Totseins haben die Lebenden keinen Einfluss. Auch beim Recht auf den eigenen Tod geht es in Wahrheit um das eigene Sterben und das Recht auf dessen Gestaltung. Bei der Frage nach der »Stunde des Todes« ist nicht klar, ob damit der Todeszeitpunkt oder der Beginn des Sterbeprozesses gemeint ist. Schließlich sollte das Sterbegeld richtiger »Verstorbenengeld« oder »Hinterbliebenengeld« genannt werden, denn es wird nicht dem Sterbenden für das Leben in seiner Endphase gezahlt, sondern den Hinterbliebenen nach Eintritt des Todes deren Angehöriger als eine Versicherung für die Bestattungskosten.

Nach dieser Zusammenstellung von Beispielen und ihrer vielleicht oberlehrerhaft anmutenden Kommentierung sollte unschwer erkennbar sein, dass bezüglich Sterben und Tod ein Wirrwarr von Gedanken, Formulierungen und vermutlich auch Gefühlen besteht. »Sterben« bezeichnet einen Prozess am Ende des Lebens, bedeutet Leben bis zum Eintritt des Todes. »Tod« bezeichnet den Zustand des Totseins, mithin das Fehlen von Leben in seiner psycho-physischen Dimension. Es ist zu befürchten, dass dem oben demonstrierten sprachlichen Verwirrspiel eine Verwirrung der Gedanken entspricht. Der Tod ist in der Tat ein Geheimnis, das einer naturwissenschaftlichen Erforschung unzugänglich bleibt. Wer nun von einem »schönen Tod« – wahlweise auch von einem »schweren Tod« – spricht, obwohl er ein »schönes« bzw. »schweres Sterben« meint, der suggeriert, auch das Sterben sei ein unzugängliches Mysterium. So wird gedanklicher Nebel erzeugt und es entstehen gefühlsmäßige Barrieren gegen einen rationalen und sachlichen Umgang mit der Todesthematik insgesamt.

An das Sterben und das Totsein – das eigene oder dasjenige nahestehender Menschen – zu denken, löst ohnehin bei den meisten Menschen Unbehagen aus. Dieses Unbehagen könnte nun dadurch noch verstärkt werden, dass die Sachverhalte, um die es geht, als unklar erscheinen. Es ist, als betrete man ein unbekanntes Land, in dem auch noch Nebel herrscht und für das man nicht einmal eine Landkarte zur Verfügung hat. Wenn das Land schon unbekannt und es zudem nebelig ist, würde einem eine Landkarte schon etwas von der Unsicherheit nehmen. Anhand dieser Landkarte hätte man wenigstens eine grobe Vorstellung, wo man sich befindet. Übertragen auf unser Thema bedeutet das: Eine konsequente Unterscheidung des Sterbeprozesses vom Zustand des Totseins in Denken und Sprechen schafft eine kognitive Landkarte, die eine grobe gedankliche Orientierung in diesem unangenehmen Terrain erleichtert. Wenn man zusätzlich den Gedanken an das eigene Sterben von dem Gedanken an das Sterben eines anderen Menschen sowie denjenigen an den eigenen Tod von demjenigen an den Tod anderer Personen unterscheidet, ergibt sich eine noch bessere gedankliche Orientierung. Pflegekräfte aus Palliativmedizin und Hospizarbeit, denen durch die Bearbeitung und Auswertung eines mehrdimensionalen Fragebogenverfahrens (FIMEST; Wittkowski 1996) diese verschiedenen Aspekte der Angst vor Sterben und Tod intuitiv nahegebracht wurden, zeigten sich überrascht und erfreut über diese neu gewonnene gedankliche Orientierungshilfe.

Der Blick in die Berichterstattung der Zeitungen über Fragen im Umfeld von Sterben und Tod ist aufschlussreich, weil diese einerseits den alltäglichen Sprachgebrauch widerspiegelt, andererseits aber auch das Denken und Sprechen im Alltag prägt. Die folgende Zusammenstellung von Presseberichten ist als Stoffsammlung zu verstehen, die keinen Anspruch darauf erhebt, repräsentativ zu sein. Ethische und politische Wertungen im Hinblick auf Sterbehilfe, Tötung auf Verlangen etc. sind nicht Gegenstand dieser Sammlung und sollten daher nicht beachtet werden. Die Hervorhebungen stammen vom gegenwärtigen Autor.

In dem Beitrag »Die haltlosen Helfer« von Jan Ross in der Wochenzeitung DIE ZEIT Nr. 21 vom 17.05.2001 heißt es:

> »Die *Sterbehilfe* etwa hat wenig mit Technologie zu tun und ist auch keine berufsständische Spezialität; die *Sorge um den eigenen Tod* treibt jeden um, und der Selbstmord, ein Nachbarproblem der Euthanasie, ist ein steinaltes Menschheitsthema. [...] Das Mitleids- und Barmherzigkeitsmotiv spielt in der Diskussion eine besondere Rolle, am stärksten wohl in der Auseinandersetzung um die aktive Sterbehilfe. Ist es nicht unmenschlich, sich dem *Todeswunsch* eines Gequälten zu verschließen, nur wegen abstrakter, womöglich religiös-anachronistischer Ideen von der Heiligkeit des Lebens?«

In dem Artikel von Reiner Luyken über das Lebenswerk von Dame Cicely Saunders (DIE ZEIT Nr. 16 vom 10.04.2003) wird u.a. ausgeführt: »Man müsse *das Sterben* als den letzten Teil des Lebens begreifen – und damit als eine Grunderfahrung des Daseins.« An anderer Stelle zitiert der Autor Cicely Saunders, die über ihren Ehemann dreieinhalb Wochen vor dessen Tod geschrieben hat: »Zweimal ist er in letzter Zeit *fast gestorben*, aber er kam jedes Mal wieder zu sich. Er wird im Hospiz ausgezeichnet versorgt.«

Wilhelm Uhlenbruck schreibt in seinem Beitrag »Der Wille des Sterbenden« (FAZ Nr. 77 vom 03.04.2002): »Einen *zum Sterben bestimmten Patienten* kann die Medizin mit Hilfe der Technik über Wochen, Monate oder Jahre am Leben erhalten.« In demselben Artikel wird mit Blick auf die Rechtsprechung in derartigen Fällen ausgeführt:

> »Aufsehen erregte 1986 ein Urteil des Landgerichts Ravensburg, das einen Ehemann vom Vorwurf der Tötung auf Verlangen nach Paragraph 216 Absatz 1 des Strafgesetzbuchs freisprach. Der Mann war dem Wunsch seiner *unheilbar kranken Ehefrau* nachgekommen und hatte ihr Beatmungsgerät abgestellt. Nach Auffassung des Gerichts kann *ein im Sterben liegender Mensch*, der aus eigener Kraft nicht mehr weiterleben kann und dessen *Tod* nur noch mit Hilfe technischer Geräte *hinausgezögert* wird, verlangen, daß solche Maßnahmen unterbleiben oder abgebrochen werden. Jemand, der diesem Verlangen nachkomme – gleichgültig, ob durch eine Unterlassung oder eine Handlung –, töte nicht, sondern leiste *Beistand im Sterben*. Der Bundesgerichtshof hat die Revision der Staatsanwaltschaft gegen dieses Urteil nicht angenommen. 1994 hat er überdies die Straflosigkeit eines Ernährungsabbruchs aufgrund des mutmaßlichen Willens einer *im Wachkoma liegenden Patientin* bestätigt, obgleich *der eigentliche Sterbevorgang* noch nicht eingesetzt hatte.«

Mit Bezug auf die Diskussion um Sterbehilfe in Belgien schreibt Uhlenbruck:

> »Ein belgischer Gesetzentwurf zur aktiven Sterbehilfe ist vom Senat bereits gebilligt worden. Künftig sollen Ärzte in Belgien nicht mehr bestraft werden, wenn sie auf dessen ausdrücklichen Wunsch *das Leben eines Menschen* beenden, *der unheilbar krank ist* und unter unerträglichen physischen oder psychischen Belastungen leidet.«

Im Hinblick auf das Verhalten der Ärzte fährt der Verfasser fort:

> »Immer wieder weigern sich Ärzte, *todkranken Patienten* eine ausreichende Schmerzbehandlung zu gewähren, da diese zum Atemstillstand und damit zu einem vorzeitigen Tode des Patienten führen könnte. Dabei hat der Bundesgerichtshof 1996 entschieden, daß eine ärztlich gebotene schmerzlindernde Medikation entsprechend dem erklärten oder mutmaßlichen Willen des *Sterbenden* nicht dadurch unzulässig wird, daß sie den Todeseintritt beschleunigen kann.«

In seinem Beitrag »Er konnte schön sterben« (DIE ZEIT Nr. 26 vom 17.06.2004) berichtet Johannes Schweikle über die Göttinger Schmerzambulanz und führt u.a. aus:

»Wo die ambulante Versorgung nicht mehr ausreicht, hilft die Palliativstation. Sie hat fünf Betten in der Uniklinik, neben dem medizinischen Personal steht ein Psychologe zur Verfügung. Angehörige können beim Patienten übernachten, und wenn einer *gestorben* ist, brennt auf dem Flur ein Teelicht [...].«

Über die Palliativmedizinerin Martine Eich heißt es in dem Beitrag:

»›Die Leute sind unglaublich dankbar.‹ Nach einer *Sterbebegleitung* fühle sie sich zwar ›so ausgelaugt, als ob ich im Bergwerk gearbeitet hätte.‹ Aber im nächsten Satz erzählt Eich in warmem Ton von dem jungen Familienvater, der schmerzfrei und friedlich im Beisein seiner Frau und Kinder *sein Leben ausgehaucht* hat. ›Ich habe gesehen, wie die Angehörigen ihre Unsicherheit verloren haben. Er konnte *schön sterben*‹.«

Einem Interview mit dem Medizinethiker Arnd T. May über Patientenverfügungen, das ebenfalls in der Wochenzeitung DIE ZEIT Nr. 26 vom 17.06.2004 erschienen ist, sind folgende Auszüge entnommen (Spiewak 2004):

»[...] Manche Patientenverfügungen machen zudem nicht deutlich, ab wann sie gelten sollen: bereits im *Komazustand* oder erst in der *Sterbephase?* [...] Zudem unterscheiden sich die Wertvorstellungen der Menschen heutzutage gerade in so genannten letzten Fragen erheblich. Da ist es hilfreich, seine *Vorstellungen vom Sterben* und von Behandlungswünschen im *Vorfeld des Sterbens* klar zu formulieren.«

Wie bereits zuvor zeigt sich auch in diesen Zitaten, dass »Sterben« und »Tod« häufig verwechselt werden. Darüber hinaus wird aber noch etwas anderes deutlich: In der öffentlichen Diskussion – auch unter Fachleuten – wird »Sterben« als Bezeichnung für den »Übergang« vom Leben zum Tod einschließlich eines kurzen, nicht genau bestimmbaren Zeitraums vor Eintritt des Todes verwendet. So meint Cicely Saunders, ihr Mann sei drei Wochen vor Eintritt seines Todes zweimal beinahe tot gewesen, wenn sie sagt, er sei zweimal fast gestorben. Auch wenn vom »eigentlichen Sterbevorgang« die Rede ist, ist diese sehr kurze Zeitspanne gemeint. Formulierungen wie »in den letzten Stunden«, »die letzten bewussten Momente«, »das allerletzte Zeichen«, »ein letzter Atemzug« und »kurz vor dem Tod« illustrieren dies. Das intuitive Alltagsverständnis des Sterbens als Übergang wird sehr anschaulich bei Simone de Beauvoir erläutert. Kurz nach einem Sturz mit Bruch des Oberschenkelhalsknochens und noch vor Bekanntwerden der fatalen Diagnose hatte die Mutter der Berichterstatterin wiederholt einen Albtraum: »Ich werde verfolgt, ich laufe und laufe und stoße gegen eine Mauer; ich muß über diese Mauer springen und weiß nicht, was dahinter ist; ich habe

Angst. Der Tod selbst erschreckt mich nicht: ich habe Angst vor dem Sprung« (de Beauvoir 1965, S. 15). Und die letzten Worte des englischen Philosophen Thomas Hobbes sollen gewesen sein: »Ich bin daran, einen Sprung ins Finstere zu tun.« Die Metapher des Sprungs veranschaulicht den Übergang vom Leben zum Tod. Diesen Übergang meint Salis Gross (2001, S. 215), wenn sie aufgrund ihrer teilnehmenden Beobachtungen feststellt: »[...]: das Sterben ist dem Personal auch beim Versuch genauer Beobachtung oft nicht als präziser Moment erkennbar.«

Es ist nicht verwunderlich, dass sich das intuitive Alltagsverständnis vom Sterben auch auf die Sichtweise von Fachleuten auswirkt. So zeigen sich für Jacob (1991, S. 51) »große Schwierigkeiten, denn der so häufig gebrauchte Begriff Sterben entzieht sich einer genauen Definition, wenigstens einer solchen, wie sie in der Medizin sonst üblich ist. Man kann zwar allgemein von einer Übergangsphase vom Leben zum Tod sprechen, aber schon das Ende dieser Phase, der Tod, läßt mehrere Betrachtungsweisen zu.«

Die Vorstellung vom Sterben als dem Übergang vom Leben zum Tod wird besonders anschaulich durch den Vergleich mit dem Geburtsvorgang unterstrichen. So wie das Baby die Schwelle des Mutterleibes zu einem exakt feststellbaren Zeitpunkt überschreitet, so überschreitet der Sterbende die Schwelle des irdischen Daseins. So wie der Geburtsvorgang nicht auf die Zeit davor, etwa mit Einsetzen der Wehen, und schon gar nicht auf die Zeit der Schwangerschaft ausgedehnt wird, so wird der Sterbeprozess nicht auf einen längeren Zeitraum relativen Wohlbefindens, sondern allein auf das Verlöschen des Lebens bezogen. Allenfalls ist von »den letzten Tagen« die Rede. Folgerichtig ist Sterbebegleitung dann auch medizinisch-pflegerischer Beistand zu einem Zeitpunkt, wenn beim Patienten »Todesrasseln« einsetzt und er schließlich »sein Leben aushaucht«. Ein Komazustand ist daher nicht mit der Sterbephase gleichzusetzen, und ein Patient im Wachkoma ist in diesem Verständnis kein Sterbender.

Die hier skizzierte Vorstellung vom Sterben beinhaltet Unschärfen und Interpretationsspielräume. Die Formulierung »der eigentliche Sterbevorgang« suggeriert, es könnte auch einen »uneigentlichen Sterbevorgang« geben. Was hätte man sich darunter vorzustellen? Der Hinweis auf »einen zum Sterben bestimmten Patienten« bzw. »einen im Sterben liegenden Menschen« lässt an die Bezeichnungen »unheilbar krank« und »todkrank« denken. Schließlich sind auch die Bezeichnungen »Lebensende« und »letzte Lebensphase« unbestimmt. Diese Unbestimmtheit mag mit den Vorstellungen zu tun haben, welche an die Begriffe »Leben« und »Sterben« geknüpft sind. Wird das Sterben tatsächlich als Bestandteil des Lebens empfunden, wie es bei vernünftiger Betrachtung zweifellos richtig ist? Oder empfinden viele Menschen das Sterben ungeachtet einer rationalen Analyse als eine Sonderform der Existenz, gewissermaßen als dritten Zustand zwischen dem Leben und dem Totsein? Diese Fragen verweisen auf das Vexierbildhafte des Sterbebegriffs.

2.1.2 *»Guter Tod« und »gutes Sterben«*

Vom »guten« oder »schönen« Tod war am Anfang dieses Kapitels bereits vereinzelt die Rede, ebenso vom »schönen« oder auch »schweren« Sterben. Es handelt sich um Redewendungen der Alltagssprache, die als weiteres Beispiel dafür dienen können, dass die Konzepte »Sterben« und »Tod« ein Suchbild darstellen, dessen Figur nicht sogleich erkennbar ist und dessen Facetten sich erst bei genauerem Hinsehen und von verschiedenen Betrachtungspunkten ausgehend erschließen. Denn statt eines »schönen«, »guten«, »würdigen« Todes ist in aller Regel ein »schönes«, »gutes«, »würdiges« Sterben gemeint. Eine solche Art des Sterbens ist u. a. durch Schmerzfreiheit, durch Sterbebewusstheit, durch Selbstbestimmtheit und aktive Kommunikation als Sterbender, durch aktive Vorbereitungen für den Abschied von der Welt sowie durch die Synchronizität von sozialem und physischem Sterben gekennzeichnet (Dreßke 2005, S. 225; Feldmann 1990, S. 228; Feldmann 1997, S. 93; Göckenjan & Dreßke 2002; Kellehear 1990; Streckeisen 2001, S. 99 u. 117). Ganz offensichtlich geht es hier um die Perspektive des Sterbenden, um sein Erleben und Verhalten – und daher wird Verwirrung geschaffen, wenn dieses subjektive Erleben mit dem Begriff »Tod«, d. h. mit dem Zustand des Totseins, bezeichnet wird.

Mit dieser Feststellung ist es im Hinblick auf den »guten Tod« und das »gute Sterben« jedoch nicht getan. Es gibt nämlich auch eine eigenständige Bedeutung des Begriffs »guter Tod«, und dies erfordert eine Differenzierung. Handelt es sich beim »guten Sterben« um die Perspektive des Sterbenden, so kann der »gute Tod«, wenn diese Bezeichnung absichtvoll und überlegt verwendet wird, die Perspektive seiner Mitmenschen bzw. Hinterbliebenen meinen. Ein »guter Tod« ist demnach der Endpunkt eines erfolgreichen bzw. gelungenen Lebens(-laufs) und ein vorzeitiges Ableben dementsprechend der unersetzliche Verlust entgangenen Lebens (Feldmann 1990, S. 228). Von einem »guten Tod« sprechen die Mitmenschen auch dann, wenn sie dem Ableben eines Zeitgenossen einen Sinn zu verleihen vermögen (Kellehear 1990, S. 29). Wer beispielsweise sein Leben bei dem Versuch verloren hat, einen anderen Menschen zu retten, dessen Tod mag man trotz allen Schmerzes über den Verlust als einen »guten« bezeichnen. Nahezu alle Völker haben mindestens zeitweise dem Verlust ihrer gefallenen Soldaten dadurch einen Sinn verliehen, dass sie dies als »Heldentod« und als Opfer für das Vaterland gedeutet haben. Im antiken Sparta verkörperte der Tod des jungen Kriegers das Idealbild des »guten Todes« schlechthin. Hier kommt also eine moralische Kategorie zum Tragen. Maßgebend für die Bewertung als »guter Tod« ist dabei die Übereinstimmung zwischen den wahrgenommenen Werten des Sterbenden bzw. Verstorbenen und den vorherrschenden Werten seiner Bezugsgruppe (Kellerhear 1990, S. 167). Als sinnhaft in einem sehr weiten Sinne kann auch der sogenannte »natürliche« Tod durch Altersschwäche empfunden werden. Ihm liegt die intuitiv eingängige Vorstellung von einem Reservoir an Lebenskraft zugrunde, das bei der Geburt gefüllt und im hohen Alter aufgebraucht ist (vgl. Salis Groß 2001, S. 53 f.). Schließlich kann bei der Einschätzung eines Todes als »gut« oder »schlecht« auch eine Rolle spielen, inwieweit das Leben des Sterbenden bzw. Verstorbenen, wie es von anderen Menschen wahrgenommen wird, zu der Art seines Sterbens passt (ebd., S. 56). So mag man es ungeachtet anderer möglicher Bewertungen als irgendwie stimmig empfinden, dass sich der passionierte Jäger mit seiner Lieblingsbüchse erschossen hat.

Es zeigt sich also, dass es sich bei der Bezeichnung »guter Tod« nicht nur um eine Gleichsetzung oder um eine Verwechslung mit der Bezeichnung »gutes Sterben« handelt, sondern um eine eigenständige Bezeichnung mit einem ganz spezifischen Bedeutungsgehalt. Hatten wir es bisher allein mit der (subjektiven) Perspektive des Sterbenden zu tun, die unzutreffender Weise als »Tod« bezeichnet wurde, so kommt nun die Perspektive der anderen hinzu. Der Binnenperspektive wird die Außenperspektive hinzugefügt, die den »guten Tod« als angemessenen Abschluss eines Lebens betrachtet. Dies macht die Bemühungen um gedankliche und konzeptionelle Klärung nicht eben leichter. In der Binnenperspektive ist stets das »gute Sterben« gemeint, auch wenn vom »guten Tod« gesprochen wird, denn ein »gutes Totsein« würde aus Sicht des Sterbenden wenig Sinn machen, es sei denn, man denkt an religiöse Versprechungen bezüglich eines »Jenseits«. In der Außenperspektive ist der »gute Tod« eine bewertende Deutung, die in erster Linie das Totsein, d.h. den Verlust des Lebens, meint. Wie in Nachrufen und Trauerreden das *Leben* des Verstorbenen gewürdigt wird, so richtet sich auch bei dieser Wortwahl der Blick auf die gesamte Lebensspanne einschließlich ihres letzten Abschnitts. Auf diese Weise können in zweiter Linie auch die Umstände des Sterbens eine Rolle für die Deutung dieses zu Ende gegangenen Lebens spielen.

2.1.3 *Auswirkungen eines unscharfen Sterbebegriffs*

Als vorläufiges Fazit ergibt sich, dass Sterben in der öffentlichen Diskussion einerseits als sehr kurze Phase des Übergangs vom Leben zum Tod verstanden wird, dass es andererseits aber auch Unschärfen und Unbestimmtheiten bei der Handhabung des Sterbebegriffs gibt. Eine explizite Definition, die allgemein konsensfähig ist, scheint es jedenfalls nicht zu geben. Dies hat nun unmittelbare Auswirkungen auf die Entscheidung über lebensverlängernde Maßnahmen, an der Mediziner und Juristen beteiligt sind. Ein entsprechender Fall in Würzburg im Jahr 2003 hat auch überregional Aufsehen erregt und die Diskussion um die Wirksamkeit einer Patientenverfügung angeheizt.

Einer 70-jährigen Frau, die an Morbus Alzheimer im Endstadium litt, wurde gegen den Willen ihrer Tochter und des Hausarztes nach Genehmigung durch das Vormundschaftsgericht, das mit dem behandelnden Arzt der Universitätsklinik Rücksprache genommen hatte, eine Magensonde gelegt. Wenige Tage später verstarb die Patientin. Dies löste eine heftige Diskussion zwischen Palliativmedizinern, Vertretern der Hospizbewegung, dem Vormundschaftsrichter, anderen Juristen und der Bevölkerung aus. Vonseiten der Palliativmediziner wurde betont, »dass die Nahrungs- oder Flüssigkeitsverweigerung ein Zeichen des beginnenden Sterbens sei« (Göbel in der Main-Post

Nr. 71 vom 25.03.2004). Das Vormundschaftsgericht rechtfertigte seine Entscheidung damit, »das Legen einer Magensonde bei einer Sterbenden wäre in der Tat verwerflich, sowohl die Anordnung dazu als auch die Genehmigung. [...] Die Patientin war keine sterbende Frau« (Interview mit dem Richter Dr. Strobel in der Main-Post Nr. 126 vom 03.06.2004; s. Göbel et al.). Vertreter der Hospizbewegung und Bürger reklamierten das Recht auf Selbstbestimmung am Lebensende. Exemplarisch erklärte dazu ein Jurist in einem Interview: »Der Wille des Patienten ist auch dann zu beachten, wenn der Sterbeprozeß noch nicht eingesetzt hat. [...] Abgesehen von der rechtlichen Regelung ist es besonders wichtig, die Praxis des Sterbens in menschenwürdiger Weise zu gestalten. Dafür ist der Ausbau von Hospiz- und Palliativeinrichtungen unerlässlich« (Göbel 2004). Mit Blick auf die Patientenverfügung zeigt sich hier die Problematik, dass weder Ärzte noch Juristen den exakten Beginn des Sterbens bestimmen können.

Diese Situation hatte auch Auswirkungen auf die Arbeit der Enquêtekommission des Bundestags »Ethik und Recht der modernen Medizin«. Die Kommission hatte den Auftrag, Vorschläge zum Geltungsbereich der Patientenverfügung und damit zur Regelung der Frage nach der Autonomie am Lebensende zu machen. In der Anfangsphase gab es von einer Arbeitsgruppe innerhalb der Kommission einen weit gefassten Vorschlag, dem zufolge die Gültigkeit der Patientenverfügung nicht auf »das unmittelbare Sterben« bzw. auf die Sterbephase begrenzt sein sollte. Dem stand der eng gefasste Vorschlag einer anderen Arbeitsgruppe gegenüber. Dieser sah vor, die Patientenverfügung solle nur in der unmittelbaren Sterbephase gültig sein und wenn der Patient »in absehbarer Zeit sterben wird«. Die gesamte Kommission verständigte sich im Jahr 2004 auf einen Kompromiss. Danach sollten lebensverlängernde Maßnahmen durch eine Patientenverfügung nur dann eingestellt werden, wenn »das Grundleiden irreversibel ist und trotz medizinischer Behandlung nach ärztlicher Erkenntnis zum Tode führen wird.« In einer späteren Phase der parlamentarischen Beratungen standen drei Alternativen zur Wahl.

Anzumerken ist in diesem Kontext noch, dass die Arbeit der Enquêtekommission vor dem Hintergrund der Rechtsprechung des Bundesgerichtshofs erfolgte, wonach eine Patientenverfügung unwirksam ist, wenn der Sterbeprozess noch nicht eingesetzt hat. Im Gegensatz dazu hatte die Bundesministerin der Justiz im Juli 2004 empfohlen, Patientenverfügungen immer gelten zu lassen – auch wenn der tödliche Verlauf einer Krankheit womöglich noch umkehrbar ist. Seit dem 1. September 2009 ist gesetzlich geregelt, dass der schriftlich niedergelegte Wille des Patienten verbindlich ist, wenn er sich nicht unmittelbar äußern kann. Dies gilt auch dann, wenn die Krankheit nicht mit Sicherheit zum Tod führen wird, und zudem auch ohne vorherige Beratung durch Angehörige oder einen Arzt. Damit herrscht nun zwar Rechtssicherheit für die beteiligten Ärzte, die Kennzeichnung des Sterbeprozesses bzw. des Status des Patienten als Sterbendem ist aber so unbestimmt wie eh und je.

Es zeigt sich also, dass in der aktuellen öffentlichen Diskussion insofern ein gewisser Konsens besteht, als unter »Sterben« eine kurze Spanne vor dem Übergang vom Leben zum Tod verstanden wird. Dass Sterben länger dauern könnte, etwa mehrere

Monate oder gar ein Jahr, wird nicht in Erwägung gezogen. Nach dieser impliziten, nicht offiziell fixierten und nur erschließbaren Definition ist ein Sterbender eine Person, deren Kräfte weitgehend geschwunden sind und die oft nicht mehr bei Bewusstsein ist. Diese Vorstellung vom Sterben und dem Sterbenden hat nun Auswirkungen in mehrfacher Hinsicht. Der Gesetzgeber sieht keine Veranlassung, mehr als die kurze Zeitspanne des »eigentlichen Sterbens« zu regeln, etwa wenn es um die Patientenverfügung geht. Der vergleichsweise lange Zeitraum, während dessen ein Mensch »lediglich« ein unheilbar Kranker ist, wird als nicht regelungsbedürftig erachtet. Dementsprechend richtet sich auch das Augenmerk der Rechtsprechung auf jene Phase, in der die Vitalfunktionen aussetzen. In der Praxis der Sterbebegleitung führt das oben skizzierte Alltagsverständnis von Sterben dazu, einem Menschen erst dann als Sterbendem gegenüber zu treten, wenn er oder sie physisch und psychisch erschöpft und oft zu keiner Kommunikation mehr in der Lage ist. Damit beginnt Sterbebegleitung häufig später, als sie im Interesse des Patienten beginnen sollte. Für die psychologische bzw. verhaltenswissenschaftliche Forschung ergibt sich die Konsequenz, dass sie als weder möglich noch notwendig angesehen wird. Warum sollte man das Erleben und Verhalten eines Menschen während seines »Todeskampfes« überhaupt erforschen wollen, wo er doch ohnehin kaum mehr ansprechbar ist und alles nur wenige Stunden dauert?

Nachdem die Vorstellungen vom Sterben in der öffentlichen Diskussion, an der zu einem wesentlichen Anteil Menschen ohne Fachkenntnisse – sogenannte Normalverbraucher – beteiligt sind, abgeleitet und herausgearbeitet wurden, soll es im folgenden Abschnitt um die fachspezifische Sicht der Medizin gehen.

2.2 Sterben aus traditioneller medizinischer Sicht

Aus der traditionellen medizinischen Sicht bezeichnet Sterben einen sehr kurzen Abschnitt unmittelbar vor Eintritt des Todes. Ein Mensch gilt als Sterbender, wenn bei ihm infolge eines destruktiven organischen Prozesses oder einer irreparablen Verletzung lebenswichtige Funktionen des Organismus' so beeinträchtigt sind, dass ein Weiterleben nicht möglich ist. So hat Witzel (1971) für seine klinischen Beobachtungen an Sterbenden nur Patienten während der letzten 24 Stunden vor Eintritt ihres Todes einbezogen. In einer Nachfolgestudie (Witzel 1973) hat er diesen Zeitraum auf die letzten Tage und Wochen vor dem Tod der Patienten ausgedehnt. Nach Fritsche (1973, S. 23) bezeichnet »der Begriff ›Sterben‹ [...] also den auch unter früheren Bedingungen schon bekannten, sich über mehr oder weniger lange Zeit hinziehenden Übergang vom uneingeschränkten Leben zum definitiven Tode.« Koch und Schmeling (1982, S. 55) definieren Sterben im Sinne eines medizinisch-biologischen Verständnisses als sehr kurzen Abschnitt, wenn sie davon sprechen, dass »in der Sterbephase [...] nichtsprachliche Formen des Dableibens wie liebevolle Pflege, Hand des Kranken nehmen etc.« von Bedeutung seien. Dies entspricht auch der Auffassung Blochings (1973, S. 45): »[...]: Die sogenannte Agonie ist ein Vorgang, der sich in Bewußtlosigkeit oder doch schwerer Bewußtseinstrübung abzuspielen scheint. Das, was als ›Kampf‹ imponiert, sind eher biologische Mechanismen, die mit einer persönlichen Auseinandersetzung dieses Menschen nichts mehr zu tun haben.« Für Baust (1983, S. 29) beginnt der »gesetzmäßige Ablauf des Sterbens« mit dem Stillstand des Herzens und/oder der Atmung. In einer späteren Arbeit bezeichnet er das Sterben als »Übergangsphase vom Leben zum Tod« (Baust 1988, S. 28) und führt weiter aus: »Die klinisch-biologisch orientierte Definition geht davon aus, dass das Sterben erst mit dem Aufhören lebenswichtiger Funktionsabläufe des Organismus beginnt« (ebd., S. 29). Körner und Mann (1991, S. 237) sehen im »Verlöschen der allgemeinen Körperfunktionen« das entscheidende Kennzeichen des Sterbens, und auch McIver et al. (1994, S. 342) legten ihrer Untersuchung an Krebspatienten im Endstadium eine solche Vorstellung zugrunde: »The terminal state was defined as a life expectancy of 48 hr or less.« Schließlich bezeichnet Mitzdorf (1994, S. 40) das Sterben ganz von einem somatischen Standpunkt aus als »Hirnfunktionsregression«.

Überblickt man die Entwicklung, welche die Kennzeichnung des Sterbens in den Richtlinien bzw. Grundsätzen der Bundesärztekammer zur ärztlichen Sterbebegleitung genommen hat, so fällt auf, dass von 1979 bis 2004 unverändert von einem irreversiblen Versagen einer oder mehrerer Vitalfunktionen sowie von einem zu erwartenden »Eintritt des Todes in kurzer Zeit« die Rede ist. Daran ändert auch der Hinweis auf die Möglichkeit palliativ-medizinischer Versorgung in den jüngsten Grundsätzen nichts, bezieht diese sich doch auf den Sterbenden in dem vorstehend genannten Sinne. Die sehr eingeschränkte Perspektive wird noch dadurch unterstrichen, dass in den Grundsätzen von 2004 Sterbende von »Patienten mit infauster Prognose« abgegrenzt werden. Letztere sind »Patienten, die sich zwar noch nicht im Sterben befinden, aber nach ärztlicher Erkenntnis aller Voraussicht nach in absehbarer Zeit sterben werden« (Bundesärztekammer 2004). Nicht ganz so eng, im Prinzip aber in ganz ähnlicher Weise wird »Sterben« in den medizinisch-ethischen Richtlinien zur Betreuung von Patientinnen und Patienten am Lebensende der Schweizerischen Akademie der Medizinischen Wissenschaften (SAMW) aus dem Jahr 2007 gefasst. »Patienten am Lebensende« sind demnach »Kranke […], bei welchen der Arzt aufgrund klinischer Anzeichen zur Überzeugung gekommen ist, dass ein Prozess begonnen hat, der erfahrungsgemäss innerhalb von Tagen oder einigen Wochen zum Tod führt« (ebd., S. 3). Auch hier werden Patienten am Lebensende »von Patienten mit unheilbaren, progressiv verlaufenden Krankheiten [unterschieden], insofern sich deren Verlauf über Monate oder Jahre erstrecken kann« (ebd., S. 7). Klinische Anzeichen des beginnenden Sterbeprozesses sind u. a. sich verschlechternde Vitalfunktionen.

Zusammenfassend ergeben sich als Bestandteile der traditionellen medizinischen bzw. naturwissenschaftlichen Definition des Sterbens:

- Sterbende sind Kranke oder Verletzte;
- es liegt eine irreversible Schädigung einer oder mehrerer Vitalfunktionen (Atmung, Kreislauf, Zentralnervensystem, Metabolismus) vor;
- die verbleibende Lebensspanne ist kurz bzw. der Tod wird in kurzer Zeit eintreten.

2.3 Sterben aus Sicht der Verhaltenswissenschaften und der Palliativmedizin

2.3.1 *Aspekte des Sterbens*

Bereits Bromley (1974, S. 267) hat darauf hingewiesen, dass bezüglich des Sterbens mindestens drei Aspekte unterschieden werden können: der biologische, der psychologische bzw. verhaltensorientierte und der soziale Aspekt. Unter biologischem Gesichtspunkt geht es um physiologische und medizinische Vorgänge, d. h. um einen normalen körperlichen Abbau und um Krankheit. Aus der Perspektive der Psychologie stehen die Gedanken, Gefühle, Bedürfnisse und das daraus resultierende Verhalten des Sterbenden im Mittelpunkt. Der soziale Aspekt betrifft die zwischenmenschlichen, institutionellen und kulturellen Prozesse, die mit Sterben verknüpft sind, insbesondere die Definition des Sterbens aufgrund sozialer Konventionen durch eine Personengruppe, die Ärzte, die von der Gesellschaft dazu legitimiert wurde. Diese Unterscheidung wird seit geraumer Zeit auch von der Soziologie hervorgehoben (z. B. Feldmann 1990, S. 20 u. 241; Schneider 2005; Streckeisen 2001, S. 43; Sudnow 1973, S. 82). Eine derartige Auffächerung und zugleich Differenzierung des Merkmalsbereichs »Sterben« entspricht weitgehend dem modernen Konzept der Sterbebegleitung, das körperliche (z. B. Schmerzlinderung), psychische (Umgang mit Angst, Depression, Wut etc.), soziale (Aufrechterhaltung sozialer Kontakte), spirituelle (Auseinandersetzung mit Sinnfragen) und sächliche Aspekte (z. B. Raumgestaltung) unterscheidet (Wittkowski & Dingerkus 2005).

Backer et al. (1982, S. 21) illustrieren an einem fiktiven Beispiel die Schwierigkeit, das Sterben zu definieren. Sie stellen die rhetorische Frage, ob man einen 89-jährigen Mann, der sich gerade von einer Lungenentzündung erholt, als einen Sterbenden bezeichnen würde, und geben selbst die Antwort, dass man dies vermutlich nicht tue. Andererseits sei man ohne Zögern geneigt, einen 24-Jährigen mit Krebs im Endstadium als Sterbenden zu definieren. Obwohl die beiden wahrscheinlich eine sehr ähnliche Lebenserwartung haben, wird der eine als Sterbender bezeichnet, der andere hingegen nicht. Des Weiteren stellt Sudnow (1973, S. 84) Unklarheit im Hinblick auf eine ausschließlich somatische Perspektive fest: »Es ist nicht vollkommen klar, aufgrund welcher medizinischen, biologischen oder biochemischen Tatbestände man jemanden wirklich als einen ›Sterbenden‹ betrachten darf.« Wann also beginnt das Sterben?

2.3.2 *Fehlen einer Begriffsbestimmung des Sterbens*

Die Durchsicht von mehr als 200 Artikeln in Fachzeitschriften, von Kapiteln in Sammelwerken und von Monographien, die sich unter der Überschrift »Psychische Verfassung Sterbender«, »Sterbebegleitung«, »Psychologische Betreuung Sterbender« oder unter einem ähnlichen Bezug zum Sterben klassifizieren lassen, erbringt eine Reihe von Beiträgen, in denen ihr Gegenstand – das Sterben – entweder überhaupt nicht (z.B. Aurnhammer 2002; Eissler 1978; Klockenbusch 1986; Leming & Dickinson 1990; Meyer 1973, 1979; Samarel 2003; Sporken 1979; Wolff et al. 1979) oder lediglich in allgemeiner Weise charakterisiert, jedoch in keiner Weise hinsichtlich seines Beginns bzw. seiner Dauer sowie anderer charakteristischer Merkmale spezifiziert wird.

So behandelt Schipperges (1976) in seinem kulturgeschichtlichen Abriss der psychischen und sozialen Situation des Sterbenden zwar u.a. die »ars moriendi« und die Frage der Sterbehilfe, lässt jedoch offen, von welchem Zeitpunkt an ein Mensch als Sterbender anzusehen ist. Aufgrund eigener Betreuungserfahrungen spricht Abrams (1971) von der »terminalen Phase« bei Karzinompatienten und Bluebond-Langner (1977, 1978, 1989) fast wortgleich von »terminal kranken Kindern.« In ganz ähnlicher Weise drücken sich Grof und Halifax (1977, S. 26) in ihrem Bericht über den Einsatz von LSD bei Krebspatienten aus und berichten vom »letzten Stadium einer unheilbaren Krankheit«, vom »Endstadium unheilbarer Krankheiten« und davon, dass es sich um »Krebskranke im Endstadium« (ebd., S. 133) handele. Bei seiner Analyse der Rahmenbedingungen für Sterbebeistand erklärt Engelke (1979, S. 53) nicht, wer genau Adressat dieses Beistands sein soll. Vielmehr unterscheidet er »Schwerkranke«, das sind »Patienten, die in Lebensgefahr schwebten, bei denen aber ein Sterbetermin noch völlig unsicher war«, von »Sterbenskranken«, nämlich »Patienten, die in Lebensgefahr schwebten, bei denen aber die Erwartung des Sterbens zeitlich sehr nahe herangerückt war«. Howe (1987) referiert bezüglich des Beginns des Sterbeprozesses ausführlich die Arbeit von Kastenbaum (1967), ohne daraus Schlussfolgerungen zu ziehen und einen eigenen Vorschlag zu machen. Für Student (1990, S. 550) ist »das Sterben selbst keine Krankheit [...], sondern eine ›Zeit des Lebens‹ mit durchaus eigenen Bedürfnissen, Wünschen und Zielen.« Angesichts der Tatsache, dass jeder Lebensabschnitt durch eigene Bedürfnisse, Wünsche und Ziele charakterisiert ist, erscheint diese Kennzeichnung als äußerst unspezifisch und somit als Grundlage für ein Handlungskonzept der Hospizarbeit kaum geeignet. Aus Sicht des Arztes sieht Schweidtmann (1991, S. 28) heute viele Patienten deshalb »im Vorfeld des Sterbeprozesses«, weil es eine Verlangsamung des Krankheitsverlaufs gebe. Während dieser Zeit gebe es »Zwischenzustände«, nämlich »Leben, das noch erhalten wird, und der Tod, der jederzeit eintreten kann [...].« Mit Blick auf Berufsgruppen in der Palliativversorgung nimmt der Sammelband von Koch et al. (2006) keine Differenzierung zwischen »Schwerkranken«, »Schwerstkranken«, »Sterbenden« und »Patienten mit terminaler Erkrankung« vor.

In seinen Ratschlägen für die Angehörigen Sterbender setzt sich Mittag (1994, S. 19) zwar ausdrücklich mit der Frage auseinander, ab wann man einen Menschen als Sterbenden bezeichnen sollte, bleibt die Antwort aber letztlich schuldig:

> »Wann das Sterben tatsächlich beginnt, kann nicht allein durch den Ausbruch einer Erkrankung bestimmt werden, die zum Tod führen wird. Zum einen wird der Beginn der Krankheit häufig überhaupt nicht bemerkt, sondern die Diagnose wird erst zu einem späteren Zeitpunkt im Verlauf der Erkrankung gestellt. Zum anderen bedeutet die Diagnose beispiels-

weise einer Krebserkrankung, die irgendwann zum Tode führen wird, noch lange nicht, daß der Betroffene nun etwa als ein Todkranker angesehen werden müßte; er mag durchaus noch Jahre leben, ohne daß die Lebensqualität wesentlich eingeschränkt ist oder er gar als Sterbender anzusehen wäre. [...] In diesem Sinn kann also der Beginn ›des Sterbens‹ weder von der medizinischen Prognose noch von der Mitteilung einer infausten Diagnose, d. h. der Feststellung einer todbringenden Krankheit her zeitlich eindeutig festgelegt werden.«

Rest (1977, S. 145) fasst das Sterben weit und trotz Erwähnung verschiedener Aspekte zugleich unbestimmt, wenn er bezogen auf alte Menschen schreibt:

»Insofern erfaßt die Darstellung des Sterbeprozesses in unserer Untersuchung neben dem physischen und psychischen Verlauf der Terminalphase auch den Identitätstod, das soziale Sterben, den strukturellen Tod u. a., also den Lebenslauf des alten Menschen von der Einweisung in eine Alteneinrichtung an, aus der er voraussichtlich nur als Leiche wieder herauskommen wird. Diese ›Lebensphase‹ wird als ›Sterbephase‹ in der Weise begriffen, daß – was auch immer an zusätzlichen Ereignissen und Erlebnissen darinnen noch Platz finden wird – das Ende ein persönlich geprägtes, individuelles und gegen alle Widerstände glückliches bzw. schönes Sterben bringen möge.«

Aufgrund eigener Erfahrungen im Umgang mit Sterbenden nimmt Chandler (1965) eine Unterteilung in zwei Gruppen vor: zum einen Personen, die unheilbar krank sind und wissen, dass sie sterben werden, jedoch noch mehr oder weniger viel Zeit haben (»presence of death«); zum anderen Personen, die aufgrund ihres Krankheitsstadiums damit rechnen müssen, jeden Augenblick das Leben zu verlieren (»presentment of death«). Diese Differenzierung hat Ähnlichkeit mit der Sichtweise Jorkes (1991), der zwischen einem in Todesgefahr Schwebenden und einem Sterbenden unterscheidet und auch die Kenntnisse über den Sterbenden berücksichtigt, die insbesondere der Arzt besitzt. Trotz dieser Differenzierung bleiben Beginn und Dauer des Sterbeprozesses hier unbestimmt.

In ihrer seinerzeit wegweisenden Monographie »The Psychology of Death« erörtern Kastenbaum und Aisenberg (1972, S. 68 ff.) ausführlich Ängste vor dem Sterben und während des Sterbeprozesses, sagen aber nicht, wann man sich dessen Beginn vorstellen soll. Stattdessen beschreiben sie das Sterben als eine Abfolge regelhafter, eingrenzbarer Erfahrungen und Verhaltensweisen. In der zweiten Auflage des Werkes widmet Kastenbaum (1992) zwar dem Thema »Szenen auf dem Sterbelager« ein ganzes Kapitel, bleibt jedoch abermals eine Definition von Sterben schuldig.

Aus der Sicht des Krankenhausseelsorgers sieht Prest (1970, S. 10) im Sterben eine »aktive Teilnahme«:

»Es ist das Geschehen, das beginnt und endet mit der tatsächlichen Erfahrung des Sterben-Müssens, dem Aufhören des Lebens, oder im physiologischen Sinne, dem Aufhören des Atmens des Organismus. [...] das Sterben jedoch ist endgültig. Es ist nicht etwas, was in

> einem Augenblick geschieht, so daß wir uns im nächsten Augenblick schon wieder davon erholt hätten. Das Sterben ist nicht eine Erfahrung, die, obwohl sie traumatisch ist, die Möglichkeit der Erneuerung und Wiederherstellung offen läßt.«

Hier ist nicht erkennbar, ob mit »Sterben« ein kurzer Übergang vom Leben zum Tod im Sinne der traditionellen medizinischen Definition gemeint ist oder ein längerer Prozess mit intrapsychischen Bewältigungs- und Anpassungsleistungen. Kruse (2007, S. 9) beschäftigt sich mit der »Frage nach den Möglichkeiten und Grenzen der Gestaltung des Krankheits- sowie des Sterbeprozesses« im hohen Alter und fasst dabei »Schwerkranke« und »sterbende Menschen« in einer Kategorie zusammen. Schließlich gibt Nassehi (1992, S. 12) eine nichts weniger als triviale Umschreibung des Sterbens, wenn er ausführt: »[...], so ist das Sterben stets ein Teil des Lebens, und zwar derjenige Prozeß im Leben, der zu seinem Ende führt.« An anderer Stelle kennzeichnet er »das Sterben als Prozeß zum Tode hin« (ebd., S. 19). Überblickt man die in den beiden vorstehenden Absätzen zitierten Quellen, so zeigt sich, dass sich eine nennenswerte Zahl von Autoren in der Fachliteratur über das Sterben und damit auch über Sterbende äußert, ohne mit hinreichender Klarheit gesagt zu haben, was bzw. wen sie darunter verstehen wollen.

Die verbleibenden Beiträge lassen sich in zwei Kategorien einteilen: solche mit einer impliziten Definition des Sterbens – d. h. Kennzeichnungen, die nicht förmlich als Begriffsbestimmung vorgenommen werden – sondern mehr oder weniger beiläufig gegeben werden und teilweise auch aus dem Kontext erschlossen werden können bzw. müssen, und solche mit einer expliziten Definition des Sterbens.

2.3.3 *Implizite Kennzeichnungen des Sterbens*

Betrachten wir im Folgenden zunächst implizite Definitionen des Sterbens in Publikationen, die sich mit der psychischen Verfassung Sterbender befassen. Daraus lassen sich nämlich operationale Definitionen des Sterbens bzw. der Sterbenden entnehmen. Bei einer operationalen Definition erhält ein bestimmter Begriff seine Bedeutung durch die Handlung des Forschers, etwa die Auswahl seiner Untersuchungsteilnehmer. Wenn ein Forscher sich beispielsweise für aggressive Jugendliche interessiert und für eine sozialpsychologische Studie Jugendliche heranzieht, die wegen Sachbeschädigung und Vandalismus aktenkundig geworden sind, dann ist das Merkmal »aggressives Verhalten« in dieser Untersuchung durch diese Straftaten definiert.

Eine operationale Definition der Dauer des Sterbeprozesses ergibt sich in empirischen Untersuchungen aus der zeitlichen Entfernung der untersuchten Personen von ihrem Todeszeitpunkt. Lieberman (1966) untersuchte Bewohner eines Altenheims, die schließlich zwischen einer Woche und einem Jahr nach der Untersuchung verstarben. Die Patienten eines allgemeinen Krankenhauses, die Kastenbaum (1967) untersuchte, hatten dort eine mittlere Verweildauer von 25 (Männer) bzw. 26 (Frauen)

Monaten. Schulz und Aderman (1973) verglichen Krebspatienten, die von Zuhause ins Krankenhaus gekommen waren, mit solchen, die aus einem anderen Krankenhaus überwiesen worden waren. Die erstgenannte Gruppe lebte im Mittel noch 60 Tage, die zweite hingegen lediglich 32 Tage. In seiner Untersuchung emotionaler Anpassungsprozesse berücksichtigte Carey (1974, 1975) nur solche Patienten, die eine voraussichtliche Lebenserwartung von maximal einem Jahr hatten. Ganz ähnlich verfuhr Dobratz (1993) bei der gleichen Fragestellung, indem sie Krebspatienten ohne Heilungsaussicht und mit einer maximalen Lebenserwartung von sechs Monaten auswählte. Der voraussichtliche Eintritt ihres Todes binnen weniger Monate war bestimmend für die Auswahl der unheilbaren Krebspatienten in der Untersuchung von Gibbs und Achterberg-Lawlis (1978). Smith et al. (1983–84) bezogen in ihre Untersuchung an Sterbenskranken (»terminally ill«) nur solche Personen ein, die eine prognostizierte Lebenserwartung von weniger als einem Jahr hatten. Viney und Westbrook (1986–87) betrachteten in ihrer Untersuchung an chronisch Kranken jene Patienten als Sterbende, die innerhalb von vier Monaten nach der Datenerhebung verstorben waren. In der Längsschnittuntersuchung von Kruse (1995) wurden von Karzinompatienten mit infauster Prognose an vier bis sechs Messzeitpunkten innerhalb eines Zeitraums von neun bis 18 Monaten Informationen erhoben. Im Rahmen des Jenaer Projekts »Patienten als Partner – Tumorpatienten und ihr Mitwirken bei medizinischen Entscheidungen« wurden »final kranke Patienten« mit einer Lebenserwartung von etwa einem Jahr zu ihren Einstellungen zur Sterbehilfe befragt (Leppert & Hausmann 2007).

Dudley et al. (1969, S. 324) gingen dem Verhalten Sterbender und dessen Ursache anhand einer Stichprobe von Patienten mit durch Verschluss oder Verstopfung bedingten Atemstörungen (sog. obstruktives Atemwegssyndrom) nach, indem sie sowohl objektive (physiologische) als auch subjektive Maße erhoben. Aufgrund ihrer Ergebnisse kennzeichnen sie Sterben wie folgt:

> »Dying is seen to be a goal-directed behavior which is accompanied by a variety of emotions and their physiologic counterparts. These emotions are usually related to environmental situations and not to the dying behavior itself. Dying is described by the articulate patients as comfortable and relaxing and is exceedingly difficult to give up once it is started.« (ebd., S. 324)

Zlatin (1995) untersuchte anhand halbstrukturierter Tiefeninterviews »Lebensthemen« bei Krebspatienten mit einer voraussichtlichen Lebenserwartung von sechs bis neun Monaten. Und Kellehear (1990) legte bei der Auswahl seiner an Krebs sterbenden Untersuchungsteilnehmer zwei Kriterien zugrunde: Subjektiv musste eine abnorm verkürzte Zukunftsperspektive, objektiv eine Lebenserwartung von etwa einem Jahr gegeben sein. Bei dem Forschungsprojekt »Patientenrolle und Sterberolle in der Palliativversorgung« wurden u. a. auf zwei Palliativstationen und in zwei Hospizeinrichtungen unstandardisierte teilnehmende Beobachtungen sowie ergänzend Interviews mit Betreuungspersonen durchgeführt (Göckenjan & Dreßke 2002). Innerhalb einer großen Variationsweite gab es zahlreiche Patienten, die bei Beginn des sechs- bis achtwöchigen Beobachtungszeitraums bereits in der Einrichtung waren und auch an ihrem Ende noch lebten. In ihrer Untersuchung von Geschwistern sterbender Kinder nahmen Birenbaum et al. (1989–90) nicht einmal eine ungefähre zeitliche Eingrenzung vor. Der Beginn der »terminalen Phase« wurde dadurch bestimmt, dass der Arzt und die Eltern des Kindes die Möglichkeiten einer kurativen Behandlung als erschöpft ansahen und dem Kind eine geringe Chance auf Weiterleben zugesprochen wurde.

Diese Übersicht zeigt einen relativ einheitlichen Trend in empirischen Untersuchungen an Sterbenden für einen Zeitraum von mehreren Jahrzehnten: »Sterben« wird operational als eine Zeitspanne definiert, die zwischen sechs Monaten und einem Jahr liegt. Neben der quantitativen Bestimmung der Lebenserwartung ergibt sich in empirischen Untersuchungen auch aus der Art der Fragestellung bzw. der untersuchten Merkmale ein Hinweis darauf, wie Sterben von diesen Forschern (implizit) aufgefasst wurde. So fanden Schmitz-Scherzer et al. (1980) bei der Befragung von Krankenhausseelsorgern, Ärzten und Altenpflegern zu ihren Erfahrungen im Umgang mit Sterbenden die Gefühle Hilflosigkeit, Unsicherheit, Insuffienzgefühle sowie Angst vor »Fangfragen« heraus. Dies lässt darauf schließen, dass die Sterbenden noch zu einer aktiven Gesprächsteilnahme in der Lage und somit von einem terminalen Stadium noch mehr oder weniger weit entfernt waren. Aus dem Bericht über das Projekt »Sterbebegleitung in Sachsen« aus den Jahren 1999 bis 2004, das die Praxis der Sterbebegleitung im Freistaat Sachsen anhand einer Vollerhebung an Kliniken, Heimen und Einrichtungen der ambulanten häuslichen Versorgung aufzeigt, ergibt sich implizit die Vorstellung vom Sterben als einem unter Umständen langen Verlauf (Kaluza & Töpferwein 2005).

Im Rahmen palliativer Betreuung untersuchten Cohen und Mount (1992) die Lebensqualität unheilbar Kranker u. a. mittels Fragebogenverfahren. Fragestellung und Untersuchungsmethode legen die Vermutung nahe, dass diese Patienten sich in einem guten psycho-physischen Zustand befanden, denn anderenfalls hätten sie kaum verwertbare Angaben machen können. Auch Viney et al. (1994) ging es um die Lebensqualität sterbender Krebspatienten. Diese Autoren verwendeten standardisierte Interviews, was auf eine relativ große Distanz der Untersuchungsteilnehmer von ihrem Tod und auf ein befriedigendes Allgemeinbefinden schließen lässt. Smith und Maher (1993) versuchten mittels Fremdbeurteilung, jene Merkmale Sterbender herauszufinden, die zu einem »guten Sterben« beitragen. Als »healthy death« bezeichnen sie ein Sterben, das positive Auswirkungen auf die sterbende Person, ihre Angehörigen und ihre wichtigsten Betreuungspersonen hat. Die Fremdbeurteilungen von 306 Personen, die in einem Hospiz nach Einschätzung des Hospiz-Koordinators einen »healthy death« gestorben waren, ergaben folgende Merkmale:

- eine ausgeprägte Neigung zur Kontrolle über Entscheidungen;
- ein starker Wunsch, die praktischen Implikationen des eigenen Sterbens zu erörtern;
- das Bedürfnis, sich mit der Frage eines Lebens nach dem Tod zu beschäftigen;
- eine ausgeprägte Beschäftigung mit der eigenen Vergangenheit;

- eine Vorliebe für Humor;
- der Wunsch, die Wahrheit zu erfahren, auch wenn sie schmerzhaft sein sollte;
- das Bedürfnis, religiöse und spirituelle Fragen zu besprechen;
- die Betonung des äußeren Erscheinungsbildes und der persönlichen Sauberkeit;
- der Wunsch, wichtige Bezugspersonen um sich zu haben.

Hier kommen also indirekt die Vorstellungen von Selbstreflexion und Durchsetzungsfähigkeit sowie von der Fähigkeit zu differenzierter Interaktion mit Angehörigen und Betreuungspersonen zum Ausdruck.

Ein eindrucksvolles Beispiel für eine implizite Definition des Sterbens als vergleichsweise langem Vorgang ist das Konzept des Bewusstheitskontextes. Aufgrund umfangreicher Beobachtungen in Krankenhäusern gelangten die Soziologen Glaser und Strauss (1965) zu diesem Konzept, das die wechselseitigen Kenntnisse von Patient und Betreuungsperson über den Gesundheitszustand des Patienten beschreibt (geschlossener, argwöhnischer, gegenseitig täuschender und offener Bewusstheitskontext; siehe zusammenfassend Wittkowski 1990, S. 155). Das Zustandekommen derartiger Wahrnehmungen und Erwartungshaltungen setzt sowohl eine längere Lebensspanne des Sterbenden als auch seine Möglichkeit zu differenzierter sozialer Interaktion voraus. In seiner Schilderung von pflegerischen Arbeitsabläufen an und mit Sterbenden im Krankenhaus zeigt Strauss (1993) auf, dass Sterbeverläufe nicht nur eine Dauer von mehreren Monaten haben können, sondern in der Regel auch eine spezifische Gestalt aufweisen.

Zusammenfassend zeigen diese empirischen Studien, dass Personen untersucht wurden, die zum Teil noch weit von ihrem Tod entfernt waren. Implizit ergibt sich daraus die Vorstellung vom Sterben als einem vergleichsweise langen Prozess, während dessen sich die Patienten in einem relativ guten psycho-physischen Zustand befinden, sodass sie zur Teilnahme an Befragungen und anderen Formen der Informationsgewinnung bereit und in der Lage sind.

Auch Fallbeschreibungen und Erfahrungsberichte aufgrund des Umgangs mit Sterbenden haben eine empirische Grundlage, aus der sich eine Definition des Beginns und der Dauer des Sterbeprozesses ableiten lässt. Anhand klinischer Interviews, die er mit unheilbar Kranken, überwiegend psychiatrisch auffälligen Patienten durchführte, macht Cappon (1959) u. a. Aussagen über deren emotionalen Zustand, ihre psychischen Abwehrmechanismen, ihre Kommunikation und ihre Motivation zum Sterben. Mit einer ganz ähnlichen Methodik, dem psychotherapeutischen Interview, gelangte Weisman (1972) bei Patienten mit Krebs und lebensbedrohlichen Herzinfarkten zum Konzept des »middle knowledge«, einer ungewissen Sicherheit über den eigenen Zustand. Ferner schildert er Abwehrmechanismen gegen und Anpassungsstrategien an die schwere Krankheit. Teilnehmende Beobachtungen führten Kübler-Ross (1969) zu ihrem Modell eines Sterbeverlaufs in mehreren Stufen. Ebenfalls auf der Basis von Gesprächen und Verhaltensbeobachtungen berichten Muslin et al. (1974) von intrapsychischen Anpassungsstrategien bei zwei unheilbar kranken Karzinompatienten. Christian-Widmaier (1984, S. 213) stellt anhand eines Fallbeispiels den »idealen

Typus des Sterbens in einer Einrichtung« im Sinne der Hospizidee dar. Die 28-jährige Patientin, die an Leukämie erkrankt war, hatte nach Einschätzung des Arztes »höchstens noch einige Wochen zu leben« (ebd., S. 212). Tatsächlich verstarb sie nach drei Wochen.

In diesem Kontext sind auch Falldarstellungen und Erfahrungsberichte von Interesse, die nicht beanspruchen, wissenschaftlichen Kriterien an Objektivität und Überprüfbarkeit zu genügen. Aus dem Jahr 1965 stammt SIMONE DE BEAUVOIRS Schrift »Ein sanfter Tod«, in der sie das Sterben ihrer Mutter über einen Zeitraum von gut drei Wochen schildert. In einem außerordentlich eindrucksvollen Erlebnisbericht schreibt LEIST (1989) über die Vorgänge während des letzten Lebensmonats eines 60-jährigen Infarktpatienten, ihres Ehemannes. Verglichen mit den oben in diesem Abschnitt genannten Zeitspannen für das Sterben handelt es sich hier zwar um einen kurzen Zeitraum, gleichwohl aber um deutlich mehr als nur wenige Stunden. Nach der Diagnose »Blasenkrebs« hat der Schweizer Jurist Noll eine Operation abgelehnt, weil er sich bewusst mit seinem Sterben auseinandersetzen wollte, und über zehn Monate bis kurz vor seinem Tod Aufzeichnungen geführt (Noll 1984). Eine vergleichsweise kurze Zeitspanne des Sterbens ergibt sich aus der Darstellung TOLMEINS (2006), der Sachinformationen, Fallbeispiele sowie die Schilderung von Lokalterminen mit persönlichen Bewertungen verbindet. Demnach handelt es sich beim Sterben um die terminale Phase mit einem mehr oder weniger heftigen »Todeskampf«.

Diesen Berichten ist gemein, dass die untersuchten Patienten sich in einem Zustand relativen körperlichen Wohlergehens befunden haben, sodass sie als Gesprächspartner für ausführliche Interviews zur Verfügung standen oder aber ihr Erleben eigenständig dokumentieren konnten. Von daher ergibt sich die Sichtweise vom Sterben als einem längeren Prozess, der Wochen oder Monate umfassen kann.

Neben empirischen Untersuchungen im engeren und weiteren Sinne gibt es auch theoretische Erörterungen, die entweder auf der Analyse der Fachliteratur beruhen oder bei denen die Art des Erfahrungshintergrunds unklar ist. So äußert sich HOFF (1975, S. 12) aus seiner Erfahrung als Arzt heraus zur »Frage der seelischen Erlebnisse des Sterbenden«. Unter anderem führe der körperliche Verfall zu einer Urteilsschwäche des Patienten, die dazu beitrage, dass »eine friedliche und zufriedene Stimmungslage« (ebd., S. 13) zustande komme. In einer Literaturübersicht, die »allein Verhalten und Erleben des terminalen Patienten und seines Arztes« beleuchtet, gehen Huppmann und Werner (1982, S. 156) auch der »Frage nach der Wahrhaftigkeit am Krankenbett« (ebd., S. 159) nach. »Als Modalperson des Sterbenden wird dabei der unheilbar an Krebs leidende Erwachsene betrachtet [...]« (ebd., S. 156). In seinem Beitrag über Persönlichkeitsmerkmale von Sterbenden charakterisiert HUTSCHNECKER (1965, S. 238) sie als Personen, die über ihren fatalen Zustand Bescheid wissen. Im Einzelnen führt er aus:

> »In the dying patient, standards and values of self-judgment and self-evaluation are different. He knows there will be no return. This may explain why most dying patients appear

calm and reposed, while others show intense excitement and paroxysms of rage before they sink into the merciful state of unconsciousness and then die peacefully. If we discount accidents and homicide, it seems to me almost certain that deep within themselves most patients know when they are going to die and most of them are ready. A similar view was expressed to me by Dr. Frank Adair, noted New York surgeon, who stated his experience that ›The dying patient usually knows his condition and at the end is glad to go. This seems to be especially true of those patients who have deep religious convictions‹.«

Auch Heim (1980, S. 106) denkt wohl an einen längeren Vorgang, wenn er die psychischen Anpassungsprozesse beim Sterbenden betont:

»So müssen wir uns ernsthaft mit der Frage befassen, was psychologisch den sterbenden Patienten bewegt. Wir haben oben erwähnt, daß eine terminale oder unheilbare Krankheit ein Sonderfall einer Krisensituation ist. Wie schwierig die dabei ausgelösten psychischen Anpassungsvorgänge sind, haben wir angedeutet – wieviel schwieriger müssen aber jene sein, die bei der einmaligen Krisensituation des Sterbens geleistet werden müssen!«

Seinen praktischen Ratschlägen für Freunde und Angehörige Sterbender legt Buckman (1990) die Vorstellung zugrunde, zwischen dem Sterbenden und seinen Bezugspersonen finde eine lebhafte verbale und non-verbale Interaktion statt. Dies setzt zweifellos ein Mindestmaß an psycho-physischem Wohlbefinden und Leistungsfähigkeit voraus. Aufgrund der Schilderung von sechs unterschiedlichen Krankheitsverläufen kennzeichnet Nuland (1994, S. 215) das Sterben implizit als »die letzten Wochen und Tage.« Aus der Sicht des Philosophen, der sich mit ethischen Fragen bezüglich des Lebensendes befasst, vermag ein Sterbender durchaus rationale Entscheidungen zu treffen (Zucker 1995). Rational ist eine Entscheidung dann, wenn sie nachvollziehbare Begründungen aufweist. Ob eine Begründung nachvollziehbar und in diesem Sinne akzeptabel ist, hängt zum einen von der Person und zum anderen von seinem sozialen Umfeld ab.

Den meisten der hier herangezogenen Arbeiten liegt unausgesprochen die Vorstellung vom Sterbenden als einem Menschen zugrunde, der zu Selbstreflexion und Kommunikation mit seinen Mitmenschen in der Lage und damit noch weit von einer Person entfernt ist, deren Vitalfunktionen im Aussetzen begriffen sind.

Mehrere Aufsätze befassen sich mit der Situation sterbender Kinder. Larbig (1974, S. 249) kommt zu dem Schluss, todkranken Kindern im Krankenhaus stehe »kein sozialtypisches Todesverhalten« zur Verfügung. Neumärker (1980) erörtert die Frage der Aufklärung des sterbenden Kindes und weist auf Formen asymmetrischer Kommunikation zwischen dem Kind und den Erwachsenen hin. Schließlich führt Spinetta (1974, S. 259) als Resümee seines Sammelreferats über das Erleben des sterbenden Kindes auf der Basis von 24 Publikationen aus:

> »[…] the fatally ill 6–10-year old child is concerned about his illness and that even though this concern may not always take the form of overt expressions about his impending death, the more subtle fears and anxieties are nonetheless real, painful, and very much related to the seriousness of the illness that the child is experiencing. […] The fatally ill child reacts to his illness in a manner exhibiting a much greater anxiety than his chronologically, but not fatally, ill counterpart.«

Diese theoretischen Analysen lassen sich dahingehend bilanzieren, dass sterbenskranke Kinder über (altersgemäße) kognitive Verständnismöglichkeiten verfügen, Bewertungen vornehmen, die zu emotionalen Reaktionen führen, und dazu in der Lage sind, ihr Befinden anderen mitzuteilen (vgl. auch Lonetto 1980, S. 174). Es muss sich folglich um Patienten handeln, denen es körperlich und mental noch relativ gut geht und die dementsprechend noch mehr oder weniger weit vom Eintritt ihres Todes entfernt sind.

Die bisherige Darstellung galt impliziten Definitionen des Sterbens bzw. des Sterbenden, die sich aus eher forschungsorientierten Arbeiten zur psychischen Verfassung im Sterben ableiten lassen. Es liegt auf der Hand, dass auch solche Beiträge, die sich mit der Begleitung und Betreuung Sterbender befassen, implizite Begriffsbestimmungen von »Sterben« beinhalten und daher unter die Lupe genommen werden sollten. Im Unterschied zu einem eher abstrakten Erkenntnisinteresse, das den Beiträgen zur psychischen Verfassung Sterbender zugrunde liegt, handelt es sich hier um einen anwendungspraktischen Bereich, in dem sich begriffliche Kennzeichnungen als ein beiläufiges Ergebnis darstellen.

Aiken (1994, S. 307) nennt als eines der Kriterien, die in den Vereinigten Staaten zur Aufnahme in einer Hospizeinrichtung berechtigen, eine Prognose des Todeszeitpunkts von Wochen oder Monaten, nicht jedoch von Jahren – und ebenso wenig von Stunden. Ferner listet er unter Bezugnahme auf andere Autoren die Rechte von Sterbenden auf, u. a. das Recht, die eigenen Gefühle über den nahenden Tod in ganz persönlicher Weise auszudrücken, sowie das Recht, sich an Entscheidungen bezüglich der medizinischen Behandlung zu beteiligen. Dem liegt offensichtlich die Vorstellung von einem weitgehend handlungs- und entscheidungsfähigen Menschen zugrunde. Die National Hospice and Palliative Care Organization der Vereinigten Staaten selbst betrachtet Sterben als einen längeren Zeitraum relativen Wohlbefindens, in dessen Verlauf die Betreuungspersonen auf die komplexen Bedürfnisse der Patienten und ihrer Angehörigen eingehen können (The National Hospice Organization 1994). Aufgrund entsprechender Darstellungen in der Fachliteratur weist der typische Hospizpatient in den Vereinigten Staaten folgende Merkmale auf: Diagnose »Krebs«, etwa 65 Jahre alt (d. h. ein »junger Alter«), dem Tod nahe (»close to death«) und mit starker informeller Unterstützung durch Angehörige und Freunde (Mor & Masterson-Allen 1987).

In Deutschland ist der typische Hospizpatient »sterbend, innerhalb von sechs Monaten und über die Krankheit aufgeklärt« (Dreßke 2005, S. 51). Nach den Ergebnissen teilnehmender Beobachtungen in zwei Hospizeinrichtungen äußert sich das Ideal des »guten Sterbens« im Hospiz in der »Zurichtung des Patientenkörpers« (ebd., S. 21), die sich in der Regel über einen langen Zeitraum erstreckt. Ein weiteres wichtiges Kennzeichen des Sterbenden ist dessen Sterbebewusstheit und die Bearbeitung derselben durch die Pflegekräfte. Dabei sollte der Sterbende selbst die Führung übernehmen. »Die Erwartung an den Sterbenden ist nun [...] die des Regisseurs seines Sterbeprozesses« (ebd., S. 221). Und an anderer Stelle heißt es: »Das individuelle Sterben [im Hospiz] geschieht nicht passiv, vielmehr ist der Patient gefordert, zu dieser Tatsache seines Sterbens Stellung zu beziehen.« (ebd., S. 224) Hier handelt es sich also offensichtlich um aktive und psychisch leistungsfähige Menschen.

Bezogen auf die Schmerzlinderung sterbender Patienten hat Gonda (1974, S. 11) Schmerz als Folge subakuter und chronischer Zustände sowie diesbezügliche Kommunikation im Blick. »Pain behavior (the interpersonal communnication) in terminal conditions is much colored by the individual's feelings concerning his impending death.« Dies bezieht sich naturgemäß auf einen bewusst wahrnehmenden und zur Mitteilung fähigen Menschen.

Annis (1969, S. 189) erörtert die Möglichkeiten, wie Vertreter verschiedener Berufsgruppen (z. B. Ärzte, Seelsorger, Pflegepersonal) zum Wohlbefinden und zur Verbesserung der Situation Sterbender beitragen können. Dabei kennzeichnet er den Sterbenden wie folgt:

> »Yet, we may, I believe, discuss it adequately without being able to define it, and certainly, we may discuss that patient who is gradually approaching death, and who may be subject to a conscious appreciation of this state. This is the dying patient whom we are considering.«

Indem der Autor ein bewusstes Zur-Kenntnis-Nehmen und eine allmähliche Annährung an den Tod hervorhebt, beschreibt er Sterben als einen längeren Prozess, an dessen Anfang sich der Patient in relativ guter körperlicher und geistiger Verfassung befindet. Ein ähnliches Verständnis von Sterben hat Aronson (1965), wenn er aus ärztlich-psychotherapeutischer Sicht die Auseinandersetzung des Patienten mit seiner Lage anspricht. Kognitive und emotionale Anpassung ist auch für Saunders und Bains (1991, S. 54) ein Kennzeichen des Sterbens, das dann zwangsläufig einen längeren Zeitraum als wenige Stunden oder Tage umfasst:

> »Jeder Versuch, der Sterbeerfahrung ein bestimmtes Schema aufzupressen, wäre völlig fehl am Platz. Und doch haben wir unsere Patienten immer wieder einen Prozeß durchlaufen sehen, der mit bestimmten Fortschritten, Hoffnungen und Anpassungschritten verbunden war. Die meisten Menschen besitzen die Fähigkeit, sich mit ihren jeweiligen Lebensumständen abzufinden. Diese Fähigkeit behalten sie auch angesichts des Todes [...].«

Nach von Lutterotti (1991) wissen Patienten in der letzten Lebensphase – insbesondere aber Krebspatienten – in der Regel schon lange über ihren Zustand Bescheid, ohne dass sie förmlich unterrichtet wurden und oft auch ohne dass eine genaue zeitliche Prognose gestellt wurde.

Analog dem Konzept der Entwicklungsaufgaben während der gesamten Lebensspanne (Havighurst 1972) sieht Corr (1991–92) verschiedene Aufgaben als Teil der psychischen Bewältigung des eigenen Sterbens an. Indem er u. a. die Maximierung von Autonomie und Reichtum des Lebens sowie die Aufrechterhaltung und Förderung zwischenmenschlicher Beziehungen anspricht, wird deutlich, dass der zeitliche Rahmen hier weit gesteckt ist. Er entwirft ein Modell der Anpassung an die Aussicht des eigenen Todes und an die Begleitumstände des Sterbeprozesses, in dem »Coping« einen flexiblen Anpassungsprozess darstellt, wodurch es sich von einem rigiden Abwehrmechanismus unterscheidet (Corr 1993). Der soziale Kontext des Sterbens wird auch von Howe (1995) unter Bezugnahme auf das Interaktions-Adaptations-Konzept von Barton (1977) betont. Dabei handelt es sich um einen »Ansatz zur Pflege von Sterbenden, bei denen die zwischenmenschlichen Beziehungen als zentral angesehen werden. Das gilt sowohl für den Sterbenskranken, für seine Familienangehörigen als auch für die PflegerInnen und anderen Helfer« (Howe 1995, S. 255). Im Rahmen dieser zwischenmenschlichen Beziehungen vermag der Sterbende seine Bedürfnisse zu artikulieren. Auch Rest (1981, S. 32 ff.) sieht die Äußerung von Bedürfnissen als wesentlichen Bestandteil des Sterbeprozesses an. Speziell mit Blick auf die Beziehung zwischen Arzt und Patient nennt Ellard (1968) Abwehrmechanismen, Depression und (antizipatorisches) Trauern als Merkmale des Sterbevorgangs. Da es sich hierbei um komplexe psychische Erscheinungsformen handelt, die weitgehend funktionsfähige kognitive Strukturen zur Voraussetzung haben, liegt dem implizit die Vorstellung von einem längeren Sterbeverlauf zugrunde.

Schmitz-Scherzer (1984) sieht den Umgang mit Sterbenden im Sinne von Sterbebegleitung als einen längeren Entwicklungsprozess:

> »Den Erkenntnissen der Thanatologie zufolge werden die Verhaltens- und Erlebnismuster, die in ihrer Gesamtheit und zeitlichen Abfolge den Sterbeprozeß bilden, vor allem durch in der Biographie entwickelte persönliche Eigenschaften und solche des sozialen Umfeldes bestimmt.« (Schmitz-Scherzer 1995, S. 249)

In einer anderen Arbeit betont er u. a. die psychischen und sozialen Bedürfnisse Sterbender wie eine Bewertung des eigenen Lebens und die Bewahrung des Selbstwertgefühls (Schmitz-Scherzer 1992). Das Konzept der »comfort care«, das der palliativmedizinischen Betreuung entspricht, sieht nach Schmale und Patterson (1978) die Überprüfung des Behandlungsplans in regelmäßigen Abständen oder auf Wunsch des Patienten vor.

Nach Saunders (1978) ist der Zeitpunkt für den Beginn der Sterbebegleitung (»terminal care«) dann gekommen, wenn jegliche aktive Behandlung der Krankheit wirkungslos geworden und für die Bedürfnisse des Patienten irrelevant ist. Die terminale Phase setze dann ein, wenn jemand feststelle, dass nichts mehr getan werden könne, und damit beginne, sich von dem Patienten zurückzuziehen. Während mit diesen impliziten Kennzeichnungen des Sterbens dessen Beginn und Dauer recht unbestimmt bleiben, lässt sich aus einer anderen Textpassage auf einen längeren Verlauf schließen:

> »Terminal care includes the control of pain and other physical distress but we owe more than this to our patients. We have to try to understand and ameliorate his mental pain and so are inevitably made aware of many social and also environmental factors. The doctor is one partner of a team whose help may be needed if a patient is to live on until he dies and his family are to go on living afterwards« (Saunders 1978, S. 23).

»Sterben« wird hier offensichtlich zeitlich weiter gefasst als das »eigentliche« Sterben im Sinne des Aussetzens der Vitalfunktionen. Eine ähnliche Sichtweise vertritt auch Sporken (1978, S. 37):

> »Terminalpatient meint den Patienten, bei dem der Krankheitsprozeß in seine letzte Phase eingetreten ist. Die Dauer dieses Prozesses kann variieren von einigen Wochen bis zu ein paar Monaten.«

Bemerkenswert ist, dass dieser Autor »einige Wochen« als Mindestdauer des Sterbeprozesses ansieht.

Mehrere Autoren erörtern die Möglichkeit der Psychotherapie mit Sterbenden (Petzold 1984; Schwartz & Karasu 1977; Shneidman 1978; Spiegel-Rösing 1984a, 1984b). Dass dies überhaupt in Erwägung gezogen wird, ist bereits Beleg dafür, dass hier nicht an die letzten Tage oder Stunden eines Menschen gedacht wird, sondern an eine längere Zeitspanne relativen Wohlbefindens. In ganz ähnlicher Weise ist für Kübler-Ross (1975) der sterbende Patient derjenige, der sich (grundsätzlich) über seine Situation im Klaren ist und sich entsprechend artikulieren kann. Koch und Schmeling (1979) sowie Schmeling und Koch (1984) betonen die Bedeutung der Kommunikationsfähigkeit als Lernziel für Unterrichtsprogramme hinsichtlich des Umgangs mit unheilbar Kranken und definieren »Sterben« damit implizit als einen länger andauernden Vorgang.

Auf die Möglichkeit eines sozialen Sterbens – nämlich des allmählich abnehmenden Kontakts zu Bezugspersonen, das sich parallel zum psychischen und somatischen Sterben vollziehen und dieses negativ beeinflussen kann – machen neben Soziologen wie Feldmann (1990, 1997) und Sudnow (1973) auch Carpenter und Wylie (1974) aufmerksam. Mit dem ironisch gemeinten Begriff von der »Karriere« des Sterbenskranken im Krankenhaus spricht Schmoll (1979) eine ähnliche Entwicklung an, deren Entfaltung eine gewisse Zeit benötigt.

Überblickt man die in diesem Abschnitt referierten impliziten Begriffsbestimmungen des Sterbens, so handelt es sich um eine mehr oder weniger lange Zeitspanne, die zwischen wenigen Wochen und mehreren Monaten schwanken kann. Aufgrund der empirischen Studien zur psychischen Verfassung unheilbar Kranker ergibt sich eine Variationsweite von einer Woche bis zu zwei Jahren, meist jedoch von weniger als einem Jahr. Während der Anfangsphase dieses relativ langen Zeitraums befindet sich der Betroffene in einem guten oder wenig beeinträchtigten körperlichen Zustand und ist in seiner (Selbst-)Wahrnehmung, seiner Selbstreflexion und seiner sprachlichen Mitteilungsfähigkeit nicht wesentlich eingeschränkt. Aufgrund von Wahrnehmungen bezüglich der eigenen Person wie auch der Personen im unmittelbaren Umfeld und deren kognitiver Bewertung kommt es im weiteren Verlauf zu vielfältigen emotionalen Reaktionen, die wiederum psychische Anpassungsprozesse in Form von Abwehrmechanismen auslösen. Der eigene gesundheitliche Zustand und die daraus resultierende Prognose wird mehr oder weniger bewusst zur Kenntnis genommen, und dieses »Wissen« bestimmt die Erwartungen des Sterbenden beim Umgang mit den Personen in seiner Umgebung. Vielfach vermag ein Patient seine Bedürfnisse über eine relativ lange Zeitspanne differenziert zu artikulieren und er ist – etwa im Hinblick auf die Art seiner Behandlung – entscheidungsfähig.

Wie »gesund« man als Sterbender sein kann, wird eindrucksvoll durch den weltweit bekannt gewordenen Fall des amerikanischen Wissenschaftlers Randy Pausch illustriert, der im Alter von 47 Jahren an Bauchspeicheldrüsenkrebs erkrankte, dessen verbleibende Lebenszeit die Ärzte auf höchstens sechs Monate schätzten und der im Juli 2008 verstarb. Zehn Monate zuvor hatte er im Wissen um sein absehbares Ende seine Abschiedsvorlesung gehalten, bei der wenig darauf schließen ließ, dass er krank war. Vor dem jubelnden Auditorium, dem sein Zustand bekannt war, machte er Liegestütze und erklärte: »Und um ehrlich zu sein, bin ich wahrscheinlich besser in Form als die meisten von euch« (Kohlenberg 2008).

2.3.4 *Explizite Definitionen des Sterbens*

Explizite Begriffsbestimmungen des Sterbens bzw. des Sterbenden, die ein Mindestmaß an Bestimmtheit und Differenziertheit aufweisen, lassen sich grob in solche verschiedener fachlicher Herkunft – hauptsächlich aus Psychologie, Theologie und Palliativmedizin – und in solche aus dem Bereich der Soziologie gliedern. Beiden Kategorien ist gemeinsam, dass sie Sterben aufgrund einer Krankheit (d. h. nicht aufgrund einer anderen Todesursache) ansprechen.

2.3.4.1 Explizite Definitionen verschiedener Provenienz

Diese Kennzeichnungen werden verschiedentlich in der gleichen Bedeutung gebraucht wie »unheilbare Krankheit« (»terminal illness«) und »Terminalphase« (»terminal stage«). So schlagen Bayer et al. (1983, S. 1409) folgende Definition von »terminal illness« vor:

> »An illness in which, on the basis of the best available diagnostic criteria and in the light of available therapies, a reasonable estimation can be made prospectively and with a high probability that a person will die within a relatively short time.«

Speziell mit Blick auf Krebspatienten definiert ZIMMERMAN (1986, S. 5 f.) eine unheilbare Krankheit als die Existenz eines bösartigen Tumors, für den es keine Heilungsmöglichkeit gibt. STUDENT (1993, S. 99 f.) sieht im Verlauf einer aussichtslosen tödlichen Krankheit einen Sterbeprozess:

> »Als Sterbenden bezeichnen wir einen Menschen, der an einer tödlichen Krankheit leidet, für die es keine Therapie mehr gibt oder für die der Kranke solche Therapie [...] nicht mehr wünscht. Das Sterben beginnt also in diesem Sinn nicht erst wenige Wochen oder gar Tage vor dem Tod eines Menschen, sondern Monate, vielleicht sogar Jahre davor.«

Eine sorgfältige Abgrenzug des Sterbens vom Tod stammt von SCHÄFER (1969, S. 19):

> »Wir unterscheiden bereits den Tod als endgültigen Zustand vom Vorgang des Sterbens. Das Sterben aber ist nicht ein definierbarer Augenblick, sondern ein oft lang anhaltender Prozeß, aus dem es nicht einmal selten eine Rückkehr ins Leben gäbe, würde uns nur die entsprechende Hilfe von außen zuteil. Der Todesmoment ist unbestimmbar [...].«

Eine schon etwas genauere zeitliche Eingrenzung findet sich bei HINTON (1967, S. 68), der aufgrund entsprechender Beobachtungen im Krankenhaus ausführt:

> »I hope it will not be too vague or misleading a summary to say that although a small proportion are struck down suddenly and a small proportion have months of being seriously ill before they die, the majority will have a terminal period requiring special care lasting a few days or weeks and infrequently exceeding three months.«

BROMLEY (1974, S. 267) stellt mit Blick auf alte Menschen fest:

> »The ›terminal stage‹ can be defined as a persistent awareness of the prospect of death from natural causes in late life. [...] It is convenient to regard dying as a distinct stage in the human life-path, ending in biological death.«

Und an anderer Stelle ergänzt dieser Autor:

> »An old person reaches the terminal stage when he realizes that he could die ›at any time‹ from natural causes, and when his behaviour is influenced by the meaning of that realization« (ebd., S. 269).

Hier wird erstmals die subjektive Wahrnehmung des Patienten als Bestimmungsmerkmal der Definition von »Sterben« erwähnt. Auch bei KALISH (1981, S. 29) spielt dies eine zentrale Rolle, indem er bezüglich des Sterbens einen objektiven und einen subjektiven Aspekt unterscheidet:

»Objectively, therefore, *my* dying begins when the condition that will cause my death becomes obvious enough to be noticed by someone who had access to all relevant data. Subjectively, for *me*, my dying begins when *I* learn that I have a condition that will eventually cause my death. Subjectively, for *you*, my dying begins when *you* learn that I have this condition. [...] Subjectively, the living-dying interval begins when I learn about it, when I have knowledge of it, but we all know that denial of the knowledge of death is powerful. The physician tells me that I have stomach cancer and that I will die of this illness within two years, but I do not ›hear‹ him; I deny to myself that I am dying; I repress or reinterpret what he said. Subjectively, then, am I dying? Yes, because at some level I know that I am dying« (Hervorhebungen im Original).

An anderer Stelle nennt Kalish (1981, S. 162) – teilweise mit denselben Worten – verschiedene Blickwinkel, aus denen man den Beginn des Sterbens betrachten kann. Dabei kommt dem Wissen, das der Patient von seinem eigenen Zustand hat, entscheidende Bedeutung zu:

»For me, my dying begins when I learn that I have a condition that will eventually cause my death. For you, my dying begins when you learn that I have this condition. For the physician or for others, my dying starts when they learn that I have that condition. In an objective sense, my dying occurs at the time that the condition causing my death becomes irreversible – regardless of whether anyone knew it or not.«

Speziell beim Sterben an einer Krebserkrankung sieht Baust (1988, S. 51) den Beginn dann, »sobald er [der Patient] die volle Aufklärung über seine Erkrankung erfahren hat.« In ähnlicher Weise ist auch für Jacob (1991, S. 52) die subjektive Wahrnehmung des Betroffenen das punctum saliens:

»Unsere Definition stellt also bewußt die Wahrnehmung der Unabänderlichkeit des Schicksals durch den betroffenen Menschen in den Vordergrund, unabhängig, ob er selbst dies zuerst wahrnimmt oder aus den Umständen ableitet.«

Eine Erweiterung auf die Personen in der Umgebung des unheilbar Kranken und deren Kenntnisse über seinen Zustand nimmt Sporken (1977, 1978) aus der Sicht des Theologen vor:

»Als menschliches Geschehen aber beginnt der Sterbeprozeß, wenn jemand (meistens ein Arzt) über den tödlichen Verlauf im klaren ist. Denn von dem Augenblick an wird dieses Wissen sich in der Beziehung zum Patienten auswirken, und es ist nur noch eine Frage der Zeit und des Empfindens, bis beim Patienten die ersten Vermutungen auftauchen, daß etwas nicht in Ordnung ist« (Sporken 1977, S. 244).

Dies hat natürlich Auswirkungen auf den Zeitpunkt, zu dem Sterbebegleitung beginnen kann.

> »Für die Praxis liegt dieser Beginn in dem Moment, in dem Arzt, Patient, Familie oder wer auch immer weiß, daß der Patient an einer fatal verlaufenden Krankheit leidet. Von diesem Zeitpunkt an spielt dieses Wissen in den gegenseitigen Beziehungen eine Rolle und beginnen die Schwierigkeiten, weil man seine Haltung gegenüber den anderen, die noch nicht informiert sind, nicht mehr gut bestimmen kann. Das schließt ein, daß der Sterbebeistand einige Stunden oder Tage, aber auch Monate dauern kann, das heißt oft schon beginnen muß, bevor die letzte Phase des Sterbeprozesses angebrochen ist« (Sporken 1978, S. 54).

Eine erweiterte Betrachung hinsichtlich der Bezugspersonen des Sterbenden lenkt das Augenmerk auf die Kommunikationsprozesse beim Sterben. Dies wird von Salis Gross (2001, S. 59) anschaulich dargestellt:

> »Dass das Sterben nicht ein Moment ist, sondern ein (langer) Prozess, lässt sich auch mit der nicht-medizinischen Kommunikation zum Tod belegen [...]. Das Sterben beginnt demzufolge dann, wenn das Umfeld den Austausch von Informationen anfängt, dass jemand sterben wird. [...] Die Kommunikation erfolgt nicht nur verbal, sie umfasst auch nichtsprachliche Verhaltensweisen der sozialen Umgebung, die soziale Akzeptanz der professionell festgestellten Kriterien und nicht zuletzt auch die Wahrnehmung durch die Patientinnen oder Pensionärinnen selbst [...].«

Sterben ist mithin die Zeitspanne zwischen der medizinischen Diagnose des Beginns des Sterbeprozesses (aufgrund von Alterung, einer letalen – also tödlichen – Krankheit oder eines Befundes mit wahrscheinlich tödlichem Verlauf) und dessen Ende.

Kastenbaum (1977, S. 156ff.) gibt eine sehr differenzierte Kennzeichnung des Sterbens, das für ihn als psychosoziales Ereignis beginnt:

> »Dying usually begins as a psychosocial event. Theoretically, there may be one moment when the person is not dying and another moment in which a biologic event has occurred that will lead to death. But in practice these moments, if they do occur, often pass without adequate observation. Whatever the underlying organic situation might be, it is on the level of thoughts, feelings, interpersonal communications, and actions that the onset of the dying process usually defines itself« (ebd., S. 156).

Im Einzelnen beginnt Sterben nach Kastenbaum (1977, S. 156ff.), wenn der somatische Sachverhalt – in der Regel vom Arzt – erkannt worden ist, wenn dieser Sachverhalt mitgeteilt wurde, wenn der Patient den Sachverhalt erkannt hat und wenn nichts mehr zur Erhaltung des Lebens dieses Patienten getan werden kann.

Verschiedene Autoren haben eine Einteilung des letzten Lebensabschnitts vorgeschlagen, aus der sich auch eine mehr oder weniger explizite Kennzeichnung des

Sterbens ergibt. GYULAY (1989) gliedert den Sterbeprozess (des Kindes) in eine *terminale Phase* (»terminal phase«) mit einer Lebenserwartung von ca. sechs Monaten, in eine *terminale Periode* (»terminal period«) – dem Beginn des eigentlichen Sterbens, zwei bis drei Wochen vor Eintritt des Todes – und in ein *terminales Ereignis* (»terminal event«), das wenige Stunden bis zu einen Tag dauert. In ganz ähnlicher Weise unterscheidet JONEN-THIELEMANN (1997) aus palliativmedizinischer Sicht eine Rehabilitationsphase mit gezielter Diagnostik und Therapie zur Linderung von Beschwerden, eine Präterminalphase mit vielfältigen Symptomen und krisenhaftem Charakter, eine Terminalphase mit Schmerzen, Übelkeit, Atemnot und allgemeiner Schwäche sowie die konkrete Sterbephase als Zustand »in extremis«. Das Drei-Phasen-Modell des Sterbens von BUCKMAN (1990) sieht eine Initialphase der Konfrontation, eine chronische Phase und eine finale Phase vor, in der das Sterben eine gewisse Alltäglichkeit annimmt. Aufgrund seiner teilnehmenden Beobachtungen unterscheidet DRESSKE (2005, S. 50 f.) drei Phasen des Lebens im Hospiz: Erstens das Ankommen, das im Eingewöhnen und Vertrautwerden mit den Normen dieser Einrichtung besteht; zweitens das Sich-Einrichten bzw. das Herstellen von Normalität; drittens das Sterben, das in der »Transformation vom Lebenden zum Toten« bzw. im »Ausscheiden aus der Institution« besteht. Der Eindruck, hier werde Sterben als ein sehr kurzer Zeitraum des »Übergangs« gefasst, ist unzutreffend, denn an anderer Stelle führt der Autor aus: »Der Prozeß des Sterbens [im Hospiz] ist als ein langsames und ruhiges Dahinscheiden durch eine graduelle Verschlechterung des körperlichen Zustandes konzipiert« (ebd., S. 218).

Aus dem Vergleich der Phasenlehren des Sterbens von KÜBLER-ROSS (1973), PATTISON (1977, 1978) und WEISMAN (1972) einerseits und der phasenartigen Verläufe des Trauerprozesses nach BOWLBY (1961), PARKES (1970), GORER (1965), MILES (1984), TATELBAUM (1980) und RANDO (1993) andererseits hat WITTKOWSKI (2004) ein integriertes Phasenmodell abgeleitet. Dieses zirkuläre Modell des Sterbens besteht aus Phase A »Benommenheit und Schock«, Phase B »Anpassung an die Aussicht des baldigen eigenen Todes« sowie Phase C »Terminale Phase« mit Rückzug und Verfall. Innerhalb der Phase B kann es nach Art eines kreisförmigen Ablaufs immer wieder zu Zorn und Auflehnung, zu Verhandeln, zu depressiver Verstimmung, zu einem Akzeptieren der eigenen Situation sowie zu Angstzuständen kommen. Übergeordnete Merkmale dieses dreiphasigen zirkulären Modells des Sterbens sind:

- eine lange Dauer des Sterbeprozesses, der mit der Wahrnehmung einer tödlichen Bedrohung durch den Betroffenen beginnt;
- Sterbebewusstheit;
- ein breites Spektrum kognitiver und emotionaler Reaktionen als Ausdruck eines Anpassungsprozesses an die Aussicht des absehbaren Verlusts des eigenen Lebens.

Eine interessante und bisher wenig beachtete Variante der Phasenmodelle besteht darin, unterschiedliche Verläufe nach Art eines Entscheidungsbaums vorzusehen.[1] Der

[1] Die folgenden Ausführungen dieses Abschnitts sind aus WITTKOWSKI (2004) entnommen.

weitere Verlauf des Sterbeprozesses ist unterschiedlich, je nachdem, ob an einer Weggabelung die eine oder die andere Alternative eintritt. Olson et al. (2000–01) haben dies mit ihrer Erweiterung des »Illness Constellation Model« von Morse und Johnson (1991) dargestellt:

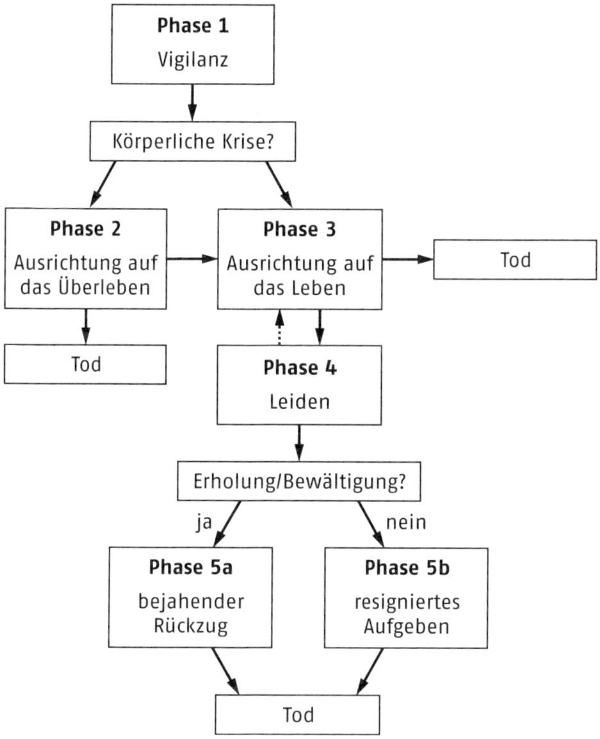

Illness Constellation Model nach Olson et al. (2000–01)

Phase 1 »Vigilanz« beginnt mit dem Gewahrwerden von Symptomen bzw. Beschwerden und dauert während der medizinischen Befunderhebungen an. Wenngleich das Leben äußerlich in den gewohnten Bahnen fortgeführt wird, befindet sich der oder die Betroffene innerlich in erheblicher Unruhe, Unsicherheit und Besorgnis. Nach Abschluss der medizinischen Befunderhebungen bedeutet die Diagnose einer unheilbaren Krankheit einen Schock und eine existenzielle Bedrohung für ihn oder sie. In der Folgezeit gibt es nun zwei Möglichkeiten: Der körperliche Zustand verschlechtert sich sehr rasch oder dem Patienten geht es körperlich relativ gut. Patienten, deren körperlicher Zustand einen krisenhaften Verlauf nimmt, treten in Phase 2 ein und verbleiben dort bis zum Eintritt des Todes, sofern nicht doch noch eine Besserung erfolgt.

Phase 2 »Ausrichtung auf das Überleben« ist dadurch gekennzeichnet, dass alle Kräfte auf das tägliche Überleben konzentriert sind. In der qualitativen Studie von Olson et al. (2000–01) handelte es sich ausnahmslos um Patienten, die auf einer Intensivstation behandelt worden waren.

Jene Patienten, die vergleichsweise beschwerdefrei sind, treten in *Phase 3 »Ausrichtung auf das Leben«* ein. Hier geht es nicht um das tägliche Überleben, sondern um eine längere Zeitspanne bis zum Eintritt des eigenen Todes. Nach den Befunden von Olson et al. (2000–01) versuchen die Patienten, die Kontrolle über ihr Leben zu bewahren. Da diese Phase mit hohem Kräfteverbrauch einhergeht, entwickeln sie Strategien zur Vermeidung von (subjektiv) unnötigem Energieverlust, wobei sie die Hoffnung als Energiequelle nutzen. Wichtige sogenannte Anker, die stützende Funktion haben, sind Kontakte zu Angehörigen und unerledigte Geschäfte. Phase 3 kann direkt zum Tod führen, sie kann aber auch in Phase 4 übergehen.

Phase 4 »Leiden« ist durch das Trauern um den Verlust der eigenen Zukunft gekennzeichnet. Es kommt zu einer deutlichen Verschlechterung der Lebensqualität. Es besteht die Möglichkeit, aus Phase 4 in Phase 3 zurückzukehren und dann erneut in Phase 4 zu gelangen. Wir haben es also hier mit einem zirkulären Teilprozess innerhalb des Modells zu tun.

In *Phase 5 »Ausrichtung auf das Sterben«* vollzieht sich ein rapider körperlicher Verfall, der mit psycho-physischer Erschöpfung verbunden ist. Wurde das Trauern der Phase 4 erfolgreich bewältigt, erfolgt ein bejahender Rückzug auf sich selbst. Wurde Phase 4 hingegen nicht bewältigt, kommt es zu einem resignativen Aufgeben.

Auch das Illness Constellation Model lässt sich ohne Informationsverlust in das dreiphasige zirkuläre Modell des Sterbens überführen, das weiter oben dargestellt wurde. Phase 1 würde als solche bleiben, die Phasen 3 und 4 würden eine neue Phase 2 mit zirkulärem Verlauf bilden und Phase 5 würde zu Phase 3. Der Vorzug des erweiterten Ilnness Constellation Model besteht darin, dass es ausdrücklich unterschiedliche Verläufe des Sterbeprozesses vorsieht und ansatzweise erklärt.

2.3.4.2 Explizite Definitionen aus dem Bereich der Soziologie

Die Beiträge von Soziologen zur begrifflichen und konzeptionellen Einordnung des Sterbens sind in zweifacher Hinsicht bedeutsam. Zum einen bestimmen sie – vielfach anhand empirischer Befunde – die Dauer des Sterbeprozesses und seine wesentlichen Merkmale. Insofern haben sie Ähnlichkeit mit jenen Kennzeichnungen verschiedener Provenienz, die im vorigen Abschnitt behandelt wurden. Zum anderen besteht ein genuiner Beitrag der Soziologie in diesem Kontext darin, das Zustandekommen der Kennzeichnung eines Menschen als »Sterbender« zu erklären. Dies lenkt den Blick auf einen Vorgang der sozialen Etikettierung, der seinerseits Konventionen unterliegt.

Was den Beginn und die Dauer des Sterbens betrifft, so ergänzen soziologische Beiträge jenes Bild, das sich aufgrund von Analysen aus Psychologie, Theologie und Palliativmedizin abzeichnet. Dies gilt zunächst für den phasenartigen Verlauf des Sterbens. Glaser und Strauss (1965/66) unterscheiden aufgrund von Verhaltensbeobachtungen vier Phasen des Sterbeprozesses: In der *ersten Phase* ist die Tatsache des bevorstehenden Todes und folglich auch sein Zeitpunkt nicht bekannt. In der *zweiten Phase* weiß der Betroffene, wann Gewissheit bezüglich einer lebensbedrohenden Krankheit herrschen wird. In der *dritten Phase* steht fest, dass der Tod in absehbarer

Zeit eintreten wird, der Zeitpunkt ist jedoch noch nicht näher eingrenzbar. In der *vierten Phase* lässt sich der Eintritt des Todes relativ genau abschätzen, sodass nun vollkommene Gewissheit herrscht. Leitgesichtspunkt ist hier die Gewissheit des Betroffenen. Bemerkenswert an diesem Phasenmodell ist, dass bereits der Zustand der Symptomfreiheit in Verbindung mit dem Nichtwissen des Betroffenen von seiner todbringenden Erkrankung als Teil des Sterbeprozesses angesehen wird.

Mit der folgenden umfangreichen Kennzeichnung weist Charmaz (1980, S. 144) auf eine gewisse Beliebigkeit bezüglich der Dauer des Sterbeprozesses hin.

> »People often distinguish between having a terminal illness and entering the final stages of dying only when death is imminent. Yet sometimes they do not. In the past, differences between those who defined the final stage of dying earlier and those who defined it later may not have been remarkable because of the smaller amount of time elapsing between these intervals. Now such differences sometimes become quite striking. These differences may of course lead to crucial differences in opinion on handling specific situations. Some participants may prefer to define dying as occurring only when death is imminent while others may define it as beginning with the *disclosure* of a very serious illness« (Hervorhebung im Original).

Nicht zuletzt aufgrund seiner Beobachtungen von Krebspatienten mit einer Lebenserwartung von etwa einem Jahr kennzeichnet Kellehear (1990, S. 19) das Sterben als einen vergleichsweise langen Vorgang:

> »The process of dying is often longer than ›the final hours‹. Between awareness of dying and its completed fact are often weeks, months and sometimes years with several hospital admissions within these.«

Das inhaltliche Merkmal des Sterbens, das hier anklingt, nämlich die subjektive Wahrnehmung des Betroffenen als Sterbender oder auch seine Sterbebewusstheit, spielt eine wichtige Rolle für die Definition des Sterbens bzw. des Sterbenden.

> »The awareness of dying may be in the order of hours or days, or as is frequently the case today, in the realm of months or even years. This conscious awareness of dying brings with it two further realisations. These are that one's illness will probably worsen and secondly, the time one has to live is now abruptly shortened« (ebd., S. 3).

An anderen Stellen hebt dieser Autor die zentrale Bedeutung der Selbstwahrnehmung für die Kennzeichnug des Sterbens pointiert hervor: »A subjective criterion based on patient's beliefs about their condition and prospects is the most meaningful, sociologically« (Kellehear 1990, S. 67). Und: »Without this awareness, no dying role can be said to truly exist in full reciprocal social form« (ebd., S. 73). Marshall (1980, S. 138) weist darauf hin, dass es sich bei der Selbstwahrnehmung des Sterbenden, der Sterbebewusstheit, um ein kontextabhängiges und daher fluktuierendes Phänomen handelt.

Ähnlich wie KELLEHEAR hat auch DRESSKE (2005, S. 116) die Sterbebewusstheit als ein wesentliches Merkmal des Sterbens im Hospiz erkannt: »Hinsichtlich seiner Bewußtheit durchläuft der Patient eine Karriere, in der er zu einer zunehmend akzeptierenden Sterbehaltung kommen sollte.« Und an anderer Stelle heißt es: »Die Pflegekräfte erwarten, daß sich der Patient wie ein Sterbender verhält, was sich an der Arbeit des Personals an seiner Sterbebewußtheit, ein wesentlicher Aspekt der Identitätskarriere, illustrieren läßt [...]« (ebd., S. 175).

Der zweite Beitrag der Soziologie zur Definition des Sterbens und des Sterbenden besteht in dem Aufweis des Zusammenhangs, der zwischen der Kennzeichnung eines Menschen in dieser Weise und der *Wahrnehmung durch den Kennzeichnenden* besteht. Diese Etikettierung ist das Ergebnis einer Konvention innerhalb bestimmter gesellschaftlicher Subkulturen, vornehmlich innerhalb der Ärzteschaft. Es besteht weitgehend Konsens darin, dass es sich bei den Definitionen von Leben, Sterben und Tod um normative Setzungen handelt, die kulturell vermittelt und von den jeweiligen kulturellen, politischen, ökonomischen und technischen Bedingungen abhängig sind. Definitionen des Sterbens sind demnach Ergebnisse von Kommunikationsprozessen, wobei es verschiedene Formen der Vermittlung, des Verschweigens, der Täuschung und der Zurücknahme gibt. Dies gilt auch für den Beginn des Sterbeprozesses. Aus dieser soziologischen Sicht ist ein Mensch dann ein Sterbender, wenn er von jenen Personen entsprechend klassifiziert wird, die zu derartigen Feststellungen von der Gesellschaft legitimiert sind, sie routinemäßig treffen und daraus für sich selbst und andere bestimmte Verhaltensmaßregeln herleiten. Mit anderen Worten: Sterben ist ein sozialer Prozess, bei dem eine Person, die anhand eines medizinischen Deutungsvorgangs als sterbend definiert wird, aus der sozialen Gemeinschaft endgültig ausgegliedert wird, indem sie als »sterbend« behandelt wird (Feldmann 1990, S. 241; Feldmann 1997; Schneider 2005; Streckeisen 2001, S. 115; Sudnow 1973, S. 82). Die Frage nach dem Beginn des Sterbens führt so zu anderen Fragen: Wer bestimmt den Beginn des Sterbens? Welchem Zweck dient die Feststellung des Sterbens im Einzelfall? Unter diesen Umständen ist es nicht verwunderlich, dass es weder in der Medizin noch in der Rechtswissenschaft eine verbindliche Definition des Sterbebeginns gibt.

KASTENBAUM (1977, S. 162) hat schon früh die Auffassung vertreten, die Klassifikation einer Person als Sterbende sei ein psychosozialer Vorgang, welcher den persönlichen Hintergrund sowie die Informationen (objektive Fakten), Bedürfnisse und Motive desjenigen widerspiegele, der die Einstufung vornehme. Eine wichtige Funktion der Kennzeichnung eines Menschen als Sterbender besteht in der Vorhersage, die diese Kennzeichnung beinhaltet (Sudnow 1973, S. 84 ff.): Ein Sterbender wird in absehbarer Zeit tot sein. Dies kann auch bedeuten, dass ein Mensch buchstäblich in letzter Minute zum Sterbenden erklärt wird, wie DRESSKE (2005, S. 187) dies im Fall eines unerwartet raschen Todeseintritts beobachtet hat:

»Bis vor dem Eintreten der Komplikationen haben die Pflegekräfte Frau Teigmann weder als eine Sterbende klassifiziert noch einen Notfall erwartet. Die unmittelbare Annäherung an den Tod wird erst im Verlauf der Ereignisse der Sterbestunde erkannt.«

Dem steht ein unerwartet langer Sterbeverlauf gegenüber, der von einem bestimmten Zeitpunkt an von den Pflegekräften nicht mehr als Sterben angesehen wird (ebd., S. 190). Nach den Beobachtungen dieses Autors in Hospizeinrichtungen wird bei einer Einschätzung wie »er liegt im Sterben« der Eintritt des Todes binnen weniger Tage erwartet.

Die Relativierung einer Begriffsbestimmung des Sterbens, ihre Abhängigkeit von gesellschaftlichen und historischen Entwicklungen, die aus dieser Betrachtungsweise folgt, wird von Schneider (2005, S. 34) deutlich zum Ausdruck gebracht:

»Als ›wahr‹ geltendes Wissen bzw. kollektiv anerkannte Deutungen werden durch gesellschaftliche Diskurse produziert und durchgesetzt. Die jeweiligen ›diskursiven Wissenspolitiken‹ bestimmen also, über was in welchem Diskurs wie gesprochen, was als wahr anerkannt und als falsch verworfen wird. Wann wir einen Menschen aufgrund welcher Kriterien als sterbend definieren, wann als tot, und welche praktischen Konsequenzen sich daraus für unser Handeln ergeben, ist das Resultat aus den jeweils herrschenden Diskursen zu Sterben und Tod. Und somit gilt es aus dieser Perspektive zu fragen, *welche gesellschaftliche Ordnung des Lebensendes durch welche Diskurse hergestellt wird?*; und: *welche Deutungsgewissheiten und Handlungsvorgaben im Hinblick auf Sterben und Tod dabei gesellschaftlich gesetzt und durchgesetzt werden?*« (Hervorhebungen im Original)

Die Klassifizierung und Attribuierung als Sterbender durch Experten, in der Regel durch einen Arzt, hat Rückwirkungen auf das Selbstbild des Betroffenen. Das Selbstbild des Sterbenden speist sich zum einen aus seinem unmittelbaren körperlichen Empfinden und zum anderen aus der ärztlichen Prognose der verbleibenden Lebenszeit, die der Betroffene sich nolens volens zu eigen macht (Cassell 1973). In diesem komplexen Geflecht formeller und informeller Zuweisungen und Zuschreibungen etwa im Pflegeheim bildet die Bestimmung von Todeskandidaten eine zentrale prognostische Kategorie. »Die sich ändernde Beziehung zwischen Pflegenden und Gepflegten kündigt den endgültigen Beziehungsabbruch, den Tod, an. Die Beziehung zur ›Todeskandidatin‹ ist dadurch eine besondere, dass ihr Ende absehbar ist« (Salis Groß 2001, S. 181).

2.3.4.3 Resümee

Eine Synopsis der expliziten Definitionen dieses Abschnitts führt zu dem Ergebnis, dass es sich beim Sterben um einen Vorgang handelt, der mit der Feststellung einer unheilbaren Krankheit mit fortschreitend letalem Verlauf beginnt und mit dem Tod des Betroffenen endet. Dieser Prozess kann von wenigen Tagen bis zu mehreren Monaten, unter seltenen Umständen gar Jahren, dauern. Pflegebedürftigkeit aufgrund starker körperlicher Einschränkungen und Schmerzen markiert den Beginn des Sterbeprozesses. Man kann den objektiven Beginn des Sterbens (Eintreten eines irreversiblen organismischen Zustands, der innerhalb von Wochen oder Monaten zum Tod führen wird) von seinem subjektiven Beginn (Wissen um den objektiven Zustand bei Arzt, Patient, Angehörigen) unterscheiden; dem Selbstbild des Betroffenen als Sterbendem kommt große Bedeutung zu. Beachtung finden auch die intrapsychischen Abläufe beim Betroffenen und den Personen in seiner Umgebung, ihre Handlungen sowie die verbalen und nonverbalen Kommunikationsprozesse zwischen ihnen. Die Definitionen des Sterbens und des Sterbenden beruhen nicht allein auf naturwissenschaftlichen Sachverhalten; vielmehr handelt es sich auch um normative Setzungen auf der Grundlage kollektiv anerkannter Deutungen.

Diese Bilanzierung lässt erkennen, dass es mehrere Sterbebegriffe mit unterschiedlicher zeitlicher Ausdehnung gibt. Anders als Schwarz (1988, S. 173 ff.), der einen eng gefassten Sterbebegriff (das unmittelbare Im-Sterben-Liegen, das häufig gleichbedeutend mit Agonie ist), einen weiten Sterbebegriff (die letzte Lebensphase, deren Beginn und Dauer schwer einzugrenzen ist) und einen sehr weiten Sterbebegriff (jene Zeit, während derer das Lebensende zum zentralen Bewusstseinsinhalt eines Menschen wird) unterscheidet, schlagen wir eine Zweiteilung in ein Sterben im engeren und ein solches im weiteren Sinne vor; Beginn und Dauer des Sterbens im weiteren Sinne ist vom Vorhandensein eines Sterbebewusstseins abhängig und daher operational gut bestimmbar. In der thanatosoziologischen Literatur besteht Übereinstimmung darüber, dass die Kommunikation über die zu erwartende Todesursache (Schmied 1985) bzw. über das Vorliegen einer tödlichen Krankheit (Lofland 1978) den Beginn des Sterbens markiert.

2.4 Ein umfassender Begriff des Sterbens[2]

2.4.1 *Die eigene Definition*

Aus den impliziten und expliziten Kennzeichnungen des Sterbens, die im vorhergehenden Abschnitt ausführlich dargestellt wurden, lassen sich vier Schlussfolgerungen ziehen:

(1) Im Unterschied zum eng gefassten Begriff des Sterbens in der traditionellen medizinischen Sichtweise wird Sterben von sozial- und verhaltenswissenschaftlich orientierten Autoren sowie von professionellen Betreuungspersonen in Hospizarbeit und Palliativbetreuung als eine längere, gegebenenfalls auch recht lange Zeitspanne verstanden, während derer der Patient im Rahmen seines schlechter werdenden Befindens zu Selbstreflexion, differenzierter Artikulation seiner Gefühle und Bedürfnisse sowie zu Entscheidungen über seine Behandlung grundsätzlich in der Lage ist. In dieser verhaltenswissenschaftlichen Perspektive ist Sterben Teil des (aktiven) Lebens und nicht ein Zustand (zeitweiliger) Bewusstlosigkeit.

[2] Teile dieses Abschnitts gehen auf Wittkowski und Schröder (2008a) zurück.

(2) In Bezug auf das Sterben lässt sich ein objektiver Beginn (somatischer Aspekt) und ein subjektiver Beginn (verhaltensorientierter Aspekt) unterscheiden.
(3) Die Kennzeichnung einer Person als Sterbender erfolgt durch Experten aufgrund gesellschaftlicher Konvention.
(4) Der Verlauf dieses vergleichsweise langen Sterbeprozesses, d. h. die Interaktion und Kommunikation des Sterbenden mit den (betreuenden) Personen in seiner Umgebung, ist bestimmt vom Wissen der Beteiligten über den Gesundheitszustand und die Prognose des Patienten.

Mit der Einführung einer verhaltenswissenschaftlichen Perspektive wird das Augenmerk auf die kognitiven Vorgänge (Wahrnehmung, Bewertungen, intrapsychische Anpassungsstrategien) gelenkt, die bei einem unheilbar Kranken ablaufen. Die Sichtweise, welche diesem psychologischen Verständnis von Sterben zugrunde liegt, ist also eine kognitive Sichtweise. Es sind aber nicht allein die Wahrnehmungen und Bewertungen des Sterbenden selbst, welche die kognitive Perspektive ausmachen, sondern auch diejenigen der Menschen in seiner Umgebung (Ärzte, Schwestern/Pfleger, Angehörige).

> »Thus the actual duration of the terminal stage varies, depending upon whether one adopts a narrow short-term medical definition of dying or a broad long-term psychological definition, i. e. it depends upon the *meaning* of dying« (Bromley 1974, S. 281; Hervorhebung im Original).

In diesem Sinne macht auch Strauss (1993) geltend, weder die Dauer noch die Art des Verlaufs eines Sterbevorgangs seien rein objektive Merkmale. Vielmehr handele es sich um wahrgenommene Eigenschaften, die davon abhängen, wann der Betrachter eine Person erstmals als Sterbenden definiert und welche Erwartungen er bezüglich des weiteren Verlaufs hat. Allerdings bleiben die Bedingungen für den Beginn des Sterbeprozesses noch immer unbestimmt.

Theoretisch besteht die Möglichkeit, Sterben im Nachhinein zu definieren. Wenn ein Mensch tot ist, muss dem ein Sterbeprozess vorausgegangen sein. Insofern ist dies die sicherste Methode, das Sterben zu bestimmen (vgl. Kastenbaum 1977). Ein solches Vorgehen hätte freilich nur akademische Bedeutung und ist daher nicht praktikabel; im Hinblick auf Begleitung und Betreuung geht es ja um die Zeit vor dem Eintritt des Todes. Wann also beginnt das Sterben?

Betrachten wir verschiedene grundsätzlich vorhandene Möglichkeiten, den Beginn des Sterbens anzusetzen, um hier konkreter zu werden. Kastenbaum (1989, S. 103) nennt sechs Möglichkeiten: Sterben beginnt
(a) in dem Moment, in dem ein Mensch gezeugt/geboren wird;
(b) wenn eine tödliche Krankheit beginnt;
(c) wenn ein Arzt das Vorhandensein einer todbringenden Krankheit erkennt;
(d) wenn der Patient von seiner tödlichen Krankheit erfährt;
(e) wenn der Patient die Tatsache seiner todbringenden Erkrankung erkennt und akzeptiert;

(f) wenn nichts mehr zur Wiederherstellung der Gesundheit und zur Erhaltung des Lebens getan werden kann.

Diese Kennzeichnungen des Beginns des Sterbeprozesses sind unterschiedlich sinnvoll bzw. nützlich. Möglichkeit (a) ist eine philosophische Feststellung, die an die Endlichkeit allen (menschlichen) Lebens erinnert. Indem sie das gesamte Leben von der Zeugung bzw. Geburt an als Sterben betrachtet, nimmt sie keine Eingrenzung vor und genügt daher nicht dem Grunderfordernis einer Definition. Wenn alles Leben zugleich Sterben ist, kann nicht mehr zwischen Leben und Sterben unterschieden werden und die Begriffe sind austauschbar. Möglichkeit (b) ist eine notwendige Voraussetzung für den Beginn des Sterbeprozesses in einem medizinisch-somatischen Sinne; ohne todbringende Erkrankung oder unfallbedingte Schädigung kann es keinen Verlauf geben, der die normalerweise zu erwartende Lebensspanne deutlich verkürzt. Dies gilt mutatis mutandis, d.h. mit den nötigen Abänderungen, auch für ein allmähliches Nachlassen (»Verlöschen«) der Vitalfunktionen im hohen Alter, in dem organismische Ungleichgewichtszustände immer mehr Funktionsstörungen bewirken. Allerdings hat Möglichkeit (b) den Nachteil, dass sich der Beginn des Sterbens in vielen Fällen nicht bestimmen lässt, da eine tödliche Erkrankung über Monate und Jahre unerkannt bleiben kann. In pragmatischer Hinsicht, d.h. bezogen auf den Umgang mit einem unheilbar erkrankten Patienten, ist dies ein gravierendes Manko.

Die Bedingungen (c) bis (e) sind – in pragmatischer Hinsicht – besser für eine Definition des Sterbebeginns geeignet. Allen drei Bedingungen ist gemeinsam, dass sie das Wissen um die unheilbare Krankheit und die Kommunikation darüber betonen. Sie sind keine eigenständigen Bedingungen, sondern bilden einen Verlauf ab: Zuerst erkennt der Arzt die todbringende Erkrankung (Bedingung c), dann teilt er dem Patienten die Diagnose bzw. Prognose mit (Bedingung d) und schließlich nimmt der Patient diese Mitteilung bewusst zur Kenntnis (Bedingung e). Die letzte Bedingung (f) erscheint widersprüchlich und daher überflüssig. Der Begriff der »tödlichen Krankheit« (»fatal condition«) besagt ja gerade, dass sie unumkehrbar ist und das Leben des Patienten grundsätzlich nicht gerettet, d.h. seine normalerweise gegebene Lebenserwartung nicht wiederhergestellt werden kann. Bedingung (f) ist somit bereits in den Bedingungen (b) bis (e) enthalten und bringt keinen neuen Erkenntnisgewinn. Man könnte Bedingung (f) freilich auch so verstehen, dass nichts mehr zur Verlängerung des Lebens des Patienten getan werden kann, sei diese Verlängerung auch noch so kurz. Damit wäre man sehr nahe an der traditionellen medizinischen Definition des Sterbens, in deren Mittelpunkt das Aussetzen der Vitalfunktionen steht.

Nach diesen Vorüberlegungen soll im Folgenden eine eigene Definition vorgeschlagen werden. Aus Sicht der Psychologie und der Verhaltenswissenschaften insgesamt ist ein Mensch dann ein Sterbender, wenn (1) objektiv nachweisbare Voraussetzungen dafür gegeben sind, dass sein Tod in einem konkret eingrenzbaren Zeitraum vorzeitig, d.h. früher als ohne die schädigenden Bedingungen zu erwarten, eintreten wird, und wenn er (2) seine Situation so weit wahrgenommen hat, dass diese spezifische Wahrnehmung in seinem Erleben und Verhalten wirksam ist. In dieser Begriffsbestimmung müssen also die objektive Schädigung und die subjektive Wahrnehmung dieser Schädigung zusammenkommen, um einen Menschen als Sterbenden bezeichnen zu können. Dies entspricht der Gegenüberstellung von »disease« (der medizinischen Diagnose einer Krankheit) und »illness« (dem subjektiven Missbefinden infolge der Krankheit) im Illness Constellation Model von Olson et al. (2000–01). Auch wenn wir Cassels (1973) Unterscheidung vom Sterben im körperlichen Sinne (»process of becoming dead«) vom Sterben im psychologischen Sinne (»process of being dying«) – also die Unterscheidung zwischen objektivem und subjektivem Aspekt – in unserer Definition berücksichtigen, können wir ihm nicht darin folgen, jeder dieser beiden Aspekte könne unabhängig vom anderen vorhanden oder abwesend sein. »Being dying may not be present in someone about to be dead or may be present in someone not about to be dead« (ebd., S. 167). Aus unserer Sicht müssen beide Bedingungen gemeinsam gegeben sein, um einen Menschen als Sterbenden zu bezeichnen. Diese Definition ist zwar aus der Situation desjenigen Menschen abgeleitet, der an einer Krankheit stirbt, sie erhebt aber gleichwohl den Anspruch, allgemeinere Gültigkeit zu besitzen. Dies wird in Abschnitt 5 ausführlich erörtert.

2.4.2 *Erläuterung der eigenen Definition*

Eine objektive Schädigung, die bereits eingetreten ist oder deren Eintreten mit an Sicherheit grenzender Wahrscheinlicheit bevorsteht, ist eine notwendige Bedingung dafür, einen Menschen als Sterbenden zu betrachten. Dies gilt für den Fall der unheilbaren Krankheit im fortgeschrittenen Stadium, für das Unfallopfer, für den schwer verwundeten Soldaten, für den zum Tode Verurteilten, dessen Hinrichtungstermin bereits feststeht, und im Prinzip auch für den Hochbetagten. Ohne die bereits vorhandene oder zu erwartende objektive Schädigung wäre die Fremdeinschätzung als Sterbender in diesen Fällen eine Fehleinschätzung und die entsprechende Selbsteinschätzung des Betroffenen eine Täuschung aufgrund einer psychischen Störung (Beeinträchtigungswahn, Hypochondrie).

Die subjektive Wahrnehmung führt zu einem mehr oder weniger bewussten Erkennen der konkreten und nicht mehr abwendbaren Bedrohung des eigenen Lebens. Dieses Wissen wollen wir »*Sterbebewusstsein*« nennen. Sterbebewusstsein darf nicht mit *Sterbebewusstheit* verwechselt werden. Letztere bezeichnet ein ganz klares Bewusstsein des eigenen Zustands in Verbindung mit dem Akzeptieren des Status des Moribunden – d. h. des im Sterben Liegenden –, wie es vorzugsweise bei den Bewohnern von Hospizeinrichtungen anzutreffen ist (siehe Dreßke 2005). Für diese Menschen gehört es zum Kernbereich ihres Selbstbildes, ein(e) Sterbende(r) zu sein. Im Unterschied dazu umfasst Sterbebewusstsein auch eine Art ungewisses Wissen, eine Erkenntnis im Bereich zwischen Wissen- und Nicht-Wissen-Wollen, das Weisman (1972) als »middle-knowledge« bezeichnet hat. »Patients seem to know and want to know, yet they often talk as if they did not know and did not want to be reminded of what they have been told« (ebd., S. 66). Personen in diesem Zustand des wissenden Nichtwissens sehen sich selbst nicht als Sterbende und vermögen erst recht nicht ihr Sterben zu akzeptieren. Gleichwohl haben sie ihre fatale Situation grundsätzlich zur Kenntnis genommen, denn nur so erklärt sich ihr heftiger Widerstand gegen sie. »Sterbebewusstsein« ist also das weitere Konzept, das »Sterbebewusstheit« einschließt.

Erneut lässt sich Simone de Beauvoirs Bericht vom Sterben ihrer Mutter zur Illustration heranziehen. Die Ärzte verheimlichen der Patientin die Diagnose »Darmkrebs« und versetzen sie in den Glauben, sie sei erfolgreich wegen einer Bauchfellentzündung operiert worden. Die beiden Töchter Simone und Poupette, die sich abwechselnd um ihre Mutter kümmern, halten diese Täuschung aufrecht. In dieser Situation erklärt die Mutter einerseits expressis verbis immer wieder, es gehe ihr gut und sie fühle sich wohl, andererseits sagt sie, der Tod müsse »zurückgestellt« werden und sie wolle nicht sterben (de Beauvoir 1965, S. 98). Ferner hat sie einen Albtraum vom »Loch« (ebd., S. 71), in das sie zu fallen drohte, und einen weiteren Albtraum vom »Kasten« (ebd., S. 72), in den man sie gelegt habe. Den Arzt, der sie ohne ihre Zustimmung operiert hatte, bezeichnet sie scherzhaft als »Henker« (ebd., S. 55), und als dieser doppeldeutig entgegnet: »Man lernt nie aus«, »erwiderte sie fast feierlich: ›Ja, ich habe gelernt, daß ich eine Bauchfellentzündung hatte‹« (ebd., S. 55). Dies ist gemeint, wenn oben von Sterbebewusstsein nach Art eines wissenden Nichtwissens die Rede war.

Bedingung (2) der obigen Definition berücksichtigt auch die Möglichkeit von psychischen Abwehrstrategien. Neben Verleugnung bzw. Negation, die immerhin das Sprechen über den bedrohlichen Sachverhalt einschließen (»Ich soll Krebs haben? Da sind die Befunde verwechselt worden«), ist hier auch an Verdrängung gedacht. Anders als im alltäglichen Sprachgebrauch, in dem »Verdrängung« meist das mehr oder weniger absichtsvolle Beiseiteschieben eines unangenehmen Gedankens (z. B. an den bevorstehenden Besuch beim Zahnarzt) meint, bezeichnet der Begriff hier die mentale Unverfügbarkeit eines Sachverhalts. Eine Person weiß einfach nichts von einem bestimmten Ereignis in ihrer Vergangenheit, sie vermag sich nicht daran zu erinnern. »Wichtigstes Kennzeichen einer pathologischen Abwehr ist die nahezu völlige Unzugänglichkeit für das Bewusstsein, resp. die Tatsache, dass die Bewusstmachung auf erheblichen Widerstand stösst« (Salis-Groß 2001, S. 116). Im vorliegenden Kontext wäre Verdrängung dann gegeben, wenn der Arzt den Patienten über seine Krebserkrankung im fortgeschrittenen Stadium aufgeklärt hat, dieser sich aber am folgenden Tag nicht an die betreffenden Gesprächsinhalte zu erinnern vermag. Verdrängung in diesem fachlich korrekten Sinne ist ein psychischer Schutzmechanismus, der einem Menschen ohne sein Wissen und sein Zutun widerfährt, der also nicht mit vollem Bewusstsein aktiv von ihm ausgeführt wird. Der Schutz, den die Verdrängung dem Individuum gewährt, hat freilich seinen Preis: Seine Aufrechterhaltung angesichts anhaltend bedrohlicher objektiver Sachverhalte kostet psychische Energie, und zuweilen entwickeln sich Symptome. Bezogen auf die Situation Sterbender im Sinne unserer Definition bedeutet das: Sie bestreiten jegliche Bedrohung, eine subjektive Wahrnehmung im Sinne von Sterbebewusstsein ist also nicht feststellbar. Dies entspricht ihrem tatsächlichen Erleben, sie äußern sich also aufrichtig bzw. authentisch. Gleichzeitig ist in ihnen ein Prozess wirksam, der viel psychische Energie erfordert, die für andere psychische Leistungen nicht zur Verfügung steht. Dieser Sachverhalt ist gemeint, wenn es in der obigen Definition heißt: »[...] seine Situation so weit wahrgenommen hat, dass diese spezifische Wahrnehmung in seinem Erleben und Verhalten wirksam ist.« Auch wenn der Betroffene verbal jegliches Sterbebewusstsein verneint, ist es dennoch auf einer anderen psychischen Ebene vorhanden und mit Blick auf seinen psychischen Energiehaushalt wirksam.

Im Sinne des hier eingeführten Verständnisses vom Sterben kann ein Mensch mehrfach sterben bzw. wiederholt ein Sterbender sein. Dies mag auf den ersten Blick widersinnig anmuten. Ist nicht das Sterben der unwiderruflich letzte Lebensabschnitt vor dem Eintritt des Todes? Würde man das Sterben gar entweihen, wenn man seine nahezu beliebige Wiederholbarkeit propagieren würde? In der Tat wird hier die Auffassung vertreten, dass man aus einer pragmatischen Perspektive, die sich eine kognitive Sicht der Dinge zu eigen macht, mehr als einmal ein Sterbender sein kann. So wird eine Person, die sich in Abschnitt (6) der Abbildung (siehe Kapitel 2.5.1) befindet, dann aber entgegen aller Prognosen gesund wird, irgendwann ein zweites Mal ein Sterbender/eine Sterbende sein. Prinzipiell das Gleiche kann dem Opfer eines Unfalls oder eines Verbrechens widerfahren. Der zum Tode Verurteilte kann seinem Henker in letzter Minute entkommen – gerade zu Kriegszeiten hat es Beispiele dafür gegeben; eines davon wird in Scholz (1955) »Am grünen Strand der Spree« in der Episode »Der General« geschildert, ein anderes findet sich in dem Film »Rosen für den Staatsanwalt«. Schließlich kann auch der zum Suizid Entschlossene seine Absicht noch ändern. Wir sehen also, dass ein Mensch mehr als ein Mal ein Sterbender sein kann. Widersinnig ist diese Sichtweise des Sterbens nur, wenn man sich ganz auf den somatischen Aspekt stützt. Aus einer psychologisch-verhaltenswissenschaftlichen Perspektive ist die Wiederholbarkeit zwar gewöhnungsbedürftig, letztlich aber durchaus stimmig.

Ausdrücklich nicht unter unsere Definition des Sterbenden fällt ein Wahnkranker, der ohne somatischen Befund glaubt, unheilbar krank zu sein und bald sein Leben zu verlieren. Hier handelt es sich nicht um einen Sterbenden, weil die objektiven oder quasi-objektiven Voraussetzungen, die in allen anderen Fällen gegeben sind (unheilbare Krankheit, zum Tode führende Schädigung des Organismus, Todesurteil, Suizidabsicht, hohes Alter) nicht vorliegen.

2.4.3 *Wie man zum Sterbenden werden kann*

Wie kann ein Mensch Sterbebewusstsein erlangen? Wie erfährt ein Mensch, dass er am Beginn seines eigenen Sterbeprozesses steht? Kalish (1981, S. 164 f.) nennt sechs Möglichkeiten (vgl. auch Kellehear 1990, S. 18):

(1) *Direkte Mitteilung durch einen Angehörigen der Gesundheitsberufe:* In der Regel ist dies ein Arzt, und die Art der Mitteilung kann sehr unterschiedlich sein. Ferner kann es vorkommen, dass der Patient die direkte Mitteilung von Diagnose und Prognose nicht sofort aufnimmt, sondern sie ihm erst im Laufe der Zeit Stück für Stück, gewissermaßen in verdaulichen Portionen, zum Bewusstsein kommt. Gelegentlich kann eine direkte Mitteilung über den eigenen unheilbaren Zustand auch durch eine Schwester/einen Pfleger oder einen Priester erfolgen, selbst wenn dies hierzulande rechtlich nicht zulässig ist.

(2) *Indirekte Mitteilung durch einen Angehörigen der Gesundheitsberufe:* Der Patient entnimmt aus Gesprächsfetzen, die nicht für ihn bestimmt sind, wie es um ihn steht.

(3) *Direkte oder indirekte Mitteilung durch andere Personen als jene, die Gesundheitsberufe innehaben:* Hiermit sind Familienangehörige und Freunde gemeint.

(4) *Änderungen im Verhalten anderer:* Betreuungspersonen werden verschlossener oder vermeiden es, auf bestimmte Fragen oder Bemerkungen einzugehen; die ärztlichen Visiten werden auffallend kürzer oder länger; auch weiter entfernt lebende Verwandte sind »zufällig« in der Nähe und besuchen den Kranken; der Pfarrer schaut vorbei und spricht über Unsterblichkeit; Körpersprache und Stimmlage sind entweder angespannt oder signalisieren aufgesetzte Fröhlichkeit.

(5) *Veränderungen in der medizinischen Betreuung:* Eine zunächst vorgesehene Maßnahme wird nicht durchgeführt; der Kranke wird mit einem Patienten zusammengelegt, dessen Zustand sehr viel schlechter ist als der seine; Beruhigungsmittel werden großzügiger verabreicht. Alle diese Veränderungen sind interpretationsfähig, und der Patient wird seine Hoffnungen oder Befürchtungen in sie hineindeuten.

(6) *Eigendiagnose:* Aus populärwissenschaftlicher Lektüre und Gesprächen mit anderen Patienten, in jüngerer Zeit vermehrt auch durch Informationen aus dem Internet, ergibt sich trotz aller Verzerrungen und Missverständnisse oft ein grundsätzlich zutreffendes Verständnis der eigenen gesundheitlichen Situation. Ein Teil der Eigendiagnose ergibt sich unvermeidlich aus den Signalen, die der eigene Körper sendet – wie die Zunahme von Schmerzen und Missbefinden sowie das Nachlassen psychomotorischen Funktionierens.

Bei Kranken ist es im Sinne unserer Definition nicht erforderlich, dass diesen ihre Diagnose/Prognose förmlich mitgeteilt worden ist – es genügt, wenn einige der Ärzte und Betreuer sie kennen. Der Kranke wird ihnen nämlich ihr Wissen anmerken, auch wenn sie es nicht explizit äußern. Hinton (1968) schildert anschaulich, wie sich beim Patienten Misstrauen und Unsicherheit einstellen, wenn der Arzt ihn über seine Lage im Unklaren lässt oder gar täuscht. Auch der Hauptfigur in Tolstojs Novelle »Der Tod des Iwan Iljitsch« erging es so. Für den Fall, dass ein Mensch keinerlei Kontakt zu anderen Menschen hat, die ihn über seinen somatischen Zustand informieren könnten – dieser also wie eine Art Robinson Crusoe lebt –, entsteht Sterbebewusstsein durch die Empfindungen aus dem eigenen Körper (Schmerzen, Schwäche). In diesem Fall wird sich das Selbstbild des Sterbenden später einstellen, als es bei der sozialen Definition durch Experten der Fall wäre. Denn während ein somatischer Krankheitsprozess bereits weit fortgeschritten ist, kann noch subjektives Wohlbefinden bestehen.

Für unsere Kennzeichnung des Sterbens ist das Sterbebewusstsein eine conditio sine qua non, d. h. ohne Sterbebewusstsein gibt es kein Sterben in unserem Sinne. Dies wirft die Frage auf, ob sich Sterbebewusstsein tatsächlich bei allen Sterbenden nachweisen lässt. Eine tragfähige Antwort auf diese Frage gibt es noch nicht und wird es möglicherweise wegen der Schwierigkeit, verdrängte Inhalte empirisch zu erheben, niemals geben. Bei der Erfassung von Sterbebewusstsein ist man in erster Linie auf sprachliche Äußerungen des Betroffenen angewiesen, die es aber im Fall der Verdrängung nicht geben kann. Andere Äußerungsformen wie Zeichnungen sind grundsätzlich mehrdeutig und bieten daher Raum für unterschiedliche Interpretationen. In seiner Stichprobe von 100 Krebspatienten fand Kellehear (1990) nur 26 Patienten, die selbständig Sterbebewusstsein entwickelt hatten, und zwar aus folgenden Quellen:

(a) aufgrund verschiedener körperlicher Symptome und deren wiederholtem Auftreten;
(b) wegen der Assoziation des Wortes »Krebs« mit Tod;
(c) aus der Beobachtung von Nervosität und anderem ungewöhnlichem Verhalten des Arztes.

Insgesamt kommt der Autor zu folgender Feststellung: »The assertion that ›most, if not all patients‹ are aware of dying whether told or not is not supported by past empirical work or the findings of this study« (ebd., S. 85). An anderer Stelle schätzt dieser Autor das Ausmaß, in dem Patienten über ihren fatalen Zustand Bescheid wissen, auf 46 bis 66 %. Trotz dieser mehrdeutigen Sachlage halten wir für unsere Definition des Sterbens an der Annahme fest, dass jeder Sterbende über ein Mindestmaß an Sterbebewusstsein verfügt.

Wie diese Ausführungen zeigen, nimmt das Sterbebewusstsein in der hier vorgeschlagenen Kennzeichnung des Sterbens eine zentrale Stellung ein. Das mehr oder weniger zugelassene Wissen um die akute Bedrohung des eigenen Lebens bestimmt das Erleben und Verhalten des Betroffenen nachhaltig. Huber und Gibson (1990) teilen eine derart kognitive Sichtweise, indem sie den Beginn des Sterbeprozesses mit dem aufkommenden Bedürfnis nach antizipatorischem Trauern gleichsetzen. Bei genauerer Betrachtung ist es der wahrgenommene zeitliche Abstand vom eigenen Tod, der diese Wirkung ausmacht (Kellehear 1990, S. 46). Dies bedeutet auch, dass Sterbebewusstsein Fluktuationen unterliegen kann: Wird die Distanz zum eigenen Tod – etwa aufgrund einer Verschlechterung des Befindens – als gering eingeschätzt, ist das Sterbebewusstsein stark ausgeprägt; bei einer Besserung des Allgemeinzustands nimmt das Sterbebewusstsein an Intensität ab. Ferner kann man das Bewusstsein, *eine sterbende Person* zu sein, d. h. sich einer todbringenden Krankheit bewusst zu sein, abgrenzen von dem Bewusstsein, *eine Person im Sterben* zu sein, d. h. klinisch dem eigenen Tod nahe zu sein (ebd., S. 82).

Neu an dieser Definition ist, dass objektive *und* subjektive Faktoren *gemeinsam* gegeben sein müssen, damit ein Mensch als Sterbender bezeichnet werden kann. In der Medizinischen Psychologie gibt es die alte Faustregel: »Nicht der Befund ist entscheidend, sondern das Befinden.« In Abwandlung dieser Regel könnte man im Hinblick auf unsere Begriffsbestimmung des Sterbens sagen: Befund *und* Befinden sind notwendig, aus psychologischer Sicht kommt aber dem Befinden die größere Bedeutung zu. In diesem Sinne merkt KASTENBAUM (1989, S. 104) bezüglich der verschiedenen Möglichkeiten des Beginns des Sterbeprozesses an: »The key, then, might be not the moment that the physician reaches the conclusion, but the moment that it is communicated to the patient.« Dies wird durch die Ergebnisse der Befragung von Tumorpatienten mit ärztlich eingeschätzter Lebenserwartung von höchstens einem Jahr bestätigt, von denen VAN OORSCHOT und WEDDING (2005) berichten. Für einige dieser Patienten begann das Sterben bereits mit der Bekanntgabe der Diagnose einer unheilbaren Tumorerkrankung. Ähnliche Ergebnisse erhielt KELLEHEAR (1990).

Die vorliegende Definition des Sterbens hat den Vorzug, präziser zu sein als manches ähnliche Konzept in diesem Kontext. Dies gilt etwa für die Begriffe »unheilbare Krankheit« und »lebensbedrohliche Krankheit«. Ob eine Person, die (manifest) an Aids erkrankt ist, mit dieser Krankheit aber unter Umständen 20 Jahre leben kann, als Sterbende bezeichnet werden sollte, lassen diese Begriffe offen. Ähnliches gilt für den »Patienten mit infauster Prognose«, dessen Heilung als nicht mehr möglich eingestuft wird. Die »Krankheit im Endstadium« (»terminal illness«) könnte eng gefasst sein und daher nur einen Teil unserer Definition des Sterbens abdecken. Besonders unbestimmt bleibt der Begriff des Lebensendes. Betreuung am Ende des Lebens (»end of life care«) bezieht sich auf Patienten, die sich in entsprechende Pflege begeben. Entspricht das Ende des Lebens somit dem Beginn des Sterbens?

2.5 Gültigkeitsbereich des psychologisch-verhaltenswissenschaftlichen Sterbebegriffs

Grundsätzlich müssen Begriffsbestimmungen den Anspruch erheben, allgemein gültig zu sein. Die im vorherigen Abschnitt eingeführte Definition sollte also den Merkmalsbereich »Sterben« möglichst vollständig abdecken. In diesem Abschnitt soll nun untersucht werden, inwieweit dies für unsere Kennzeichnung des Sterbens zutrifft und ob es möglicherweise Teilbereiche des Merkmalsbereichs gibt, die durch die Definition des vorherigen Abschnitts nicht abgedeckt werden. Dabei ist die Analyse auf die Bestimmungsstücke unserer Kennzeichnung des Sterbens, nämlich die objektive Schädigung bzw. Bedrohung einerseits und das subjektive Bewusstsein dessen andererseits, ausgerichtet.

2.5.1 *Sterben aufgrund einer körperlichen Krankheit*

Betrachten wir zunächst das Sterben infolge einer somatischen Erkrankung. Dabei sind die Übergänge vom Status des Gesunden zu dem des Kranken sowie vom Status des Kranken zu dem des Sterbenden von besonderem Interesse. Im Sinne unserer psychologisch-verhaltenswissenschaftlichen Begriffsbestimmung ist ein Kranker dann ein Sterbender, wenn
(1) nach ärztlicher Einschätzung sicher ist, dass er in einem näher eingrenzbaren Zeitraum tot sein wird,
(2) mindestens ein Mensch in seiner Umgebung dies weiß und
(3) der Kranke die Tatsache, dass er vom Tod bedroht ist, so weit wahrgenommen hat, dass dies bewusst oder unbewusst sein Erleben und Verhalten bestimmt.

Bedingung (1) ist eine notwendige, aber aus psychologisch-verhaltenswissenschaftlicher Sicht nicht hinreichende Bedingung. Bedingung (3) betont den kognitiven Aspekt und schließt dabei auch unbewusste Abwehrmechanismen (z. B. Verdrängung, Negation) mit ein. Bedingung (2) stellt das Bindeglied zwischen (1) und (3) dar: Damit kognitive Abläufe beim Kranken in Gang kommen können, muss es irgendeine Form der Informationsübermittlung geben. Das Wissen um die Diagnose/Prognose aufseiten mindestens einer Person in der Umgebung des Betroffenen, die mit dem Arzt identisch sein kann, ist dann eine unverzichtbare Bedingung, wenn es zu dem Zeitpunkt, an dem der fatale Befund bekannt wird, noch keine Symptome gibt, d. h. wenn der Betroffene (noch) keinerlei bedrohlichen Signale aus seinem Körper empfängt.

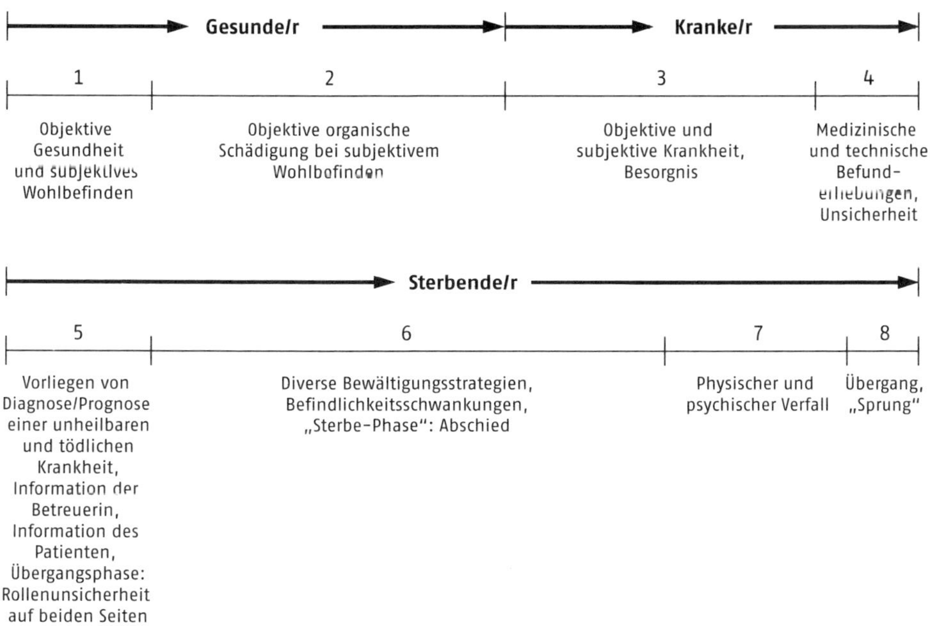

Beginn und Verlauf des Sterbeprozesses aufgrund einer körperlichen Erkrankung

Man kann sich den Weg, den ein Kranker in den sogenannten entwickelten Ländern mit ihrem hochspezialisierten Gesundheitswesen in der Regel nimmt, anhand eines schematischen Zeitstrahls vorstellen: Dieser ist in acht Abschnitte unterteilt, welche die einzelnen Phasen vom Gesunden hin zum Kranken und schließlich zum Sterbenden wiedergeben. In Abschnitt (1) gibt es keinerlei körperliche Erkrankung, und es besteht neben objektiver Gesundheit auch keine subjektive Beeinträchtigung. In Abschnitt (2) hat sich unbemerkt eine objektive organismische Schädigung (z. B. ein Tumor) eingestellt, die sich aber körperlich noch nicht bemerkbar macht und daher das Befinden (noch) nicht beeinträchtigt. Während dieser beiden Abschnitte bezeichnen wir einen solchen Menschen als »gesund«, auch wenn er streng genommen die todbringende Krankheit bereits in sich trägt. Dies entspricht der medizinsoziologischen Klassifizierung von Krankheit und Gesundheit, der zufolge Gesundheit dann gegeben ist, wenn ihr Fehlen sich nicht störend bemerkbar macht (Gerhardt 1993). In Abschnitt (3) machen sich erste Symptome der Krankheit bemerkbar. Die betroffene Person ist nun nicht nur objektiv krank, sondern sie hat auch den Eindruck, dass etwas mit ihr nicht in Ordnung ist (z. B. ein Knoten in der Brust einer Frau), und sie ist entsprechend beunruhigt. Diese Besorgnis veranlasst die Person, einen Arzt aufzusuchen, um durch medizinisch-technische Untersuchungen abklären zu lassen, was es mit den Signalen, die sie aus ihrem Körper erhält, auf sich hat (Abschnitt 4). Während dieses Abschnitts herrschen gesteigerte Ungewissheit und Besorgnis. In den Abschnitten (3) und (4) ist die Person nach unserem Verständnis eine Kranke, deren Heilungschancen noch ungeklärt sind. Der klinisch häufige Fall, dass zunächst noch gewisse Heilungschancen gesehen und entsprechende Therapiemaßnahmen durchgeführt werden, fällt in Abschnitt (4). In Abschnitt (5) ist die Diagnose der unheilbaren und fortschreitenden Krankheit nicht mehr zu bezweifeln, und daraus ergibt sich meist auch eine mindestens vage Prognose der verbleibenden Lebensspanne. Diese Information hat zunächst der Arzt. Entweder gibt es eine förmliche Mitteilung der Einzelheiten an den Patienten oder der Arzt beschränkt sich auf allgemein gehaltene Andeutungen. Auch wenn Letzteres der Fall sein sollte, wird der Patient aus dem nonverbalen Verhalten des Arztes erkennen, dass es sehr ernst um ihn steht. Von diesem Zeitpunkt an bezeichnen wir ihn als Sterbenden, auch wenn er noch Monate vom Eintritt seines Todes entfernt sein mag. Die dann in Abschnitt (6) einsetzenden Bewältigungsstrategien sind psychische Anpassungsvorgänge an die Aussicht des bevorstehenden eigenen Todes, d. h. des Verlusts all dessen, was für diese Person »die Welt« – ihre Bindungen an Menschen, abstrakte Ideen und konkrete Gegenstände – ausmacht (siehe Samarel 2003). Sie kennzeichnen die aus psychologischer Sicht eigentliche Sterbephase. Der physische und psychische Verfall in Abschnitt (7) ist eine im Vergleich zu Abschnitt (6) kurze Zeitspanne. Der gesamte Vorgang endet mit dem Eintritt des Todes in Abschnitt (8), hier in der Abbildung unverhältnismäßig groß dargestellt. Gemeint ist der Übergang vom Leben zum Tod oder auch das, was Simone de Beauvoir in ihrer Erzählung »Ein Sanfter Tod« den »Sprung« nennt (siehe dazu auch Abschnitt 2.1.1).

Dieser schematisch beschriebene Verlauf vom Gesunden über den Kranken zum

Sterbenden kann auch stark verkürzt sein, nämlich dann, wenn ein Mensch in Abschnitt (1) oder (2) anlässlich einer Routineuntersuchung erfährt, dass er unheilbar krank ist. In diesem Fall werden die Abschnitte (3) und (4) und damit der Status des Kranken übersprungen, der Patient wird gleichsam schlagartig vom Gesunden zum Sterbenden. Eine ähnliche Einteilung eines tödlichen Krankheitsverlaufs hat WEISMAN (1972) vorgenommen (siehe auch Weisman 1974, S. 46 ff.). Er setzt die erste Phase vom Gewahrwerden körperlicher Symptome bis zum Vorliegen der Diagnose an. Während dieser Zeit bestimmen Verneinung und aktives Beiseiteschieben der bedrohlichen Inhalte das Erleben und Verhalten des Betroffenen. Die zweite Phase währt vom Vorliegen der Diagnose bis zum Beginn des terminalen Abbaus (»terminal decline«). In dieser Zeit liegt der Schwerpunkt der medizinisch-somatischen Behandlung. Auf der psychischen Ebene gibt es Schwankungen zwischen Negation und Akzeptanz des eigenen Schicksals. Als Wichtigste Abwehrstrategien bezeichnet WEISMAN hier Bagatellisierung und Verschiebung. Die dritte und letzte Phase beginnt mit der Beendigung der kurativen Behandlung. Sie ist vom zunehmenden Verlust der persönlichen Kontrolle aufseiten des Sterbenden bestimmt. Im Übrigen ist der hier vorgestellte Verlauf des Sterbens gut mit dem integrierten dreiphasigen zirkulären Modell des Sterbens (Wittkowski 2004; siehe Abschnitt 2.4.1), mit dem erweiterten Illness Constellation Model (Olson et al. 2000–01; siehe Abschnitt 2.4.1) sowie mit dem Phasenmodell von GLASER und STRAUSS (1965/66; siehe Abschnitt 2.4.2) vereinbar.

Bei dieser schematischen Darstellung wird der Beginn des Sterbens durch das Bewusstsein markiert, sehr viel früher sterben zu müssen, als es ohne die Erkrankung »natürlicherweise« der Fall wäre. Diesen Aspekt der verkürzten Lebensspanne aufgrund einer todbringenden Krankheit stellt ZUCKER (1995, S. 391) deutlich heraus:

> »A disease is considered terminal when it will, in the absence of other factors, lead to death, whether treated or not, in a period of time that is usually shorter than would have been expected of that person without the disease. The length of time from diagnosis to death is irrelevant. Incurability itself does not make a condition terminal. Patients with a terminal disease can die from other causes, e. g. automobile accidents. Also, terminality is a judgement relative to available therapies.«

Das Bewusstsein, dass die eigene Lebensspanne wesentlich verkürzt ist, kann sich auch ohne medizinische Diagnosestellung ausbilden. Wenn sich die Symptome der unheilbaren Krankheit so vermehren oder verstärken, dass der Betroffene zu der Überzeugung gelangt, er sei unheilbar krank, dann ist er in unserem Sinne auch ohne Diagnose- und Prognosestellung ein Sterbender. Damit wird auch der Fall des Einsiedlers abgedeckt, der an einer somatischen Krankheit stirbt. Unabdingbare Voraussetzung ist freilich das Vorliegen einer unheilbaren Krankheit. Gelangt ein Mensch aufgrund von Symptomen, die nicht von einer tödlichen Erkrankung herrühren, zu der Erkenntnis, bald tot zu sein, so handelt es sich um eine (Selbst-)Täuschung.

Die hier bevorzugte kognitive Sicht des Sterbeprozesses lässt sich auch am Phänomen HIV/Aids erläutern. Die Diagnose einer HIV-Infektion stellt eine ernste Bedrohung, nicht jedoch ein sicheres baldiges Ende dar. Der Betroffene kann viele Jahre, möglicherweise sein ganzes restliches Leben in diesem Zustand der Bedrohung und der entsprechenden Ungewissheit leben. Aus unserer Sicht ist er kein Sterbender. Mit Ausbruch der manifesten Aidserkrankung ändert sich dies schlagartig. Derzeit ist Aids nicht heilbar, sondern der Verlauf kann lediglich verzögert werden. Da HIV-Infizierte in aller Regel über die Konsequenzen ihrer Infektion und die Prognose einer Aidserkrankung informiert sind, bedarf es keiner förmlichen Aufklärung, um bei ihnen das Bewusstsein des Todgeweihten zu erzeugen. Allerdings ist hier in den letzten Jahren eine Änderung eingetreten. Galt bis vor Kurzem der Ausbruch von Aids vielen als Hinweis auf den relativ kurz bevorstehenden Tod (»Todesurteil«), so gibt es inzwischen Möglichkeiten, den Verlauf der Erkrankung zu verlangsamen und den Eintritt des Todes sehr weit hinauszuzögern. Während man früher in unserem Sinne sagen konnte, mit dem Ausbruch von Aids sei der Betroffene ein Sterbender, stellt sich heute die Frage, ob ein Mensch, dessen Tod noch zwischen ca. fünf und acht Jahren in der Zukunft liegen mag, sinnvoll als Sterbender zu bezeichnen ist. Damit gelangt man zu der Abgrenzung einer zum Tode führenden Krankheit (»terminal illness«) vom Sterben, die Zimmerman (1986, S. 6) wie folgt vornimmt:

> »It is important to note, therefore, that our operational definition of terminal illness does not encompass a prediction of life expectancy. Likewise, it does not include mention of whether or not the patient is symptomatic. Under this definition terminal illness is not incompatible with the absence of symptoms and a relatively long life expectancy.«

Das Bewusstsein der eigenen Lage und die Fähigkeit zur Kommunikation darüber sind essenzieller Bestandteil der hier vorgelegten Definition des Sterbens bzw. des Sterbenden. Wie verhält es sich nun aber bei Menschen, die aufgrund ihrer todbringenden Erkrankung nicht bei Bewusstsein sind? Der Fall der Wachkoma-Patientin Terry Schiavo hat im Frühjahr 2005 weltweit Aufsehen erregt. Frau Schiavo war seit 15 Jahren nicht in der Lage, mit anderen Menschen zu kommunizieren. Geht man davon aus, dass sie kein Bewusstsein in dem Sinne hatte, dass sie sich über ihren Zustand im Klaren war, so war sie im Sinne unserer Definition keine Sterbende – auch nicht während der letzten Stunden und Minuten ihres (körperlichen) Lebens.

Diese Sichtweise mag irritieren oder gar zu Widerspruch herausfordern. In der Tat ist man intuitiv geneigt, einen Patienten im Wachkoma, dessen Ernährung eingestellt wird, als Sterbenden zu betrachten. Sieht man allerdings das Erleben und Verhalten und vor allem die Kommunikation mit anderen als wichtiges Merkmal des Lebens und damit auch des Sterbens von Menschen an, so kommt man nicht umhin, unserer Auffassung zu folgen. Frau Schiavo war nicht in der Lage, sich von ihren Angehörigen zu verabschieden, und es ist mehr als fraglich, ob sie im Hinblick auf ihren bevorstehenden Tod Gefühle (z. B. Angst) hatte.

Auch wenn man die Situation unheilbar kranker Kinder betrachtet, mögen sich

Irritationen für den einen oder anderen Leser ergeben. Erst von einem Alter zwischen etwa acht und zehn Jahren an verfügen Kinder über ein Todeskonzept, das demjenigen des Erwachsenen entspricht (Speece & Brent 1992; Wass 2003). Konkret bedeutet dies, dass sie erst von diesem Alter an den Tod als unumkehrbar und universell (alle Lebewesen sind sterblich) ansehen und somit auch erst dann wissen, dass mit dem Eintritt des Todes alle Körperfunktionen (Sehen, Hören, Atmen, Nahrungsaufnahme etc.) enden. Wenn nun bei einem Kind von vier Jahren eine unheilbare Krankheit festgestellt wird, so vermag dieses Kind die Konsequenzen aufgrund seines noch nicht erwachsenengemäßen Todeskonzepts nicht in vollem Umfang zu erkennen. Tatsächlich fürchten sich unheilbar kranke Kinder in diesem Alter nicht in erster Linie vor dem *Tod*, sondern sie sind durch das Verhalten ihrer Eltern beunruhigt oder leiden unter der Trennung von ihnen, wenn sie selbst im Krankenhaus sein müssen. Kinder dieses Alters können wir konsequenterweise nicht als sterbende Kinder bezeichnen, weil sie (noch) kein Selbstbewusstsein des Sterbenden haben können. Im Gegensatz dazu fallen ältere Kinder, etwa von zehn Jahren an, in den Gültigkeitsbereich unserer Definition des Sterbens. Damit soll freilich nicht gesagt sein, dass jüngere Kinder, die unheilbar krank sind, keine psychosoziale Betreuung benötigten.

2.5.2 *Sterben infolge eines Unfalls oder einer Naturkatastrophe*

Kommen wir nun zu einer anderen Möglichkeit der vorzeitigen Beendigung des Lebens, nämlich dem Sterben infolge eines Unfalls. Das Unfallopfer hat eine irreversible Schädigung seines Organismus erfahren, die nicht nur so bleiben, sondern in einem überschaubaren Zeitraum zu seinem Tod führen wird. Hier gelten die Ausführungen zum Sterben als Folge einer Krankheit sinngemäß. Von dem Moment an, in dem das Unfallopfer mittelbar oder unmittelbar erfährt, dass seine Verletzungen todbringend sind, fällt es unter unsere Definition des Sterbenden. Dies setzt allerdings voraus, dass das Unfallopfer bei Bewusstsein ist und dass eine gewisse Zeitspanne zwischen dem Unfall und dem Eintritt des Todes liegt. Bleibt das Unfallopfer bis zum Todeseintritt bewusstlos oder ist der Tod unmittelbar eingetreten, so hat aus psychologisch-verhaltenswissenschaftlicher Sicht kein Sterben stattgefunden. Dies wird auch schon daran deutlich, dass bei einem bewusstlosen Patienten zwar pflegerische Betreuung notwendig, Begleitung im Sterben (Eingehen auf psychische, soziale und spirituelle Bedürfnisse) aber gar nicht möglich ist.

Es gibt Unfallverläufe, bei denen nur sehr wenig Zeit zwischen deren Beginn und dem Eintritt des Todes liegt. Von Personen, die einen Absturz im Gebirge überlebt haben oder die in letzter Sekunde vor dem Ertrinken gerettet wurden, ist immer wieder berichtet worden, dass während der wenigen Sekunden des Sturzes oder des Überlebenskampfes im Wasser ihr ganzes Leben vor ihrem inneren Auge vorbeigezogen sei (sog. Lebenspanorama oder »life review«; siehe Hampe 1975, S. 65ff.; Kalish 1974). Abgesehen davon, dass diese Personen nicht zu Tode gekommen sind, betrachten wir dieses Phänomen des Nahtoderlebnisses nicht als Sterbevorgang, weil sich in der betreffenden Situation kein Sterbebewusstsein in dem weiter oben beschriebenen Sinne entwickeln konnte.

2.5.3 *Sterben infolge äußerer Gewalteinwirkung*

Eine weitere Fallgruppe stellen jene Personen dar, die aufgrund äußerer Gewalteinwirkung zu Tode kommen. Hier ist zunächst an die Opfer von Gewaltverbrechen, aber auch an fallende Soldaten zu denken. Handelt es sich um ein sehr kurzes Geschehen, etwa um die Tötung durch einen Messerstich oder Schuss, so bleibt dem Opfer keine Zeit für jene kognitiven Prozesse, die nach unserer Begriffsbestimmung kennzeichnend für das Sterben sind. Bei einem solchen Opfer eines Verbrechens oder eines militärischen Kampfes tritt zwar der Übergang vom Leben zum Tod ein, nicht aber ein Sterbeprozess in einem psychologisch-verhaltenswissenschaftlichen Sinne. Lebt das Opfer hingegen noch einige Zeit nach der Tat und ist bei Bewusstsein, so haben wir es mit einem Sterbenden zu tun, wenn der Tod aufgrund der organismischen Schädigung in absehbarer Zeit eintreten wird und wenn Arzt und Betreuer dies wissen oder die Signale aus dem Körper des Verletzten unmissverständlich sind. In diesem Fall kann es allerdings sein, dass dem Verbrechensopfer oder dem Soldaten wegen der kurzen Zeitspanne zwischen der Schädigung und dem Eintritt des Todes (z. B. wenige Tage) sowie wegen seines beeinträchtigten Allgemeinzustands keine Möglichkeit bleibt, jene Bewältigungs- und Anpassungsprozesse auszubilden, die bei einer längeren Sterbephase nach Art von Abschnitt (6) aus der Abbildung in Kapitel 2.5.1 typisch sind. Dies gilt auch für tödliche Verwundungen von Soldaten.

2.5.4 *Hinrichtung*

Ein Spezialfall innerhalb der Personengruppe, die ihr Leben durch äußere Gewalteinwirkung verliert, sind Personen, die zum Tode verurteilt und hingerichtet werden. In Abwandlung unserer allgemeinen Definition aus Abschnitt 2.4 ist ein zum Tode Verurteilter dann ein Sterbender, wenn (1) nach menschlichem Ermessen sicher ist, dass er in einem bestimmten, näher eingrenzbaren Zeitraum hingerichtet werden wird, und (2) er sich über die Tatsache, dass er konkret vom Tod bedroht ist, so weit im Klaren ist, dass dies bewusst oder unbewusst sein Erleben und Verhalten bestimmt. Dies mag nun besonders befremdlich anmuten, da wir einen Menschen als Sterbenden bezeichnen, bei dem keinerlei Krankheit oder organismische Schädigung vorliegt. Wir geben jedoch zu bedenken, dass *aus psychologischer Sicht*, d. h. bei Betonung des kognitiven Aspekts, die für den Sterbeprozess charakteristischen Abläufe des Erlebens und Verhaltens auch bei völliger somatischer Gesundheit möglich sind, sofern objektiv eine tödliche Bedrohung und die entsprechende subjektive Wahrnehmung gegeben sind. Letzteres ist durch die Urteilsverkündung gegeben.

Wenn wir jedoch – etwa in einer Diktatur mit geheimen Verhandlungen – den Fall annehmen, dass der Tod einer Person ohne ihr Wissen beschlossen wird und auch diejenigen Personen, die mit ihr Umgang haben (etwa das Gefängnispersonal), keine Kenntnis von der bevorstehenden Tötung haben, so wäre diese Person aus unserer Sicht kein Sterbender/keine Sterbende, weil sich bei ihr kein Sterbebewusstsein einstellen kann. Der russiche Zar und seine Familie sollen im Oktober 1918 mit den letzten Worten der Urteilsverkündung erschossen worden sein; die Frauen sollen nicht einmal mehr die Zeit gehabt haben, sich zu bekreuzigen. Auch hier hat sich aufgrund der besonderen Umstände kein Sterbebewusstsein einstellen können, sodass die Betroffenen im Sinne unserer Definition daher keine Sterbenden waren.

Dass die hier eingeführte Kennzeichnung des Sterbens auch auf den Sonderfall der Hinrichtung anwendbar ist, wird durch Cassell (1973, S. 171) unterstrichen, der das Sterbebewusstsein unabhängig vom Zustand des Organismus, d.h. einer Krankheit, sieht:

> »The process of *being dying*, in contrast to the process of *becoming dead*, is an intensly personal, non-physical process. [...] the self can also be seen as dying independently of the body« (Hervorhebungen im Original).

In diesem Kontext ist auch aufschlussreich, dass in den Vereinigten Staaten geistig Behinderte nicht zum Tode verurteilt und hingerichtet werden können. Die Strafe kann also nur über denjenigen verhängt werden, der ihre Bedeutung in vollem Umfang zu erfassen vermag. Die Fähigkeit zu Sterbebewusstsein ist die Voraussetzung für die Verhängung der Todesstrafe. Im Umkehrschluss bedeutet dies: Wer aufgrund seines geistigen Habitus kein Sterbender im Sinne unserer Definition werden kann, den will der (amerikanische) Staat nicht mit dem Tod bedrohen – offenbar weil man annimmt, dass die Strafe dann nicht ihren Zweck erfüllen würde.

Erneut wird unsere Sichtweise deutlicher, wenn wir den Fall des zum Tode Verurteilten differenzierter betrachten. Wie aus den USA bekannt ist, warten die Todeskandidaten dort oft viele Jahre auf die Vollstreckung ihres Urteils. Im Sinne unserer Definition wäre es nicht sinnvoll, einen Verurteilten, der nicht weiß, ob er in fünf, acht oder zehn Jahren hingerichtet werden wird, als Sterbenden zu bezeichnen. Innerhalb dieser Zeitspannen kann eine Wiederaufnahme des Verfahrens erfolgen, die Gesetzgebung des betreffenden Bundesstaates kann sich ändern oder andere Umstände können die Vollstreckung des Urteils verhindern. Im Gegensatz dazu bezeichnen wir einen Verurteilten dann als Sterbenden, wenn der Hinrichtungstermin bestimmt ist. Von diesem Zeitpunkt an muss der Betroffene damit rechnen, dass sein Leben an dem festgesetzten Tag enden wird. Wir bezeichnen ihn auch dann als Sterbenden, wenn durch seinen Anwalt, durch Interessengruppen und vonseiten der Medien versucht wird, einen Aufschub der Vollstreckung zu erreichen. Umso mehr ist ein zum Tode Verurteilter ein Sterbender, wenn von vornherein keine Aussicht auf Begnadigung besteht. Die Attentäter des 20. Juli 1944, aber auch die Hauptkriegsverbrecher, die im Oktober 1946 vom Nürnberger Militärgerichtshof zum Tode verurteilt wurden, sind Beispiele für diese Variante. Aus unserer psychologisch-verhaltenswissenschaftlichen Sicht waren diese Männer mit der Urteilsverkündung Sterbende.

Gerade aus der Zeit des Nationalsozialismus gibt es zahlreiche Beispiele dafür, dass sich zum Tode Verurteilte kurz vor der Vollstreckung des Urteils im Prinzip so verhalten haben wie Patienten, die an einer somatischen Krankheit sterben: Sie haben (brieflich) Abschied von ihren Angehörigen genommen und insbesondere ihre ideellen Angelegenheiten geordnet, vielfach auch ein weltanschauliches Vermächtnis hinterlassen. Nach den Beobachtungen Kellehears (1990) an Krebspatienten mit einer Lebenserwartung von etwa einem Jahr gehört das Abschiednehmen zu deren charakteristischen Handlungen. Dabei kann man frühe Abschiede (Gespräche, Geschenke, Briefe) von späten Abschieden in den letzten Stunden des Lebens unterscheiden. In der von Kellehear untersuchten Stichproben nahmen 73 % der Krebspatienten spät Abschied.

2.5.5 *Sterben durch eigene Hand*

Schließlich gibt es die Möglichkeit, dass ein Mensch aus eigenem Entschluss seinem Leben ein Ende setzt, und auch darauf ist unsere Definition anwendbar. Aus psychologisch-verhaltenswissenschaftlicher Sicht ist ein Mensch, der fest zum Suizid entschlossen ist, ein Sterbender, weil (1) aufgrund seines eigenen Willens sicher ist, dass er in einem näher eingrenzbaren Zeitraum (z. B. einer Woche) tot sein wird, und weil (2) er sich der Tatsache, dass sein Tod kurz bevorsteht, vollkommen bewusst ist (wäre er sich dessen nicht bewusst, könnte er den Vorsatz zur Selbsttötung nicht haben). Hierbei spielt die Frage der Willensfreiheit keine Rolle. Ob der Betreffende durch Depression oder eine andere psychische Störung in seiner Wahrnehmung extrem eingeengt ist oder ob er nach langer reiflicher Überlegung zum Entschluss des Suizids gelangt – im vorliegenden Kontext ist maßgebend, dass er von diesem Bewusstsein bestimmt ist. Viele Suizidale, die nicht aus einem spontanen Impuls heraus handeln, verhalten sich denn auch wie andere Sterbende: sie ordnen ihre Angelegenheiten, nehmen von Personen (oft ohne dass diese es bemerken) und liebgewonnenen Orten Abschied und wählen mit Bedacht die Methode der Selbsttötung (zum Erleben und Verhalten Suizidaler siehe Hughes & Neimeyer 1990, sowie Shneidman 1999). Die Eintragung in Jochen Kleppers »Tagebuch der letzten Woche« (1951) ist ein ergreifendes Zeugnis eines solchen Ablaufs. Der in den 1930er-Jahren erfolgreiche Dichter und Verfasser von »Der Vater« hatte im Dezember des Jahres 1942 vergeblich versucht, für seine jüdische Frau und deren Tochter Reni die Ausreise nach Schweden zu erwirken. Eine Scheidung, die einer Verleugnung von Ehefrau und Stieftochter gleichgekommen wäre, kam für ihn nicht in Betracht. Für Mittwoch, den 9. 12. 1942, und den folgenden Tag finden sich folgende Eintragungen:

»[...] Morgen um drei bin ich wieder zur Sicherheitspolizei bestellt.
Da ich am Telefon jetzt so wenig sagen kann, kam Hilde, die sehr teilnimmt, abends nach dem Dienst zu uns. Nun ist alles so nah, womit wir sie in der Adventszeit des vorigen Jahres schon so belasten mußten.
Diese stillen, stillen, dunklen, trüben Tage. So lind, so voller Tränen des Himmels.
›Wenn der Herr die Gefangenen Zions erlösen wird, so werden wir sein wie die Träumenden.‹
Noch ein Tag so qualvollen Wartens. Und doch geht alles so rasch.-
Abends die arme Hilde bei uns zur Testamentsbesprechung. Hannis armes Herz trauert noch immer um ›Das ewige Haus‹.
Brigitte – Katharina.

10.12.1942.

Nachmittags die Verhandlung auf dem Sicherheitsdienst.

Wir sterben nun – ach, auch das steht bei Gott –
Wir gehen heute nacht gemeinsam in den Tod.
Über uns steht in den letzten Stunden das Bild
des segnenden Christus, der um uns ringt.
In dessen Anblick endet unser Leben.«

Obwohl alle Beteiligten körperlich gesund sind, spricht der Dichter für sich und seine Familie davon, dass man nun sterbe. Bei kritischer Betrachtung mag man infrage stellen, ob im Fall des Suizids eine objektive Schädigung gegeben ist. Tatsächlich handelt es sich um den (subjektiven) Entschluss, der freilich von einem bestimmten Zeitpunkt, einer Art »point of no return« an für viele in dieser Situation subjektiv unumstößlich ist (siehe die Tagebuchaufzeichnungen von Arthur Inman; Aaron 1985). Dieser absoluten subjektiven Gewissheit kann man nun den Charakter des Quasi-Objektiven zubilligen. Da wir im vorliegenden Kontext der subjektiven Komponente in Gestalt des Sterbebewusstseins die großere Bedeutung beimessen, betrachten wir eine Person, die den Entschluss zur Selbsttötung gefasst hat, als einen Sterbenden/eine Sterbende.

2.5.6 *Sterben als Kleinkind/Plötzlicher Kindstod*

Beim Plötzlichen Kindstod, auch Säuglingstod oder Krippentod genannt, stirbt ein anscheinend gesunder Säugling unerwartet und ohne erkennbare Ursache, meist während des nächtlichen Schlafs. Die meisten Fälle treten zwischen dem 2. und 4. Monat auf. Fachleute gehen heute davon aus, dass verschiedene Faktoren am Eintreten des Plötzlichen Kindstodes beteiligt sind. Als eine mögliche Ursache wird eine Störung des Atemantriebs vermutet, die zum Atemstillstand führt.

Kann man hier von einem Sterben im Sinne unserer Definition sprechen? Eine objektive Schädigung ist zweifellos gegeben. Was hingegen völlig fehlt, ist ein Bewusstsein der eigenen Situation. Kinder im ersten Lebensjahr sind zu Wahrnehmungen und Bewertungen als Grundlage bewusster Handlungen grundsätzlich noch nicht in der Lage. Beim Plötzlichen Kindstod kommt hinzu, dass der Atemstillstand in der Regel im Schlaf, also gleichsam unbemerkt, eintritt. Man muss daher feststellen, dass in diesem Fall ein Sterben im psychologisch-verhaltenswissenschaftlichen Sinne nicht stattfindet. Dies gilt nicht nur für den Sonderfall des Plötzlichen Kindstodes, sondern auch für andere Todesursachen im frühen Kindesalter. Dies dürfte auch intuitiv nachvollziehbar sein, denn kaum jemand wird auf die Idee kommen, bei einem Kleinkind Sterbebegleitung in der Weise durchführen zu wollen, wie sie bei älteren Kindern, bei Jugendlichen und bei Erwachsenen üblich ist.

2.5.7 *Sterben im hohen Alter bzw. an Altersschwäche*

Kann man, sollte man Hochbetagte generell einfach aufgrund ihres hohen Alters als Sterbende betrachten? Ein Mensch jenseits der Neunzig dürfte in der Regel eine überschaubare Lebenserwartung haben, auch wenn er sich in einem seinem Alter entsprechenden guten Allgemeinzustand befindet. Und er dürfte sich der Nähe zu seinem eigenen Tod bewusst sein. Die Frage, inwiefern man einen Hochbetagten als Sterbenden definieren kann, ist besonders verzwickt.

Was den objektiven Aspekt, nämlich die irreversible und zugleich todbringende organismische Schädigung betrifft, so verlagert sich die Frage, ob ein sehr alter Mensch todkrank ist, hin zu der Frage, was hier unter todbringender Krankheit zu verstehen ist. »Krank« bedeutet in diesem Fall keine akute Beeinträchtigung des Organismus aufgrund einer eng umschreibbaren Ursache, der man mit gezielten Behandlungsmaßnahmen begegnen könnte. Im sehr hohen Alter besteht in aller Regel eine chronische Labilität von Gleichgewichtszuständen auf allen Ebenen des Organismus.

> »Eine altersbedingte Umwandlung der Organstrukturen bewirkt also die zunehmende Funktionseinschränkung. Sie erfaßt über das langsame Sterben eines vitalen Organs bald weitere Funktionsbereiche, um dann unaufhaltsam auf den ganzen Organismus überzugreifen« (Baust 1988, S. 41).

Im jungen Organismus befinden sich die Organe und Organsysteme in einem stabilen Gleichgewichtszustand, und im Fall einer akuten Störung (z. B. einer Infektion) gelangen sie rasch wieder dorthin zurück. Bei sehr alten Menschen hingegen dauert die Rückkehr in den Gleichgewichtszustand lange und überdies besteht die Gefahr, dass das akute Ungleichgewicht zu einem Zusammenbruch der Vitalfunktionen führt. Wegen dieser Situation gibt es die Ansicht, sehr alte Menschen seien grundsätzlich als

Kranke zu bezeichnen, da sich bei ihnen eine objektive Schädigung von Dauer gleichsam natürlicherweise eingestellt hat.

Mit Blick auf den subjektiven Aspekt gibt es vielfältige Anhaltspunkte dafür, dass Sterbebewusstsein bei vielen Hochbetagten besteht. Viele dieser Menschen haben das Bewusstsein, dass die Wahrscheinlichkeit von Ereignissen, die in sehr kurzer Zeit zum eigenen Ableben führen können, groß ist. In dieses Bewusstsein mischt sich eine geringe oder nahezu fehlende persönliche Zukunftsperspektive; man lebt für den jeweiligen Tag, plant allenfalls von Woche zu Woche. Man hat sich aus Verpflichtungen zurückgezogen, und soziale Kontakte haben sich allein deshalb vermindert, weil die Zahl der gleichaltrigen Weggefährten klein geworden ist. Viele Hochbetagte fühlen sich lebenssatt, manche auch des Lebens überdrüssig. Aus dem eigenen Körper empfangen sie Signale der Gebrechlichkeit, der Aktionsradius ist sehr gering.

Angesichts dieser Situation meinen wir, dass es pragmatisch sinnvoll ist, hochbetagte Menschen generell als Sterbende zu bezeichnen, auch wenn es sich im Rahmen ihres Alters und ihrer Lebensumstände um ganz normale Menschen handeln mag. Diese Einschätzung sollte nicht als diskriminierend missverstanden werden. Ebenso sollte aus den vorstehenden Überlegungen nicht der Schluss gezogen werden, hier werde eine öffentliche Etikettierung Hochbetagter propagiert. Was allerdings erreicht werden soll, ist eine sachlich erweiterte Sicht auf das sehr hohe Lebensalter. Wie auch die Bezeichnung »Säugling« nicht als negativ empfunden wird, sondern auf spezifische Bedürfnisse des Menschen kurz nach seiner Geburt hinweist, so kann die Fremdeinschätzung eines alten Menschen als jemand, der sich in der terminalen Phase befindet, den Blick für die spezifischen Bedürfnisse des Menschen in Sichtweite seines Todes schärfen. Letzten Endes hängt es aber vom Erleben des einzelnen Hochbetagten ab, ob wir ihn als Sterbenden bezeichnen können. Jene alten Menschen, die ihre Bindungen an »die Welt« erkennbar lösen und schließlich auch sich selbst loslassen, wie Luise Rinser es für sich selbst so anschaulich geschildert hat, wird man als Sterbende bezeichnen können. Für andere, bei denen derartige Prozesse im Erleben und Verhalten überhaupt nicht erkennbar sind, wird man mit einer derartigen Kennzeichnung zurückhaltender sein. Interessant wäre es übrigens zu erfahren, wie die betroffenen Hochbetagten selbst darüber denken, sie als Sterbende zu betrachten – nach Kenntnis des Autors ist dies noch nicht unternommen worden.

Bereits vor mehr als 30 Jahren hat Bromley (1974, S. 267) speziell im Hinblick auf Hochbetagte eine ähnliche Sichtweise propagiert:

> »The ›terminal stage‹ can be defined as a persistent awareness of the prospect of death from natural causes in late life. Thus we are not concerned with dying and death in children or through violence, or even with premature and unanticipated death in adult life. [...] it is convenient to regard dying as a distinct stage in the human life-path, ending in biological death.«

> »By definition, the further expectation of life of an old person is short, i.e. his ›chances of death‹ are high, even if the actual cause of death and the time left to live is uncertain. An old person reaches the terminal stage when he realizes that he could die ›at any time‹ from natural causes, and when his behaviour is influenced by the meaning of that realization.« (ebd., S. 269)

Auf ein gewisses Paradoxon in diesem Kontext verweist Kellehear (1990, S. 23), wenn er einerseits bei alten Menschen das Selbstbild des Sterbenden infrage stellt und andererseits bei ihnen das Bewusstsein des nahe bevorstehenden eigenen Todes bejaht. Provokativ und querdenkerisch zugleich bezeichnet Kastenbaum (1977, S. 155 f.) Altern als langsames Sterben und Sterben als rasches Altern. Auch hier haben wir es also wieder mit einem Vexierbild zu tun.

Möglicherweise ist es die Scheu vor dem Etikett »Sterbender«, die sowohl die betroffenen Alten als auch die Personen in ihrer Umgebung davor zurückschrecken lässt, es offen auszusprechen. In der Tat wäre es taktlos, einen Hochbetagten direkt oder auch nur indirekt als Sterbenden anzusprechen. Gleichwohl mögen sich sowohl Hochbetagte selbst als auch ihre Angehörigen zuweilen intuitiv so verhalten, als sei der alte Mensch ein Sterbender. Wer sich beispielsweise von einem 95-jährigen Familienangehörigen für eine längere Zeit, etwa wegen eines Auslandsaufenthalts, verabschiedet, mag sich dabei fragen, ob dies ein Abschied für immer ist. Und auch der Hochbetagte mag sich diese Frage stellen. Dieses Bewusstsein der Endgültigkeit auf beiden Seiten wird dann die Art und Weise des Abschieds beeinflussen, auch wenn kein Wort darüber fällt.

Einen Sonderfall bilden sehr alte Menschen mit Demenz. Ob man sie im Sinne unserer Definition als Sterbende betrachtet, hängt davon ab, wie weit die Fähigkeit zu kritischer Selbstreflexion noch erhalten ist. Personen mit Morbus Alzheimer in einem frühen Stadium vermögen ihre geistigen Defizite zu erkennen, und sie leiden darunter; dies führt nicht selten zu einer reaktiven Depression. Solche Personen wird man in der gleichen Weise als Sterbende betrachten können, wie Hochbetagte im Allgemeinen. Bei Menschen hingegen, denen jegliches Bewusstsein für ihre Lebenssituation, ihre Vergangenheit und ihre Zukunft abhanden gekommen ist, wird man kein Sterbebewusstsein annehmen können, und daher sind sie in unserem Sinne keine Sterbenden. Eine ganz ähnliche Sichtweise lässt sich bei Streckeisen (2001, S. 100 f.) wiederfinden:

> »Ein extremes Beispiel für die Abweichung vom Modell des Tumorkranken sind alte Menschen mit seniler Demenz. Nicht nur lässt sich bei ihnen keine Phase des Sterbens abgrenzen. Sie wären ganz grundsätzlich nicht in der Lage, eine Sterbendenrolle zu übernehmen. [...] Diese Menschen kennen nicht einmal die Angst vor dem Tod. Der Grund liegt darin, dass ihr Zeiterleben gestört ist. Wenn aber jeglicher Sinn für die Zukunft erloschen ist, hat der Begriff des Todes keinen Sinn mehr.«

2.6 Sterben – Ende mit Anfang!

Die ausführlichen Erörterungen zur Gültigkeit des hier vorgeschlagenen Sterbebegriffs im vorigen Abschnitt sind in folgener Tabelle zusammengefasst. Für jede von sieben Todesarten ist angegeben, ob bzw. inwieweit eine objektive (somatische) Schädigung oder Bedrohung einerseits und Sterbebewusstsein andererseits angenommen werden kann. Ein »+«-Zeichen steht für das eindeutige Vorliegen des betreffenden Aspekts, ein »–«-Zeichen steht für sein Fehlen, und ein »+«- oder »–«-Zeichen in Klammern besagt, dass der betreffende Aspekt in dieser Fallgruppe mit Einschränkungen gegeben ist.

Todesart / Fallgruppe	obj. Schädigung / tödl. Bedrohung	Sterbebewusstsein
Krankheit, somatisch	+	(+)
Unfall, Naturkatastrophe	+	(+)
Gewalteinwirkung von außen	+	(+)
Hinrichtung	+	+
Suizid	(+)	+
Plötzlicher Kindstod	+	–
Altersschwäche	(+)	(+)

Übersicht über verschiedene Todesarten unter objektivem (somatischem) und subjektivem (psychischem) Aspekt

Als Gesamteindruck ergibt sich aus obiger Tabelle, dass mit Ausnahme des Plötzlichen Kindstodes der subjektive Aspekt in Gestalt von Sterbebewusstsein stets bejaht werden kann, dass dies aber zugleich meist mit Einschränkungen geschehen muss. Eindeutiger ist das Bild auf der objektiven (somatischen) Seite, wo eine körperliche Schädigung mehrheitlich zweifelsfrei zu bejahen ist; gleichwohl gibt es auch hier Einschränkungen und Fragezeichen. Es hat den Anschein, als sei eine wirklich umfassende, gleichsam wasserdichte Definition des Sterbens, die sowohl den objektiven als auch den subjektiven Aspekt berücksichtigt und die gleichermaßen für alle denkbaren Fallkonstellationen Gültigkeit hat, nicht möglich. Allerdings zeigt die in obiger Tabelle dargestellte Übersicht auch, dass man keine schlechte Position innehat, wenn man »Sterben« schwerpunktmäßig vom subjektiven Aspekt her definiert.

Zur Begründung dieser These soll im weiteren Verlauf ein differenzierteres Resümee erfolgen. Bei Menschen mit einer todbringenden Krankheit ist die objektive Schädigung zweifelsfrei, und Sterbebewusstsein ist mit oder ohne Mitteilung des Befunds nicht nur möglich, sondern auch hoch wahrscheinlich. Entsteht Sterbebewusstsein ohne entsprechenden Kenntniserwerb aus der Umgebung, so tritt es später im Krankheitsverlauf ein, das psychische Sterben ist folglich kürzer. Das ist soweit plausibel. Die Einschränkung auf der subjektiven Seite besteht nun darin, dass dauerhaft bewusstlose

Kranke in unserem Sinne keine Sterbenden sein können. Man ist intuitiv geneigt, dies als unsinnig zurückzuweisen. Die Patientin im Koma soll keine Sterbende sein? Ähnlich steht es mit sterbenskranken Kleinkindern. Auch sie sind im Sinne unserer Definition keine Sterbenden, selbst wenn ihre Eltern sie natürlich als solche betrachten werden. Bei den Opfern von Unfällen und Naturkatastrophen sind die Verhältnisse prinzipiell ähnlich. Auch hier ist ein dauerhaft bewusstloses Opfer kein Sterbender, und wenn eine sehr kurze Zeitspanne zwischen der Schädigung und dem Eintritt des Todes liegt, während der sich kein Sterbebewusstsein ausbilden kann, so ist auch dieses Unfallopfer kein Sterbender in unserem Sinne. Die gleiche Argumentation gilt sinngemäß auch für die Opfer äußerer Gewalteinwirkung. Im Fall der Hinrichtung greift unsere Definition insofern, als wir die objektive Schädigung durch eine objektive Bedrohung ersetzen. Dies erscheint uns zulässig, ist doch hier wie schon in den zuvor erörterten Fallgruppen die Zukunftsperspektive entscheidend. Die Schädigung wird zu einem absehbaren Zeitpunkt eintreten, und zwar mit Gewissheit. Das objektive Kriterium ist im Fall des Todes durch Hinrichtung noch strenger als im Fall von Krankheit, Unfall und Gewalteinwirkung, denn aus diesen körperlichen Schädigungen ergibt sich nicht der exakte Zeitpunkt, zu dem der Tod eintreten wird. Dennoch haben wir es mit der intuitiv widersinnigen Situation zu tun, einen Menschen als Sterbenden zu bezeichnen, der körperlich vollkommen gesund sein mag. Letztlich ist es hier also die subjektive Seite, d. h. das Wissen um die bevorstehende Schädigung, welche die Kennzeichnung eines zum Tode Verurteilten als Sterbenden begründet.

Auch der zum Suizid Entschlossene kann körperlich unversehrt sein, und auch für ihn liegt die Schädigung in der Zukunft. Allerdings sind es keine äußeren Einflüsse, die ihn bedrohen. Die zukünftige Schädigung ergibt sich aus seinem eigenen Entschluss, und insofern dürfte sie subjektiv keine Bedrohung darstellen. Nur das subjektiv Unumstößliche des Entschlusses verleiht dieser Bedrohung den Charakter des Quasi-Objektiven. Eine Todesart mit entgegengesetzten Vorzeichen ist der Plötzliche Kindstod. Die objektive Schädigung ist zweifelsfrei. Dennoch sprechen wir hier eindeutig nicht von einem Sterbeprozess bzw. einem Sterbenden (Säugling), weil der Vorgang zu rasch, im Schlaf sowie bei einem Menschen abläuft, der aufgrund seines psycho-physischen Entwicklungsstands noch nicht zur Ausprägung von Sterbebewusstsein fähig ist. Schließlich das hohe Alter: Eine objektive organismische Schädigung ist zu bejahen, auch wenn sie aufgrund gesellschaftlicher Konvention nicht als Krankheit bezeichnet wird. Zugleich gibt es gute Gründe für die Annahme, dass sich Hochbetagte ihres bevorstehenden bzw. wahrscheinlichen Ablebens bewusst sind. Aber auch hier gibt es die Ausnahme der Alten mit fortgeschrittener Demenz; da sie kein Sterbebewusstsein auszubilden vermögen, ist das subjektive Kriterium für die Fallgruppe der Hochbetagten nur bedingt zu bejahen.

Es zeigt sich also, dass es mehrere Auffassungen vom Sterben gibt, die auf dem gesellschaftlichen »Marktplatz« angeboten werden (vgl. Salis Groß 2001, S. 72 f.). Die traditionelle medizinisch-somatische Kennzeichnung lässt sich auf die Formel bringen: *kurz und anhand körperlicher Symptome (z. B. Schnapp-Atmung) hinsichtlich des Be-*

ginns bestimmbar; Maßstab ist hier das organismische Geschehen beim Menschen kurz vor seinem Tod. Dieser eng gefasste Sterbebegriff bezieht sich auf das Sterben infolge einer körperlichen Schädigung durch Krankheit, Unfall sowie äußere Gewalteinwirkung und bezeichnet das unmittelbare Im-Sterben-Liegen, das häufig der Agonie entspricht. Die psychologisch-verhaltenswissenschaftliche Definition verdient nach den Ausführungen dieses Kapitels die Kurzfassung »*lang und aufgrund der Mitteilung über intrapsychische Vorgänge hinsichtlich des Beginns bestimmbar*«; sie stützt sich auf das Erleben des Sterbenden. Aus dieser Perspektive hat Sterben einen Anfang, der durch das Sterbebewusstsein des Betroffenen einigermaßen zuverlässig bestimmbar ist. Eine Unterscheidung in einen weiten und einen sehr weiten Sterbebegriff, wie sie Schwarz (1988, S. 173 ff.) vornimmt, erscheint weder notwendig noch sinnvoll. Diese Definition bezieht sich zusätzlich zu den Fallgruppen der traditionellen medizinischen Definition auch auf den Tod durch Hinrichtung, auf Suizid und auf Tod durch Altersschwäche; ihr Gültigkeitsbereich ist daher weiter. Der Vorzug dieser Definition besteht darin, dass »der Bezug auf die Wahrnehmung durch den Sterbenden [...] nun aber sehr wesentlich die Schwierigkeiten bei der Definition des Beginns der Sterbephase [erleichtert]« (Jacob 1991, S. 52). Die Ungereimtheiten, die mit ihr verbunden sind, ergeben sich aus dem Gegensatz zum bisher Gewohnten; daher wird sie intuitiv nicht als so »rund und schön« empfunden, wie es der Mond in dem Lied von Matthias Claudius ist, sondern als eckig und kantig.

Widerspruch mag sich auch deshalb regen, weil man intuitiv geneigt ist, Leben mehr mit dem Körper als mit Kommunikation in Verbindung zu bringen. Aus psychologisch-verhaltenswissenschaftlicher Sicht ist jedoch Kommunikation das genuin Menschliche am menschlichen Leben. In seinem Roman »Nachtflug« schildert Antoine de Saint-Exupéry (1961), wie er sich beim Anblick der Lichter der Städte tief unter sich gefragt habe, in wie vielen dieser Häuser kein Leben mehr sein möge, obwohl sie noch bewohnt seien. Ähnlich dem Licht eines fernen Sterns, das für uns noch sichtbar ist, obwohl der Stern selbst bereits erloschen ist, könne noch Licht im Haus brennen, auch wenn das Gespräch zwischen den Bewohnern bereits verstummt sei. Für Saint-Exupéry bedeutet menschliches Leben demnach Kommunikation mit den Mitmenschen. Setzt man diesen Gedanken konsequent fort, so ist ein Mensch, der somatisch lebt, jedoch ohne Erleben und daher ohne Möglichkeit zur Kommunikation ist, im verhaltenswissenschaftlichen Sinne tot. Ein solcher Mensch kann folglich nicht sterben.

Der Vollständigkeit halber sei noch auf die soziologische Kennzeichnung des Sterbens hingeweisen, die man auf die Formel bringen kann: *Sterben ist das, was die Gesellschaft und ihre Experten als solches bezeichnen.* Letzten Endes bleibt es dem gesellschaftlichen Marktteilnehmer überlassen, für welches Angebot er sich entscheidet. Dabei wird er sich in aller Regel von seinen eigenen Bedürfnissen leiten lassen. Wer ausschließlich oder vorrangig den körperlichen Zustand des Menschen am Ende seines Lebens im Auge hat, wird die medizinisch-somatische Definition bevorzugen. Wem die psychische Situation des Menschen im letzten Lebensabschnitt das vordringliche

Anliegen ist, wird sich die psychologisch-verhaltenswissenschaftliche Definition des Sterbens zueigen machen. Bisher besteht ein Ungleichgewicht zugunsten der medizinisch-somatischen Perspektive. Es ist das Anliegen dieses Kapitels, der psychologisch-verhaltenswissenschaftlichen Sicht mehr Geltung zu verschaffen und damit die Waagschalen in ein Gleichgewicht zu bringen.

Gibt es eine bessere Alternative zu den hier erörterten Definitionsmöglichkeiten? Wie wäre es, wenn man das Sterben a posteriori definieren würde, wie Kastenbaum (1977) es erwägt? Wenn ein Mensch tot ist, muss dem ein Sterben vorausgegangen sein. Dies ist zweifellos richtig. Aber wann hat dieses Sterben begonnen und wie lange hat es gedauert? Es ist offensichtlich, dass ein solches Vorgehen zur Beantwortung der Leitfrage dieses Kapitels – Sterben: Ende ohne Anfang? – nichts beizutragen vermag. Es ist eine Überlegung von ausschließlich akademischem Interesse und ohne Bedeutung für das wirkliche Leben.

2.7 Konsequenzen aus einem psychologisch-verhaltenswissenschaftlichen Konzept des Sterbens

Die hier eingeführten und erläuterten Definitionen des Sterbens und des Sterbenden sind nicht als Alternative zu einer somatisch akzentuierten Begriffsbestimmung zu verstehen, sondern als deren Ergänzung. Es besteht daher keine Veranlassung, dass somatisch orientierte Mediziner auf der einen sowie Psychologen und Palliativmediziner auf der anderen Seite darüber diskutieren, welche Sichtweise die »richtige« sei. Ferner ist mit dem hier verfolgten Blickwinkel auf das Sterben und auf den Sterbenden nicht beabsichtigt, diesen Vorgang und die betroffene Person zu dramatisieren, indem die Zeit des Sterbens gegenüber der herkömmlichen medizinischen Sichtweise ausgedehnt wird. Schließlich wäre es nicht im Sinne des Autors, wenn durch die längere Zeitspanne, während derer jemand aus hier dargelegter Sicht ein Sterbender ist, eine Stigmatisierung der betroffenen Personen mit der Folge der Beunruhigung, Verzweiflung o. ä. verbunden wäre. Es wird vielmehr diese Sichtweise des Sterbens aus der Überzeugung vertreten, dass sie in mehrfacher Hinsicht pragmatisch nützlich ist.

In diesem Abschnitt wird aufgezeigt, welche Auswirkungen ein psychologisch-verhaltenswissenschaftliches Konzept des Sterbens haben kann. Dabei wird sich herausstellen, dass im Hinblick auf Sterbebegleitung einerseits sowie auf die Aus-, Fort- und Weiterbildung von Betreuungspersonen andererseits der Einfluss eines derartigen Verständnisses vom Sterben bereits Wirkung gezeigt hat. Auf diese beiden Bereiche bezogen, in denen die Betreuungspersonen wie auch jene, die Ausbildungsprogramme durchführen, nah am Sterbenden und seinen Angehörigen sind, scheint eine explizite Definition des Sterbenden im hier propagierten Sinne nicht nötig zu sein – ein implizites Verständnis dessen war bisher stets ausreichend, um ein entsprechendes Handeln zu bewirken. Im Gegensatz dazu sind hinsichtlich der Forschung sowie mit Blick auf

Gesetzgebung und Rechtsprechung Konsequenzen einer expliziten verhaltenswissenschaftlichen Kennzeichnung des Sterbens erst noch zu erwarten.

2.7.1 *Forschung*

Im Bereich der Forschung lenkt die hier hergeleitete Definition das Augenmerk auf eine vergleichsweise lange Zeitspanne *im Leben* des Patienten, in der je nach Nähe zum Tod unterschiedliche Bedürfnisse bestehen sowie spezifische emotionale Reaktionen und Anpassungsprozesse ablaufen. Solange mit »Sterben« wenige Stunden oder allenfalls Tage gemeint sind, in denen der Patient noch dazu stark reduziert ist, bleiben diese Vorgänge ausgeblendet. Was kann man als Psychologe an einem Patienten und dessen Angehörigen erforschen, wenn dieser in Agonie gefallen ist? Lohnt es sich überhaupt, Erleben und Verhalten während der letzten Stunden des Lebens zu erforschen, wenn sogleich doch alles zu Ende ist? Erst ein erweitertes Verständnis von »Sterben« öffnet den Blick für die vergleichsweise langfristigen intrapsychischen Vorgänge eines unheilbar Kranken sowie für Interaktions- und Kommunikationsprozesse mit Betreuern und Angehörigen. Diese Vorgänge wurden bisher nicht umfassend und methodisch zufriedenstellend erforscht. So einleuchtend die Aussagen der diversen Phasenlehren des Sterbens auf den ersten Blick auch sein mögen – bei methodenkritischer Betrachtung stellen sie nicht mehr als Hypothesen dar, die der Überprüfung bedürfen. Die Vorstellung vom Sterbenden, der eine vergleichsweise lange Zeit seines Lebens ansprechbar und zu Mitteilungen fähig ist, lässt es möglich und sinnvoll erscheinen, diesen letzten Lebensabschnitt eingehender als bisher zu untersuchen.

Diese Orientierungsfunktion der hier aufgezeigten Definition des Sterbens kann auch forschungsstrategische bzw. forschungspolitische Bedeutung haben, indem sie den Sterbeprozess in das Blickfeld von Forschern und Einrichtungen der Forschungsförderung rückt. Ähnlich wie Theorien haben auch Definitionen die Funktion, die Aufmerksamkeit der Wissenschaftler zu lenken (Marx 1963). Wir befinden uns hier in einer ähnlichen Situation wie vor einer Reihe von Jahren im Bereich der Forschung zur psychischen Gesundheit. Dieser Forschungszweig blühte erst auf, nachdem die Weltgesundheitsorganisation (WHO) »Gesundheit« nicht einfach als die Abwesenheit von Krankheit bzw. Missbefinden, sondern ausdrücklich als Wohlbefinden definiert hatte. Als Folge dieser Änderung der Definition von »Gesundheit« kam es bald zu einer lebhaften psychologischen Forschung zu »Lebenszufriedenheit«, »subjektivem Wohlbefinden«, »Glück« und ähnlichen Ettikettierungen. Offensichtlich hat die veränderte Sichtweise einer international maßgebenden Institution die Wahrnehmung von Fördereinrichtungen ebenfalls verändert und damit das Interesse von Forschern an neuen Fragestellungen geweckt. Ein anderes Beispiel ist der Paradigmenwechsel beim Konzept »Entwicklung« innerhalb der Entwicklungspsychologie. Bis in die 1950er-Jahre galt die Entwicklung eines Menschen mit dem Erreichen der Geschlechtsreife und eines sozialen Erwachsenenalters als abgeschlossen. Dementsprechend widmete sich die psychologische Forschung dem Kindes- und Jugendalter. Als man einige Jahre später zu der Einsicht gelangte, Entwicklung sei ein lebenslanger Prozess, wurde zunächst das höhere und hohe Alter und mit einiger Verzögerung auch das mittlere Lebensalter – das Bindeglied zwischen Kindheit/Jugend und höherem Alter – zum Gegenstand psychologischer Forschung, und man begann, eine Entwicklungspsychologie der Lebensspanne zu betreiben. Es ist unmittelbar einsichtig, dass diese Ausweitung des Blickwinkels über Kindheit und Jugend hinaus Erkenntnisse erbracht hat, die Einfluss auf die Lebensbedingungen alter Menschen (z. B. Bildungsangebote, Betreuung Hochbetagter) haben.

Im Einzelnen ergeben sich aus unserer verhaltenswissenschaftlichen Kennzeichnung des Sterbens mindestens drei Aufgaben im Bereich der Forschung. Die erste Aufgabe besteht in einer differenzierten Beschreibung und Erklärung des Sterbeprozesses durch Längsschnittstudien, die den üblichen methodischen Anforderungen genügen. Es geht also zum einen um die Beschreibung des Erlebens und Verhaltens in unterschiedlichen Abschnitten bei der Annäherung an den eigenen Tod. Zum anderen geht es darum, interindividuelle Unterschiede im Erleben und Verhalten während des verhältnismäßig langen Sterbeprozesses zu erklären. Was sind die Ursachen dafür, dass Person A diese, Person B hingegen jene Bedürfnisse äußert? Woran liegt es, dass bei Person C diese, bei Person D jene Gefühle vorherrschen? Darüber hinaus wäre es sinnvoll, zwischen Lebensabschnitten zu differenzieren (Wittkowski 2003). Es bietet sich an, Sterben in unserem verhaltenswissenschaftlichen Sinne gesondert in Kindheit/Jugend, im mittleren Erwachsenenalter sowie in höherem/hohem Alter zu untersuchen und die Ergebnisse zu vergleichen. Geht man davon aus, dass das Konzept der Bindung (des Menschen an »die Welt«) eine zentrale Rolle für das Erleben des eigenen Sterbens spielt, weil Sterben im psychologischen Sinne letzten Endes das Lösen von Bindungen (»Loslassen«) beinhaltet, so sind qualitative Unterschiede in den Sterbeverläufen dieser Altersabschnitte zu erwarten.

Im Sinne der Grundlagenforschung könnte es auch aufschlussreich sein, unterschiedliche Fallgruppen bzw. Todesarten (siehe Tabelle in Abschnitt 2.6) hinsichtlich ihres Sterbeverlaufs zu vergleichen. Inwiefern bestehen Übereinstimmungen und Unterschiede zwischen Personen, die an einer somatischen Krankheit (z. B. Krebs) sterben, und »gesunden« Hochbetagten, die an Altersschwäche sterben?

Als zweite Aufgabe stellt sich die Entwicklung einer spezifischen Methodik, die auf den besonderen Untersuchungsgegenstand abgestimmt ist. Wie das Beispiel des Randy Pausch zeigt (siehe Abschnitt 2.3), können Menschen am Beginn ihres Sterbeprozesses in guter körperlicher und psychischer Verfassung sein, sodass sie wie gewöhnliche Teilnehmer an einer psychologischen Untersuchung behandelt werden können; im Prinzip kann hier das gesamte Instrumentarium psychologischer Forschungsinstrumente zum Einsatz kommen. Aber auch wenn starke psycho-physische Beeinträchtigungen bestehen, ist Forschung an und mit diesen Personen weder aus methodischen noch aus ethischen Gründen ausgeschlossen (siehe Schuler 1984; Spiegel-Rösing 1984c). Wesentlich ist dabei, nicht ausschließlich qualitative (d. h. verbale) Daten zu erheben, sondern auch quantitative (d. h. numerische) Daten, deren Kennwerte man mit den

Methoden der Inferenzstatistik darauf prüfen kann, ob Unterschiede mehr sind als allein zufallsbedingt (siehe Wittkowski & Rehberger 2000).

Die dritte Aufgabe besteht in der Entwicklung ethischer Standards speziell für die empirisch-verhaltenswissenschaftliche Forschung an und mit Sterbenden. Die Beiträge von Schuler (1984) und Spiegel-Rösing (1984c) können hier eine Grundlage und einen Ausgangspunkt bilden; Balks (1995) Erörterung des ethischen Dilemmas im Bereich der Trauerforschung, das in der Verpflichtung zur Gewinnung gültiger wissenschaftlicher Erkenntnisse (»contribution-to-knowledge obligation«) auf der einen und in der Forderung nach minimalem Risiko für die Untersuchungsteilnehmer (»do-not-harm obligation«) auf der anderen Seite besteht, lässt sich auch auf die Forschung an Sterbenden übertragen.

2.7.2 *Begleitung und Betreuung Sterbender*

In ihrem Bericht über eine qualitative Studie zu Möglichkeiten und Grenzen der gegenwärtigen Sterbebegleitung identifizieren Wittkowski und Schröder (2008b) unter Bezugnahme auf das Mehr-Ebenen-Modell der Sterbebegleitung (Wittkowski 1999) als konzeptionellem Orientierungsrahmen folgende Barrieren und Hindernisse auf der Ebene des gesellschaftlichen Umfelds: Das Fehlen einer allgemein verbindlichen Vorstellung von »angemessener Betreuung am Lebensende«; Unklarheit bezüglich der Begriffe »Sterbender« und »Sterbehilfe«; die enge medizinische Fassung des Begriffs »Sterbender«. Als eine Möglichkeit zur Überwindung dieser Hemmnisse wird von den beteiligten Expertinnen und Experten aus Palliativmedizin und Sozialwissenschaften die Beseitigung von Mehrdeutigkeiten einschlägiger Begriffe genannt (Schröder & Wittkowski 2008, S. 159). Der vorliegende Beitrag insgesamt und speziell die hier eingeführte verhaltenswissenschaftlichen Definition von Sterben kann ein erster Schritt auf diesem Weg sein. Der Abbau von Barrieren, die einer angemessenen Betreuung am Lebensende entgegenstehen, lohnt sich umso mehr, je länger die Zeit des Sterbens und damit auch der Zeitraum der Begleitung ist. Eine veränderte Sicht des Sterbens auf der gesellschaftlichen Ebene wird Auswirkungen auf die institutionellen Rahmenbedingungen der Sterbebegleitung, auf die sekundäre Sterbebegleitung (Aus-, Fort- und Weiterbildung; siehe Abschnitt 2.7.3) sowie auf die primäre (unmittelbare) Begleitung Sterbender haben.

Für die Sterbebegleitung im engeren Sinne ergeben sich aus der Vorstellung, dass Sterben häufig ein langer Prozess ist, dessen subjektive Aspekte von zentraler Bedeutung sind, neue Fragen. Diese Fragen werden in Hospizarbeit und Palliativbetreuung implizit bereits heute gestellt und so gut wie möglich im wohlverstandenen Interesse des Sterbenden beantwortet. Gleichwohl kann die explizite Definition von Sterben, wie sie in Abschnitt 2.4 dargestellt wird, auch die explizite Beantwortung dieser Fragen anregen. Da ist zum einen die Frage der Balance zwischen der Dauer des Lebens und seiner Qualität. Diese Frage stellt sich in neuem Gewand, wenn sie sehr früh im Verlauf eines langen Sterbeprozesses gestellt wird; hier zeichnet sich eine Diskussion um rationalen Suizid ab (siehe Battin 1991; Werth 1996, 1999). Zum anderen gibt es ferner die Frage der Berücksichtigung der individuellen Bedürfnisse des Sterbenden und seiner Angehörigen. Allgemein geht es um Möglichkeiten der Bewahrung oder gar Verbesserung der Lebensqualität des Sterbenden und im Zusammenhang damit auch um die Frage der Qualitätskontrolle.

Unsere Kennzeichnung des Sterbens unterstreicht die Bedeutung einer psychosozialen Betreuung im Gegensatz zu einer rein körperlichen Pflege. Dies wird in Hospizarbeit und Palliativbetreuung bereits seit geraumer Zeit umgesetzt. Erst ein zeitlich weit gefasster Sterbevorgang, bei dem sich der Betroffene relativ lange in einer guten physischen Verfassung befindet, eröffnet die Möglichkeit einer partnerschaftlichen Entscheidungsfindung zwischen Patient und Arzt, wie sie im Rahmen des interdisziplinären Jenaer Modellprojekts »Patienten als Partner – Tumorpatienten und ihre Mitwirkung bei medizinischen Entscheidungen« untersucht wurde (van Oorschot & Anselm 2007). Bei der partizipativen Entscheidungsfindung verläuft der Informationsaustausch zwischen Patient und Arzt in beide Richtungen, beide sind sich der Wahlmöglichkeiten bezüglich medizinischer Entscheidungen bewusst, beide bringen ihre Entscheidungskriterien aktiv und gleichberechtigt in den Abwägungs- und Entscheidungsprozess ein – und beide tragen die Verantwortung für die Entscheidung (van Oorschot, Köhler & Schweitzer 2007, S. 15). Daran knüpft sich die Erwartung, dass durch eine verbesserte Kommunikation eine Versorgung des Patienten ermöglicht wird, die sich eng an dessen Bedürfnissen und Vorlieben orientiert. Das Konzept »Patienten als Partner« weist aus Sicht der Beteiligten Überschneidungen mit demjenigen der partizipativen Entscheidungsfindung auf, beinhaltet zugleich aber auch »diffuse Beziehungsaspekte« (Köhler 2007, S. 64). Insgesamt handelt es sich hier um einen Umgang mit Sterbenden, wie er aus der traditionellen medizinischen Sicht des Sterbeprozesses unvorstellbar wäre.

2.7.3 *Aus-, Fort- und Weiterbildung von Betreuungspersonen*

Das Mehr-Ebenen-Modell der Sterbebegleitung (Wittkowski 1999) sieht die Aus-, Fort- und Weiterbildung von Betreuungspersonen als sekundäre Sterbebegleitung vor. Derartige Veranstaltungen, die man unter dem Begriff »Death Education« zusammenfassen kann (siehe Durlak 2003), haben die psychosoziale Betreuung Sterbender im Fokus, welche wiederum eine vergleichsweise lange Lebensdauer des Sterbenden mit einem Mindestmaß an psychophysischer Leistungsfähigkeit voraussetzt. Das relativ lange Sterben, wie es unsere verhaltenswissenschaftliche Definition vorsieht, stellt nicht nur andere, sondern in vieler Hinsicht auch höhere Anforderungen an die Betreuung und damit auch an die Schulung von Betreuungspersonen.

Schröder und Wittkowski (2008, S. 174 ff.) formulieren folgende Thesen zur Ausbildung angehender Ärzte: Es gilt,

(1) die vorherrschende Einstellung von Ärzten zur existenziellen Bedeutung von Sterben und Tod zu verändern;
(2) Studierende der Medizin umfassend sowohl im Sinne eines kurativen Heilauftrags als auch im Sinne eines palliativen Betreuungsauftrags zu sozialisieren;
(3) die Schlüsselposition des einzelnen Arztes bewusster für die Gestaltung des Sterbeprozesses zu nutzen.

Diese Thesen sind ganz auf die in diesem Kapitel vorgestellte Kennzeichnung des Sterbevorgangs abgestimmt. Sie wurden in ein Kursprogramm umgesetzt, das seit dem Jahr 2004 im Rahmen der Wahlpflichtveranstaltungen im Fach Medizinische Psychologie und Medizinische Soziologie in der Vorklinik (1.–4. Semester) an der Medizinischen Fakultät der Universität Leipzig angeboten wird. Unter der Überschrift »Kompetenter Begleiten: Sterbende und deren Angehörige« werden 24 Unterrichtsstunden abgehalten. Das Kursprogramm ist nach einem umfangreicheren Programm für helfende Berufe (Krauß 2001) an die Möglichkeiten und Bedürfnisse von Studierenden der Medizin in den Anfangssemestern angepasst, standardisiert und mehrmals bezüglich Akzeptanz und Veränderungswirkung überprüft worden. Es setzt sich aus einem zwölfstündigen Selbsterfahrungsteil und einem ebenso langen Kompetenzteil zusammen. Damit sieht das Kursprogramm eine Verbindung von Inhalten vor, die nach derzeitigem Kenntnisstand gute Voraussetzungen für positive Effekte darstellen (siehe Durlak & Riesenberg 1991; Knight & Elfenbein 1993; Maglio & Robinson 1994).

Ein weiteres Programm für die Aus- und Weiterbildung im Sinne unserer Definition des Sterbens ist das Hamburger Kursprogramm zur Förderung psychosozialer Kompetenzen in der Palliativversorgung (Lang et al. 2005; Koch et al. 2006). Seine Besonderheit besteht darin, dass die Lernziele und damit auch die Kursmodule bis hin zum Thema »Überbringen schlechter Nachrichten« für Ärzte und Pflegende identisch sind, da die Autoren im Sinne einer Zusammenarbeit zwischen den Berufsgruppen von gleichen Anforderungen hinsichtlich der psychosozialen Betreuungsleistung ausgehen. Schließlich sei auf das Kommunikationstraining für Ärzte verwiesen, das im Anschluss an die wissenschaftliche Begleitforschung zu dem Jenaer Modellprojekt »Patienten als Partner – Tumorpatienten und ihre Mitwirkung bei medizinischen Entscheidungen« entwickelt wurde (van Oorschot, Köhler & Schweitzer 2007; van Oorschot, Leppert & Schweitzer 2007; siehe auch Abschnitt 2.7.2). Es enthält folgende Module bzw. Themen für Trainingseinheiten:

(1) Modelle der Arzt-Patient-Beziehung;
(2) Arzt-Patient-Kommunikation bei partizipativer Entscheidungsfindung;
(3) Setting – Nonverbale Kommunikation;
(4) Wunsch nach Supportivtherapie/Alternativverfahren;
(5) Dreierbeziehung: Arzt–Patient–Angehörige;
(6) Prognose- und Risikokommunikation;
(7) Wunsch nach Sterbehilfe;
(8) Patientenverfügung;
(9) Interprofessionelle Kommunikation I – Kollegiale Kommunikation;

(10) Interprofessionelle Kommunikation II – Ethikkonsile.
Insgesamt zeigt sich, dass ein implizites Verständnis des Sterbeprozesses im Sinne unserer verhaltenswissenschaftlichen Definition schon seit geraumer Zeit Auswirkungen auf die Aus-, Fort- und Weiterbildung von Betreuungspersonen hat. Da die entsprechenden Kursprogramme aus der Hospizarbeit und/oder Palliativbetreuung stammen (oder ihre Autoren doch große Affinität dorthin haben), ist die Tür bereits geöffnet. Allerdings kann man hoffen, dass das Bewusstsein für die Bedeutung dieser Kurse wachsen wird, wenn die hier vorgelegte explizite Kennzeichnung des Sterbens stärker ins Bewusstsein einer breiteren Öffentlichkeit dringt.

2.7.4 *Entscheidungen auf politischer Ebene und Rechtsprechung*

Ganz allgemein kann durch Gesetzgebung und Rechtsprechung Rechtssicherheit geschaffen werden. Im Hinblick auf das Sterben betrifft dies zum einen die Sterbenden selbst, zum anderen ihre Ärzte. Erstere wollen sicher sein, dass ihre Vorstellungen umgesetzt werden, Letztere benötigen die Gewißheit, dass sich ihr ärztliches Handeln in Einklang mit geltendem Recht befindet. Die in diesem Kapitel explizit eingeführte Kennzeichnung des psychosozialen Sterbens als einen langen Prozesses, dessen Beginn durch das Auftreten von Sterbebewusstsein markiert ist, kann zur Klärung bisheriger Unstimmigkeiten beitragen, insbesondere was den Status eines Menschen als »Kranker« einerseits und als »Sterbender« andererseits betrifft.

> »Der unangemessen eng gefasste Begriff des Sterbens und damit auch des Sterbenden ist ebenfalls dafür verantwortlich, dass die Rolle des Kranken und diejenige des Sterbenden in der allgemeinen Wahrnehmung miteinander vermengt werden. Das hat zur Folge, dass Ärzte, Pflegende und Angehörige an einen Menschen, den man aus verhaltenswissenschaftlicher und palliativmedizinischer Sicht erfahrungsgemäß als einen Sterbenden betrachten sollte, die gleichen (Rollen-)Erwartungen richtet wie an einen heilbaren oder chronisch Kranken [...]« (Schröder & Wittkowski 2008, S. 153f.).

Die in diesem Zitat angesprochene Unklarheit, wer als Kranker und wer als Sterbender zu betrachten ist, betrifft nicht nur die medizinische Betreuung und Versorgung mit der Gefahr der Verwechslung von kurativem Heilauftrag und palliativem Betreuungsauftrag, sondern sie hat auch Konsequenzen für Gesetzgebung und Rechtsprechung. In diesem Abschnitt soll nicht für oder gegen bestimmte Maßnahmen am Ende des Lebens Position bezogen werden; vielmehr geht es darum, den Unterschied zwischen dem traditionellen medizinischen Verständnis von Sterben und der hier eingeführten verhaltenswissenschaftlichen Definition des Sterbens anhand mehrerer Problemfelder aufzuzeigen.

Das erste und vergleichsweise harmlose dieser Problemfelder ist die Verfügung des Patienten über die Art und Weise seiner medizinischen Behandlung einschließlich eines Behandlungsabbruchs zu einem Zeitpunkt, zu dem er zwar in unserem Sinne ein Sterbender, gleichwohl aber physisch nicht schwer beeinträchtigt ist. Im engen Zusammenhang damit steht die Frage, unter welchen Umständen medizinische Eingriffe (noch) durchgeführt werden dürfen. Hier ist weitgehend unstrittig, dass der Wille des Patienten maßgebend ist (»voluntas aegroti suprema lex«), auch wenn seine Entscheidung eine Verkürzung seiner Lebenszeit bedeutet. Wenngleich in diesem Punkt heute bereits weitgehend Rechtssicherheit herrscht, mag es die Zustimmung des verantwortlichen Arztes erleichtern, wenn er sich klar macht, dass es sich hier um die Willensbekundung eines Menschen handelt, der psychologisch ein Sterbender ist.

Die nächste Fallkonstellation ist schon problematischer. Es geht um Verfügungen bezüglich lebensverlängernder Maßnahmen für den Fall, dass sich der Patient selbst nicht mehr äußern kann. Dies geschieht derzeit in einer sog. Patientenverfügung, gegebenenfalls in Verbindung mit einer Vorsorgevollmacht. Wenngleich »die höchstrichterliche Rechtsprechung […] Patientenverfügungen im Grundsatz für verbindlich [hält]« (Ankermann 2004, S. 82), werden sie keineswegs immer befolgt. Die Begründung dafür lautet, der Betroffene könne es sich in der Zwischenzeit anders überlegt haben; den Wert seines Lebens schätze er nämlich als Gesunder anders ein als in der Situation des Sterbenden. Das mag in der Tat so sein. Allerdings kommt bei Anwendung der hier entwickelten Definition des Sterbens eine sehr viel längere Zeitspanne und damit eine andere Lebenssituation in Betracht. Statt der Zweiteilung in gesund und sterbend (im engeren Sinne) gibt es nun eine Dreiteilung in gesund, sterbend im weiteren Sinne und sterbend im engeren Sinne. Jemand, der eine Patientenverfügung am Beginn seines Sterbeprozesses und zugleich sechs Monate vor Eintritt seines Todes verfasst, befindet sich in einer anderen psychischen Verfassung als ein (psychologisch) gesunder, vollkommen unbelasteter Mensch. Für eine solche Patientenverfügung dürfte daher das Argument der zweifelhaften Gültigkeit sehr viel weniger gelten.

Ein weitaus brisanteres Problemfeld ist die Frage des ärztlich assistierten Suizids. Während in Deutschland weltanschaulich gebundene gesellschaftliche Gruppierungen (Parteien, Kirchen) die ärztliche Beihilfe zur Selbsttötung strikt ablehnen, wird sie von den weltanschaulich neutralen Philosophen (z. B. Battin et al. 1998; Lenzen 1999, S. 235 ff.; Zucker 2003; wegen eines Überblicks siehe Holderegger 2000) sowie von den Juristen (z. B. Ankermann 2004, S. 143) als ethisch unbedenklich angesehen. Auch hier stellt sich die Frage, wer sich (mit ärztlicher Unterstützung) das Leben nehmen will: ein »nur« Kranker, ein unheilbar Kranker oder ein Sterbender? Intuitiv mag man es widernatürlich finden, würde ein Mann wie Randy Pausch, der kraftstrotzend und lachend seine Abschiedsvorlesung hält, eine ärztlich assistierte Selbsttötung wünschen. Wenn man sich jedoch vor Augen führt, dass ein solcher Mensch Sterbebewusstsein hat, und gerade wegen dieses Sterbebewusstseins die womöglich furchtbaren Begleiterscheinungen seines weiteren Sterbens antizipiert, so wird ein solcher Wunsch sehr viel verständlicher.

Dies führt zum weitaus schwierigsten Problemfeld, der Tötung auf Verlangen. Es handelt sich um jene Fälle, in denen ein Mensch aufgrund seiner unheilbaren Krankheit nicht in der Lage ist, sich selbst zu töten, gleichwohl aber bei vollem Bewusstsein und somit geschäftsfähig im Sinne des Bürgerlichen Gesetzbuchs ist. Auch diesen Menschen würden wir aus verhaltenswissenschaftlicher Sicht als Sterbenden bezeichnen. Der Wunsch nach Tötung wird demnach nicht von einem beliebigen Kranken, sondern von einem *hilflosen, handlungsunfähigen Sterbenden geäußert,* der sein Sterben unabsehbar verlängert sieht.

Zusammenfassend verweisen die Ausführungen dieses Abschnitts auf die Notwendigkeit, eine längere Zeitspanne als diejenige des »eigentlichen Sterbens« im traditionellen medizinischen Sinne, die wir in Abschnitt 2.1.1 bzw. 2.5.1 den »Übergang« oder auch den »Sprung« genannt haben, gesetzlich zu regeln. Die Berücksichtigung eines verhaltenswissenschaftlichen Sterbebegriffs, der mit dem Konzept des Sterbebewusstseins das Erleben und Verhalten des Betroffenen in den Mittelpunkt stellt, kann zur Abgrenzung von Krankheit und Sterben am Lebensende beitragen und damit Klarheit schaffen. Gleichwohl werden sich neue Fragen auftun – und andere Vexierbilder des Sterbens.

Literatur

Aaron, D. (Hrsg.) (1985): *The Inman diary: A public and private confession.* Cambridge/MA: Harvard University Press.

Abrams, R. D. (1971): Denial and depression in the terminal cancer patient: A clue for management. *In: Psychiatric Quarterly 45,* S. 394–404.

Aiken, L. R. (1994): *Dying, death, and bereavement.* 3. Aufl., Boston/MA: Allyn and Bacon.

Ankermann, E. (2004): *Sterben zulassen. Selbstbestimmung und ärztliche Hilfe am Ende des Lebens.* München: Reinhardt.

Annis, J. W. (1969): The dying patient. *In: Psychosomatics 10,* S. 289–292.

Aronson, G. J. (1965): Treatment of the dying person. In: Feifel, H. (Hrsg.): *The meaning of death.* New York: McGraw-Hill, S. 251–258.

Aurnhammer, K. (2002): Gewollte Nähe und notwendiger Schutzraum. In: Böke, H., Schwickart, G., Spohr, M. (Hrsg.): *Wenn Sterbebegleitung an ihre Grenzen kommt. Motivationen – Schutzräume – Problemfelder.* Gütersloh: Güterloher Verlagshaus, S. 22–33.

Backer, B. A., Hannon, N., Russell, N. A. (1982): *Death and dying. Individuals and institutions.* New York: Wiley & Sons.

Balk, D. E. (1995): Bereavement research using control groups: Ethical obligations and questions. *In: Death Studies 19,* S. 123–138.

Barton, D. (1977): *Dying and death. A clinical guide for care givers.* Baltimore: Williams & Wilkins.

Battin, M. P. (1991): Rational suicide: How can we respond to a request for help? *In: Crisis 13,* S. 73–80.

Battin, M. P., Rhodes, R., Silvers, A. (1998): Introduction. In: Battin, M. P., Rhodes, R., Silvers, A. (Hrsg.): *Physician assisted suicide. Expanding the debate.* New York: Routledge, S. 1–8.

Baust, G. (1983): Klinische Problemsituationen und medizinische Ethik. In: Luther, E. et al. (Hrsg.): *Beiträge zur Ethik in der Medizin.* Jena: VEB Gustav Fischer Verlag, S. 13–40.

Baust, G. (1988): *Sterben und Tod. Medizinische Aspekte.* Berlin: Akademie-Verlag.

Bayer, R. et al. (1983): The care of the terminally ill: Morality and economics. *In: New England Journal of Medicine 309,* S. 1409.

Beauvoir, S. de (1965): *Ein sanfter Tod.* Reinbek b. Hamburg: Rowohlt.
Birenbaum, L. K., Robinson, M. A. et al. (1989–90): The response of children to the dying of a sibling. *In: Omega: Journal of Death & Dying 20*, S. 213–228.
Bloching, K.-H. (1973): *Tod.* Mainz: Grünewald.
Bluebond-Langner, M. (1977): Meanings of death to children. In: Feifel, H. (Hrsg.): *New meanings of death.* New York: McGraw-Hill, S. 47–66.
Bluebond-Langner, M. (1978): *The private worlds of dying children.* Princeton/NJ: Princeton University Press.
Bluebond-Langner, M. (1989): Worlds of dying children and their well siblings. *In: Death Studies 13*, S. 1–16.
Bowlby, J. (1961): Processes of mourning. *In: International Journal of Psychoanalysis 42*, S. 317–340.
Bromley, D. B. (1974): *The psychology of human ageing.* 2. Aufl., Harmondsworth: Penguin Books.
Buckman, R. (1990): *Was wir für Sterbende tun können. Praktische Ratschläge für Angehörige und Freunde.* Zürich: Kreuz Verlag.
Bundesärztekammer (2004): Grundsätze der Bundesärztekammer zur ärztlichen Sterbebegleitung. *In: Deutsches Ärzteblatt 101*, A1298–1299.
Cappon, D. (1959): The dying. *In: Psychiatric Quarterly 33*, S. 466–489.
Carey, R. G. (1974): Emotional adjustment in terminal patients: A quantitative approach. *In: Journal of Counseling Psychology 21*, S. 433–439.
Carey, R. G. (1975): Living until death: A program of service and research for the terminally ill. In: Kübler-Ross, E. (Hrsg.): *Death – the final stage of growth.* Englewood Cliffs/CA: Prentice Hall, S. 75–86.
Carpenter, J. O., Wylie, C. M. (1974): On aging, dying, and denying. Delivering care to older dying patients. *In: Public Health Report 89*, S. 403–407.
Cassell, E. J. (1973): Being and becoming dead. In: Mack, A. (Hrsg.): *Death in American experience.* New York: Schocken Books, S. 162–176.
Chandler, K. A. (1965): Three processes of dying and their behavioral effects. *In: Journal of Consulting Psychology 29*, S. 296–301.
Charmaz, K. (1980): *The social reality of death. Death in contemporary America.* Reading/MA: Addison-Wesley.
Christian-Widmaier, P. (1984): Der institutionelle Rahmen thanato-therapeutischer Arbeit. In: Spiegel-Rösing, I., Petzold, H. (Hrsg.): *Die Begleitung Sterbender. Theorie und Praxis der Thanatotherapie.* Paderborn: Junfermann, S. 183–236.
Cohen, S. R., Mount, B. M. (1992): Quality of life in terminal illness: Defining and measuring subjective well-being in the dying. *In: Journal of Palliative Care 8*, S. 40–45.
Corr, C. A. (1991–92): A task-based approach to coping with dying. *In: Omega: Journal of Death & Dying 24*, S. 81–84.
Corr, C. A. (1993): Coping with dying: Lessons that we should and should not learn from the work of Elisabeth Kübler-Ross. *In: Death Studies 17*, S. 69–83.
Dobratz, M. C. (1993): Causal influences of psychological adaptation in dying. *In: Western Journal of Nursing Research 15*, S. 708–729.
Dreßke, S. (2005): *Sterben im Hospiz. Der Alltag in einer alternativen Pflegeeinrichtung.* Frankfurt/M.: Campus.
Dudley, D. L., Verhey, J. W. et al. (1969): Long term adjustment, prognosis and death in irreversible diffuse obstructive pulmonary syndroms. *In: Psychosomatic Medicine 31*, S. 310–325.
Durlak, J. A. (2003): Die Veränderung von Einstellungen zu Sterben und Tod durch Unterrichtsveranstaltungen. In: Wittkowski, J. (Hrsg.): *Sterben, Tod und Trauer. Grundlagen – Methoden – Anwendungsfelder.* Stuttgart: Kohlhammer, S. 211–225.
Durlak, J. A., Riesenberg, L. A. (1991): The impct of death education. *In: Death Studies 15*, S. 39–58.

Eissler, K. R. (1978): *Der sterbende Patient. Zur Psychologie des Todes.* Stuttgart-Bad Cannstadt: Frommann Holzboog.

Ellard, J. (1968): Emotional reactions associated with death. *In: Medical Journal of Australia 23*, S. 979–983.

Engelke, E. (1979): Situation und Umfeld für Sterbebeistand heute. In: Engelke, E., Schmoll, H.-J., Wolff, G. (Hrsg.): *Sterbebeistand bei Kindern und Erwachsenen.* Stuttgart: Enke, S. 17–29.

Feldmann, K. (1990): *Tod und Gesellschaft. Eine soziologische Betrachtung von Sterben und Tod.* Frankfurt/M.: Lang.

Feldmann, K. (1997): *Sterben und Tod. Sozialwissenschaftliche Theorien und Forschungsergebnisse.* Opladen: Leske + Budrich.

Fritsche, P. (1973): *Grenzbereich zwischen Leben und Tod. Klinische, juristische und ethische Probleme.* Stuttgart: Thieme.

Gerhardt, U. (1993): Lebensweisen und Gesundheitsorientierungen: Methodologische Probleme. In: Gawatz, R., Novak, P. (Hrsg.): *Wissenschaftliche und alltagspraktische Gesundheitskonzepte.* Ulm: Universitätsverlag, S. 73–96.

Gibbs, H. W., Achterberg-Lawlis, J. (1978): Spiritual values and death anxiety: Implications for counseling with terminal cancer patients. *In: Journal of Counseling Psychology 25*, S. 563–569.

Glaser, B. G., Strauss, A. L. (1965): *Awareness of dying.* Chicago: Aldine.

Glaser, B. G., Strauss, A. L. (1965/66): Temporal aspects of dying as a non scheduled status passage. *In: American Journal of Sociology 71*, S. 48–59.

Göbel, M. (2004): Wann beginnt das Sterben? *In: Main-Post Nr. 71 vom 25. 03. 2004.*

Göbel, M., Natter, A. et al. (2004): »Die Frau lag nicht im Sterben«. *In: Main-Post Nr. 126 vom 03. 06. 2004.*

Göckenjan, G., Dreßke, S. (2002): Wandlungen des Sterbens im Krankenhaus und die Konflikte zwischen Krankenrolle und Sterberolle. *In: Österreichische Zeitschrift für Soziologie 27*, S. 80–96.

Gonda, T. A. (1974): Pain relief, addiction, and the dying patient. In: Kutscher, A. H. (Hrsg.): *Death and bereavement.* Springfield/IL: Thomas, S. 10–13.

Gorer, G. (1965): *Death, grief, and mourning.* Garden City/NY: Doubleday.

Grof, S., Halifax, J. (1977): *Die Begegnung mit dem Tod.* Stuttgart: Klett-Cotta.

Gyulay, J. E. (1989): Home care for the dying child. *In: Issues in Comprehensive Pediatric Nursing 12*, S. 33–69.

Hampe, J. C. (1975): *Sterben ist doch ganz anders. Erfahrungen mit dem eigenen Tod.* Stuttgart: Kreuz Verlag.

Havighurst, R. J. (1972): *Developmental tasks and education.* New York: McKay.

Heim, E. (1980): *Krankheit als Krise.* Stuttgart: Kreuz Verlag.

Hinton, J. (1967): *Dying.* Harmondsworth: Penguin Books.

Hinton, J. (1968): The dying and the doctor. In: Toynbee, A. et al. (Hrsg.): *Man's concern with death.* New York: McGraw-Hill, S. 36–45.

Hoff, F. (1975): Zur Psychologie des Sterbenden. *In: Medizinische Welt 26*, S. 12–17.

Holderegger, A. (Hrsg.) (2000): *Das medizinisch assistierte Sterben. Zur Sterbehilfe aus medizinischer, ethischer, juristischer und theologischer Sicht.* 2. erw. Aufl., Freiburg/CH: Universitätsverlag.

Howe, J. (1987): *Das Sterben als Gegenstand psychosozialer Alternsforschung.* Stuttgart: Enke.

Howe, J. (1995): Sterbebeistand: Orientierung an den Erwartungen und Bedürfnissen der Betroffenen. *In: Zeitschrift für Gerontologie und Geriatrie 28*, S. 252–259.

Huber, R., Gibson, J. W. (1990): New evidence for anticipatory grief. *In: The Hospice Journal 6*, S. 49–67.

Hughes, S. L., Neimeyer, R. A. (1990): A cognitive model of suicidal behavior. In: Lester, D. (Hrsg.): *Current concepts of suicide.* Philadelphia/PA: The Charles Press, S. 1–28.

Huppmann, G., Werner, A. (1982): Sterben in der Institution: Psychologische Aspekte. *In: Medizin, Mensch, Gesellschaft 7*, S. 155–168.
Hutschnecker, A. A. (1965): Personality factors in dying patients. In: Feifel, H. (Hrsg.): *The meaning of death.* New York: McGraw-Hill, S. 237–250.
Jacob, R. (1991): Grundprinzipien der Betreuung Sterbender. In: Blumenthal-Barby, K. (Hrsg.): *Betreuung Sterbender.* 4. überarb. Aufl., Berlin: Verlag Gesundheit, S. 51–56.
Jonen-Thielemann, I. (1997): Die Terminalphase. In: Aulbert, E., Zech, D. (Hrsg.): *Lehrbuch der Palliativmedizin.* Stuttgart: Schattauer, S. 678–686.
Jorke, D. (1991): Therapeutischer Nihilismus. In: Blumenthal-Barby, K. (Hrsg.): *Betreuung Sterbender.* 4. überarb. Aufl., Berlin: Verlag Gesundheit, S. 147–158.
Kalish, R. A. (1974): Experiences of persons deprived from death. In: Kutscher, A. H. (Hrsg.): *Death and bereavement.* 2. Aufl., Springfield/IL: Thomas, S. 84–96.
Kalish, R. A. (1981): *Death, grief, and caring relationships.* Monterey/CA: Brooks/Cole.
Kaluza, J., Töpferwein, G. (2005): *Sterben begleiten. Zur Praxis der Begleitung Sterbender durch Ärzte und Pflegende. Eine empirische Studie.* Berlin: trafo.
Kastenbaum, R. (1967): The mental life of dying geriatric patients. *In: Gerontologist 7*, S. 97–100.
Kastenbaum, R. (1977): *Death, society, and human experience.* Saint Louis/MO: Mosby Comp.
Kastenbaum, R. (1989): Dying. In: Kastenbaum, R., Kastenbaum, B. (Hrsg.): *Encyclopedia of death.* Phoenix/AZ: Oryx, S. 101–107.
Kastenbaum, R. (1992): *The psychology of death.* 2. Aufl., New York: Springer.
Kastenbaum, R., Aisenberg, R. (1972): *The psychology of death.* New York: Springer.
Kellehear, A. (1990): *Dying of cancer. The final year of life.* Chur/CH: Harwood Academic Publishers.
Klepper, J. (1951): *Das Tagebuch der letzten Woche.* Stuttgart: Deutsche Verlags-Anstalt.
Klockenbusch, W. (1986): *Die Betreuung unheilbar Kranker und Sterbender.* Melsungen: Bibliomed – Medizinische Verlagsgesellschaft.
Knight, K. H., Elfenbein, M. H. (1993): Relationship of death education to the anxiety, fear, and meaning associated with death. *In: Death Studies 17*, S. 115–130.
Koch, U., Schmeling, C. (1979): Ausbildung für den Umgang mit Sterbenden. Eine Diskussion möglicher Lernziele. In: Engelke, E., Schmoll, H.-J., Wolff, G. (Hrsg.): *Sterbebeistand bei Kindern und Erwachsenen.* Stuttgart: Enke, S. 125–140.
Koch, U., Schmeling, C. (1982): *Betreuung von Schwer- und Todkranken.* München: Urbau & Schwarzenberg.
Koch, U., Lang, K. et al. (Hrsg.) (2006): *Die Begleitung schwer kranker und sterbender Menschen. Grundfragen und Anwendungshilfen für Berufsgruppen in der Palliativversorgung.* Stuttgart: Schattauer.
Köhler, N. (2007): Die Konzepte »Patienten als Partner« und »shared-decision-making«. In: Oorschot, B. van, Anselm, R. (Hrsg.): *Mitgestalten am Lebensende. Handeln und Behandeln Sterbenskranker.* Göttingen: Vandenhoeck & Ruprecht, S. 57–67.
Kohlenberg, K. (2008): Ein schöner Tod. *In: DIE ZEIT Nr. 32 vom 31. 07. 2008.*
Körner, U., Mann, H. (1991): Die ärztlichen Pflichten im Grenzbereich der Lebensbewahrung und Sterbebetreuung – Vorstellung eines ethisch-rechtlichen Konsenspapiers zur Sterbehilfe. *In: Zeitschrift für Klinische Medizin 46*, S. 233–237.
Krauß, O. (2001): Kompetenter beistehen. Umgehen mit Sterbenden und ihren Anghörigen. Ein Trainingsprogramm für medizinische Berufe. In: Schröder, H., Hackhausen, W. (Hrsg.): *Persönlichkeit und Individualität in der Rehabilitation.* Frankfurt/M.: Verlag für Akademische Schriften, S. 258–271.
Kruse, A. (1995): Menschen im Terminalstadium und ihre betreuenden Angehörigen als »Dyade«: Wie erleben sie die Endlichkeit des Lebens, wie setzen sie sich mit dieser auseinander? Ergebnisse einer Längsschnittstudie. *In: Zeitschrift für Gerontologie und Geriatrie 28*, S. 264–272.

Kruse, A. (2007): *Das letzte Lebensjahr. Zur körperlichen, psychischen und sozialen Situatiom des alten Menschen am Ende seines Lebens.* Stuttgart: Kohlhammer.
Kübler-Ross, E. (1969): *On death and dying.* New York: Macmillan.
Kübler-Ross, E. (1973): *Interviews mit Sterbenden.* Gütersloh: Gütersloher Verlagshaus.
Kübler-Ross, E. (1975): *Was können wir noch tun? Antworten auf Fragen nach Sterben und Tod.* 2. Aufl., Stuttgart: Kreuz Verlag.
Lang, K., Mehnert, A. et al. (2005): Föderung psychosozialer Kompetenzen in der Palliativmedizin – Ein Kursmanual für ÄrztInnen und Pflegekräfte. *In: Zeitschrift für Palliativmedizin* 6, S. 36–65.
Larbig, W. (1974): Zum kindlichen Todeserleben und zur Situation des todkranken Kindes im Krankenhaus. *In: Praxis der Kinderpsychologie und Kinderpsychiatrie 7*, S. 245–255.
Leist, M. (1989): *Sterben im Krankenhaus. Aufzeichnungen über einen Tod.* Freiburg i. Br.: Herder.
Leming, M. R., Dickinson, G. E. (1990): *Dying, death, and bereavement.* 2. Aufl., Fort Worth/TX: Holt, Rinehart and Winston.
Lenzen, W. (1999): *Leben, Liebe, Tod. Eine moralphilosophische Studie.* Stuttgart: Reclam.
Leppert, K., Hausmann, C. (2007): Mors certa … hora incerta oder der Umgang mit der Ungewissheit des Sterbens. In: Oorschot, B. van, Anselm, R. (Hrsg.): *Mitgestalten am Lebensende. Handeln und Behandeln Sterbenskranker.* Göttingen: Vandenhoeck & Ruprecht, S. 100–108.
Lieberman, M. A. (1966): Observations on death and dying. *In: Gerontologist* 6, S. 70–72.
Lofland, L. H. (1978): *The craft of dying.* Beverly Hills/CA: Sage.
Lonetto, R. (1980): *Children's conceptions of death.* New York: Springer.
Lutterotti, M. von (1991): Sterbebegleitung als Aufgabe des Arztes. In: Student, J.-C. (Hrsg.): *Das Hospiz-Buch.* Freiburg i. Br.: Lambertus, S. 44–56.
Luyken, R. (2003): Morphium und Nächstenliebe. *In: DIE ZEIT Nr. 16 vom 10. 04. 2003.*
Maglio, C. J., Robinson, S. E. (1994): The effects of death education on death anxiety: A meta-analysis. *In: Omega – Journal of Death and Dying 29*, S. 319–335.
Marshall, V. W. (1980): *Last chapters: A sociology of ageing and dying.* Monterey/CA: Brooks Cole.
Marx, M. H. (1963): The general nature of theory construction. In: Marx, M. H. (Hrsg.): *Theories in contemporary psychology.* New York: Macmillan, S. 4–46.
McIver, B., Walsh, D., Nelson, K. (1994): The use of chlorpromazine for symptom control in dying cancer patients. *In: Journal of Pain and Symptom Management 9*, S. 341–345.
Meyer, J. E. (1973): *Tod und Neurose.* Göttingen: Vandenhoeck & Ruprecht.
Meyer, J. E. (1979): *Todesangst und das Todesbewußtsein der Gegenwart.* Berlin: Springer.
Miles, M. S. (1984): Helping adults mourn the death of a child. In: Wass, H., Corr, C. A. (Hrsg.): *Childhood and death.* Washington/DC: Hemisphere, S. 219–241.
Mittag, O. (1994): *Sterbende begleiten. Ratschläge und praktische Hilfen.* Stuttgart: Thieme.
Mitzdorf, U. (1994): Biologische Aspekte psychischer Phänomene. In: Pöppel, E., Bullinger, M., Härtel, U. (Hrsg.): *Medizinische Psychologie und Soziologie.* Weinheim: Chapman & Hall, S. 19–42.
Mor, V., Masterson-Allen, S. (1987): *Hospice care systems. Structure, process, costs, and outcome.* New York: Springer.
Morse, J., Johnson, J. (1991): Toward a theory of illness: The Illness Constellation Model. In: Morse, J., Johnson, J. (Hrsg.): *The illness experience: Dimensions of suffering.* Newbury Park/CA: Sage, S. 315–342.
Muslin, H. L., Levine, S. P., Levine, H. (1974): Partners in dying. *In: American Journal of Psychiatry 131*, S. 308–310.
Nassehi, A. (1992): Sterben und Tod in der Moderne zwischen gesellschaftlicher Verdrängung und professioneller Bewältigung. In: Nassehi, A., Pohlmann, R. (Hrsg.): *Sterben und Tod. Probleme und Perspektiven der Organisation von Sterbebegleitung.* Münster: Lit, S. 11–26.

Neumärker, K.-J. (1980): Sterben und Tod im Kindesalter. *In: Zeitschrift für ärztliche Fortbildung 74*, S. 1–6.

Noll, P. (1984): *Diktate über Sterben und Tod. Mit der Totenrede von Max Frisch.* Zürich: Pendo.

Nuland, S. B. (1994): *Wie wir sterben. Ein Ende in Würde?* München: Kindler.

Olson, K., Morse, J. M. et al. (2000–01): Linking trajectories of illness and dying. *In: Omega: Journal of Death & Dying 42*, S. 293–308.

Oorschot, B. van, Anselm, R. (Hrsg.) (2007): *Mitgestalten am Lebensende. Handeln und Behandeln Sterbenskranker.* Göttingen: Vandenhoeck & Ruprecht.

Oorschot, B. van, Wedding, U. (2005): Einstellungen zu Sterben, Tod und Palliativmedizin. *In: Der Onkologe 11*, S. 367–375.

Oorschot, B. van, Köhler, N., Schweitzer, S. (2007): Projektdarstellung, Methoden und Interventionsangebote. In: Oorschot, B. van, Anselm, R. (Hrsg.): *Mitgestalten am Lebensende. Handeln und Behandeln Sterbenskranker.* Göttingen: Vandenhoeck & Ruprecht, S. 13–30.

Oorschot, B. van, Leppert, K., Schweitzer, S. (2007): Kommunikationstraining für Ärzte. In: Oorschot, B. van, Anselm, R. (Hrsg.): *Mitgestalten am Lebensende. Handeln und Behandeln Sterbenskranker.* Göttingen: Vandenhoeck & Ruprecht, S. 151–163.

Parkes, C. M. (1970): »Seeking« and »finding« a lost object: Evidence from recent studies of reaction to bereavement. *In: Social Science and Medicine 4*, S. 187–201.

Pattison, E. M. (1977): *The experience of dying.* Englewood Cliffs/NJ: Prentice-Hall.

Pattison, E. M. (1978): The living-dying process. In: Garfield, C. A. (Hrsg.): *Psychosocial care of the dying patient.* New York: MacGraw-Hill, S. 133–168.

Petzold, H. G. (1984): Gestalttherapeutische Perspektiven zu einer »engagierten Thanatotherapie«. In: Howe, J., Ochsmann, R. (Hrsg.): *Tod – Sterben – Trauer. Bericht über die 1. Tagung zur Thanato-Psychologie vom 4.–6. November 1982 in Vechta.* Frankfurt/M.: Fachbuchhandlung für Psychologie, S. 135–147.

Prest, A. P. L. (1970): *Die Sprache der Sterbenden.* Göttingen: Vandenhoeck & Ruprecht.

Quint-Benoliel, J. (1977): Nurses and the human experience of dying. In: Feifel, H. (Hrsg.): *New meanings of death.* New York: McGraw-Hill, S. 123–142.

Rando, T. A. (1993): *Treatment of complicated mourning.* Champaign/IL: Research Press.

Rest, F. (1977): *Praktische Orthothanasie (Sterbebeistand) im Arbeitsfeld sozialer Praxis.* Opladen: Westdeutscher Verlag.

Rest, F. (1981): *Den Sterbenden beistehen. Ein Wegweiser für die Lebenden.* Heidelberg: Quelle & Meyer.

Ross, R. (2001): Die haltlosen Helfer. *In: DIE ZEIT Nr. 21 vom 17.05.2001.*

Saint-Exupéry, A. de (1961): *Nachtflug.* Gütersloh: Bertelsmann.

Salis Groß, C. (2001): *Der ansteckende Tod. Eine ethnologische Studie zum Sterben im Altersheim.* Frankfurt/M.: Campus.

Samarel, N. (2003): Der Sterbeprozess. In: Wittkowski, J. (Hrsg.): *Sterben, Tod und Trauer. Grundlagen – Methoden – Anwendungsfelder.* Stuttgart: Kohlhammer, S. 132–151.

Saunders, C. (1978): Terminal care. In: Garfield, C. A. (Hrsg.): *Psychosocial care of the dying patient.* New York: McGraw-Hill, S. 22–33.

Saunders, C., Bains, M. (1991): *Leben mit dem Sterben. Betreuung und medizinische Behandlung todkranker Menschen.* Bern: Huber.

Schäfer, H. (1969): Der natürliche Tod. In: Schlemmer, J. (Hrsg.): *Was ist der Tod.* München: Piper & Co., S. 9–23.

Schipperges, H. (1976): Zur psychischen und sozialen Situation des Sterbenden in historischer Sicht. In: Eser, A. (Hrsg.): *Suizid und Euthanasie als human- und sozialwissenschaftliches Problem.* Stuttgart: Enke, S. 13–23.

Schmale, A. H., Patterson, W. B. (1978): Comfort care only – Treatment guidelines for the terminal patient. In: Garfield, C. A. (Hrsg.): *Psychosocial care of the dying patient.* New York: McGraw-Hill, S. 13–21.

Schmeling, C., Koch, U. (1984): Betreuung von Schwer- und Todkranken – Möglichkeiten und Grenzen der Ausbildung von Krankenhauspersonal. In: Howe, J., Ochsmann, R. (Hrsg.): *Tod – Sterben – Trauer. Bericht über die 1. Tagung zur Thanato-Psychologie vom 4.–6. November 1982 in Vechta.* Frankfurt/M.: Fachbuchhandlung für Psychologie, S. 101–106.

Schmied, G. (1985): *Sterben und Trauern in der modernen Gesellschaft.* Opladen: Leske + Budrich.

Schmitz-Scherzer, R. (1984): Sterbebegleitung. In: Oswald, W. D., Herrmann, W. M. et al. (Hrsg.): *Gerontologie. Medizinische, psychologische und sozialwissenschaftliche Grundbegriffe.* Stuttgart: Kohlhammer, S. 465–476.

Schmitz-Scherzer, R. (1992): Sterben heute. In: Schmitz-Scherzer, R. (Hrsg.): *Altern und Sterben.* Bern: Huber, S. 9–26.

Schmitz-Scherzer, R. (1995): Sterbebegleitung – eine Last für professionelle und familiäre Helfer? *In: Zeitschrift für Gerontologie und Geriatrie 28*, S. 247–251.

Schmitz-Scherzer, R., Buchholz-Engels, M. et al. (1980): Das Erlebnis des Sterbens anderer. *In: Aktuelle Gerontologie 10*, S. 165–168.

Schmoll, H.-J. (1979): Sterben als sozialer Prozeß. Über das soziale Umfeld des Sterbenden. In: Engelke, E., Schmoll, H.-J., Wolff, G. (Hrsg.): *Sterbebeistand bei Kindern und Erwachsenen.* Stuttgart: Enke, S. 40–48.

Schneider, W. (2005): Wandel und Kontinuität von Sterben und Tod in der Moderne. Zur gesellschaftlichen Ordnung des Lebensendes. In: Bauernfeind, I., Mendl, G., Schill, K. (Hrsg.): *Über das Sterben. Entscheiden und Handeln am Ende des Lebens.* München: Zuckschwerdt, S. 30–54.

Scholz, H. (1955): *Am grünen Strand der Spree. So gut wie ein Roman.* Hamburg: Hoffmann und Campe.

Schröder, C., Wittkowski, J. (2008): Auf dem Weg zu einer angemesseneren Betreuung am Ende des Lebens. In: Wittkowski, J., Schröder, C. (Hrsg.): *Angemessene Betreuung am Ende des Lebens. Barrieren und Strategien zu ihrer Überwindung.* Göttingen: Vandenhoeck & Ruprecht, S. 150–190.

Schuler, H. (1984): Zehn Thesen zu forschungsethischen Problemen in der Thanato-Psychologie. In: Howe, J., Ochsmann, R. (Hrsg.): *Tod – Sterben – Trauer. Bericht über die 1. Tagung zur Thanato-Psychologie vom 4.–6. November 1982 in Vechta.* Frankfurt/M.: Fachbuchhandlung für Psychologie, S. 36–42.

Schulz, R., Aderman, D. (1973): Effect of residential change on the temporal distance to death of terminal cancer patients. *In: Omega: Journal of Death & Dying 4*, S. 157–162.

Schwartz, A. M., Karasu, T. B. (1977): Psychotherapy with the dying patient. *In: American Journal of Psychotherapy 31*, S. 19–35.

Schwarz, D. (1988): *Zur Alltagswirklichkeit von Klinikseelsorgern. Persönliche und professionelle Bewältigungsformen im Umgang mit schwerer Krankheit, Sterben und Tod. Eine kultursoziologische Untersuchung.* Bern: Lang.

Schweidtmann, W. (1991): *Sterbebegleitung. Menschliche Nähe am Krankenbett.* Stuttgart: Kreuz Verlag.

Schweikle, J. (2004): Er konnte schön sterben. *In: DIE ZEIT Nr. 26 vom 17.06.2004.*

Schweizerische Akademie der Medizinischen Wissenschaften (2007): *Betreuung von Patientinnen und Patienten am Lebensende. Medizinisch-ethische Richtlinien der SAMW.* Internet: http://www.samw.ch/docs/Richtlinien/d_RL_Lebensende.pdf (Zugriff im Herbst 2007).

Shneidman, E. S. (1978): Some aspects of psychotherapy with dying persons. In: Garfield, C. A. (Hrsg.): *Psychosocial care of the dying patient.* New York: McGraw-Hill, S. 201–218.

Shneidman, E. S. (1999): A conspectus of the suicidal scenario. In: Leenars, A. A. (Hrsg.): *Lives and deaths. Selections from the work of Edwin S. Shneidman.* Philadelphia/PA: Brunner/Mazel, S. 223–238.

Smith, D. C., Maher, M. F. (1993): Achieving a healthy death: The dying person's attitudinal contributions. *In: Hospice Journal 9*, S. 21–32.

Smith, D. K., Nehemkis, A. M., Charter, R. A. (1983–84): Fear of death, death attitudes, and religious conviction in the terminally ill. *In: International Journal of Psychiatry in Medicine 13*, S. 221–232.

Speece, M. W., Brent, S. B. (1992): The acquisition of a mature understanding of three components of the concept of death. *In: Death Studies 16*, S. 211–229.

Spiegel-Rösing, I. (1984a): Psychotherapie mit Sterbenden: Ein kritischer Überblick vorliegender Ansätze. In: Spiegel-Rösing, I., Petzold, H. (Hrsg.): *Die Begleitung Sterbender. Theorie und Praxis der Thanatotherapie.* Paderborn: Junfermann, S. 85–140.

Spiegel-Rösing, I. (1984b): Ziele psycho-sozialer Intervention beim Sterbenden. In: Spiegel-Rösing, I., Petzold, H. (Hrsg.): *Die Begleitung Sterbender. Theorie und Praxis der Thanatotherapie.* Paderborn: Junfermann, S. 141–182.

Spiegel-Rösing, I. (1984c): Zur Ethik der thanatologischen Forschung. In: Howe, J., Ochsmann, R. (Hrsg.): *Tod – Sterben – Trauer. Bericht über die 1. Tagung zur Thanato-Psychologie vom 4.–6. November 1982 in Vechta.* Frankfurt/M.: Fachbuchhandlung für Psychologe, S. 43–50.

Spiewak, M. (2004): Klartext vor dem Tod. *In: DIE ZEIT Nr. 26 vom 17. 06. 2004.*

Spinetta, J. J. (1974): The dying child's awareness of death: A review. *In: Psychological Bulletin 81*, S. 256–260.

Sporken, P. (1977): *Die Sorge um den kranken Menschen. Grundlagen einer neuen medizinischen Ethik.* 4. Aufl., Düsseldorf: Patmos.

Sporken, P. (1978): *Umgang mit Sterbenden. Medizinische, pflegerische, pastorale und ethische Aspekte der Sterbehilfe.* 4. Aufl., Düsseldorf: Patmos.

Sporken, P. (1979): Ausbildung und Training für den Umgang mit Sterbenden. In: Engelke, E., Schmoll, H.-J., Wolff, G. (Hrsg.): *Sterbebeistand bei Kindern und Erwachsenen.* Stuttgart: Enke, S. 115–124.

Strauss, A. (1993): Dying trajectories, the organization of work and expectations of dying. In: Dickinson D., Johnson, M. (Hrsg.): *Death, dying and bereavement.* London: Sage, S. 215–218.

Streckeisen, U. (2001): *Die Medizin und der Tod. Über berufliche Strategien zwischen Klinik und Pathologie.* Opladen: Leske + Budrich.

Student, J.-C. (1990): Neue Wege in der Sterbebegleitung. *In: Zeitschrift für Allgemeinmedizin 66*, S. 549–552.

Student, J.-C. (Hrsg.) (1993): *Das Recht auf den eigenen Tod.* Düsseldorf: Patmos.

Student, J.-C., Busche, A. (1990): *Zu Hause sterben.* Hannover: Arbeitsgruppe »Zu Hause sterben« (unveröffentl.).

Sudnow, D. (1973): *Organisiertes Sterben. Eine soziologische Untersuchung.* Frankfurt/M.: Fischer.

Tatelbaum, J. (1980): *The courage to grieve.* New York: Lippincott & Crowell.

The National Hospice Organization (1994): Standards of a hospice program of care. *In: The Hospice Journal 9*, S. 39–74.

Tolmein, O. (2006): *Keiner stirbt für sich allein. Sterbehilfe, Pflegenotstand und das Recht auf Selbstbestimmung.* München: Bertelsmann.

Tolstoj, L. T. (2002): *Der Tod des Iwan Iljitsch.* Frankfurt/M.: Insel Taschenbuchverlag.

Uhlenbruck, W. (2002): Der Wille des Sterbenden. *In: FAZ Nr. 77 vom 03. 04. 2002.*

Viney, L. L., Walker, B. M. et al. (1994): Dying in palliative care units and in hospital: A comparison of the quality of life of terminal cancer patients. *In: Journal of Consulting and Clinical Psychology 62*, S. 157–164.

Viney, L., Westbrook, M. (1986–87): Is there a pattern of psychological reactions to chronic illness which is associated with death? *In: Omega: Journal of Death & Dying 17*, S. 169–181.

Wass, H. (2003): Die Begegnung von Kindern mit dem Tod. In: Wittkowski, J. (Hrsg.): *Sterben, Tod und Trauer. Grundlagen – Methoden – Anwendungsfelder.* Stuttgart: Kohlhammer, S. 87–107.

Weisman, A. D. (1972): *On dying and denying – A psychiatric study of terminality.* New York: Behavioral Publications.
Weisman, A. D. (1974): *The realization of death. A guide for the Psychological Autopsy.* New York: Jason Aronson.
Werth, J. L. (1996): *Rational suicide? Implications for mental health professionals.* Washington/DC: Taylor & Francis.
Werth, J. L. (Hrsg.) (1999): *Contemporary perspectives on rational suicide.* Philadelphia/PA: Brunner/Mazel.
Wittkowski, J. (1990): *Psychologie des Todes.* Darmstadt: Wissenschaftliche Buchgesellschaft.
Wittkowski, J. (1996): *Fragebogeninventar zur mehrdimensionalen Erfassung des Erlebens gegenüber Sterben und Tod (FIMEST).* Göttingen: Hogrefe.
Wittkowski, J. (1999): Umgang mit Sterben und Tod: Wie lassen sich die Ergebnisse der Grundlagenforschung in der Praxis umsetzen? *In: Report Psychologie 24*, S. 114–120.
Wittkowski, J. (2003): Epilog: Thanatologie heute und morgen. In: Wittkowski, J. (Hrsg.): *Sterben, Tod und Trauer. Grundlagen – Metoden – Anwendungsfelder.* Stuttgart: Kohlhammer, S. 269–286.
Wittkowski, J. (2004): Sterben und Trauern: Jenseits der Phasen. *In: Pflegezeitschrift 57 (12)*, S. 2–10.
Wittkowski, J., Dingerkus, G. (2005): Sterbebegleitung. In: Frey, D., Hoyos, C. Graf, Stahlberg, D. (Hrsg.): *Angewandte Psychologie. Band III: Gesellschaft, Kultur, Umwelt.* Weinheim: Beltz, S. 207–213.
Wittkowski, J., Rehberger, K. (2000): Quasi-experimentelle Verlaufsstudie zum Erleben und Verhalten Sterbender. In: Neuser, J., De Bruin, J. T. (Hrsg.): *Übergänge: Verbindung und Veränderung im Fokus der Medizinischen Psychologie.* Lengerich: Pabst, S. 117–118.
Wittkowski, J., Schröder, C. (2008a): Betreuung am Lebensende: Strukturierung des Merkmalsbereichs und ausgewählte empirische Befunde. In: Wittkowski, J., Schröder, C. (Hrsg.): *Angemessene Betreuung am Ende des Lebens. Barrieren und Strategien zu ihrer Überwindung.* Göttingen: Vandenhoeck & Ruprecht, S. 1–51.
Wittkowski, J., Schröder, C. (Hrsg.) (2008b): *Angemessene Betreuung am Ende des Lebens. Barrieren und Strategien zu ihrer Überwindung.* Göttingen: Vandenhoeck & Ruprecht.
Witzel, L. (1971): Das Verhalten von sterbenden Patienten. *In: Medizinische Klinik 66*, S. 577–578.
Witzel, L. (1973): Der Sterbende als Patient. *In: Medizinische Klinik 68*, S. 1373–1375.
Wolff, G., Schmoll, H.-J., Engelke, E. (1979): Sterbebeistand bleibt eine Herausforderung. In: Engelke, E., Schmoll, H.-J., Wolff, G. (Hrsg.): *Sterbebeistand bei Kindern und Jugendlichen.* Stuttgart: Enke, S. 141–145.
Zimmerman, J. M. (1986): Hospice care as a response to the problems of terminal illness. In: Zimmerman, J. M. (Hrsg.): *Hospice: Complete care for the terminally ill.* 2. Aufl., Baltimore/MD: Urban & Schwarzenberg, S. 1–16.
Zlatin, D. M. (1995): Life themes: A method to understand terminal illness. *In: Omega: Journal of Death & Dying 31*, S. 189–206.
Zucker, A. (1995): Rights and the dying. In: Wass, H., Neimeyer, R. A. (Hrsg.): *Dying: Facing the facts.* 3. Aufl., Washington/DC: Taylor & Francis, S. 385–403.
Zucker, A. (2003): Rechtliche und ethische Fragen im Kontext von Sterben und Tod. In: Wittkowski, J. (Hrsg.): *Sterben, Tod und Trauer. Grundlagen – Methoden – Anwendungsfelder.* Stuttgart: Kohlhammer, S. 247–268.

Kapitel 3: Leben und Tod in den Zeiten der Organverpflanzung

Hans Strenge

3.1 Einleitung

Bevor die Intensivmedizin entwickelt wurde und Einfluss auf die Versorgung schwerkranker Menschen nahm, beruhte die Diagnose des Todes auf einem unwidersprochenen prognostischen Wissen: Beim Eintreten eines Herz- oder Atemstillstands war der Tod des Menschen besiegelt. Dies änderte sich schlagartig mit der erfolgreichen Einführung von Wiederbelebung und Dauerbeatmung, denn nun zogen weder ein Herzstillstand noch ein Aussetzen der Atmung automatisch das Absterben des gesamten Organismus nach sich (Wiesemann 2000). Es wurde offensichtlich, »daß die entscheidenden Vorgänge im Bereich der *vita humana* sich im Hirn und nicht – höchst poetisch, aber der Physiologie widersprechend – im Herzen abspielen« (Hervorhebung im Original), wie es der Rhetoriker und Essayist Walter Jens (1995, S. 109) zum Ausdruck brachte.

Die Definition des Todes ist zu einer komplizierten Angelegenheit geworden. Bei der Mehrzahl der Patienten wird der unwiderrufliche Herz-Kreislauf-Stillstand nach wie vor das entscheidende Kriterium darstellen. Aber infolge der intensivmedizinischen Eingriffe ist auf Zeichen wie Herzschlag und Atmung kein Verlass mehr. Neben dem traditionellen Todesbild ist eine zweite Sichtweise aufgetaucht, das Kriterium des Hirntodes. Dies bezeichnet einen von Medizinern mit wissenschaftlicher Präzision definierten Zustand des unwiederbringlichen Funktionsverlusts des Gehirns, der in unserer Gesellschaft als rechtlich verbindliche Definition des personalen Todes eines Menschen festgeschrieben ist.

Für alle, die auf einer Intensivstation mit dem Grenzbereich zwischen Leben und Tod konfrontiert sind, spielen die modernen apparativen Möglichkeiten zur Diagnostik und Prognosestellung am Lebensende eine wichtige Rolle. Dabei werden die äußeren Sterbezeichen außer Kraft gesetzt. Die sinnliche Wahrnehmung von Lebenszeichen sowie die Kontaktmöglichkeiten bei Bewusstseinsstörung und Koma ändern sich drastisch. Die klassischen klinischen Zeichen verlieren ihre Bedeutung als Todeshinweise. Aufzeichnungen der elektrischen Hirnströme gelten als Ausdruck geistiger Aktivität und werden zu wegweisenden Signalen für das Leben. Ihr Verschwinden erlaubt eine »sinnliche Erfahrung des neuen Todes« (Wiesemann 2000).

Die Intensivmedizin schafft künstliche Welten und ermöglicht seit mehreren Jahrzehnten auch die Verpflanzung großer lebenswichtiger Organe nach dem Tod eines Menschen. Bei der Umsetzung der technischen Möglichkeiten innerhalb der Transplantationsmedizin gilt es, die Persönlichkeitsrechte des Sterbenden und den Wunsch eines unheilbar Kranken nach Behandlung durch eine Organverpflanzung in gleichem Maße zu würdigen. Ärztliche und pflegerische Verantwortung gelten in dieser Situation den Interessen mehrerer Menschen und Familien. Die Ärzte sind hierbei nicht nur als Helfer tätig, sondern auch als Vermittler zwischen zwei unterschiedlichen Lebenswelten.

Es ist kein Geheimnis, dass neue medizinische Konzepte wie das des Hirntodes aus bestimmten Interessenlagen heraus entstehen und aufrechterhalten werden. Erst nach längerer Anwendung kann sich zeigen, wie die beteiligten Personen mit den neuen Handlungsanweisungen und Konzepten umgehen, ob sie das neue Bewusstsein für die Kriterien von Leben und Tod verinnerlichen, welche Erfahrungen sie im Klinikalltag damit machen und welche neuen Fragen auftauchen.

Im Folgenden werden zahlreiche Informationen aus dem einschlägigen wissenschaftlichen Schrifttum, aber auch außerhalb der Fachpresse gesichtet und zusammenfassend dargestellt. Begonnen wird mit den theoretischen und praktischen Auswirkungen des Hirntod-Konzepts innerhalb der Transplantationsmedizin. Dabei finden medizinpsychologische Gesichtspunkte besondere Berücksichtigung. Die für die praktische Umsetzung des Konzepts bedeutenden Interaktionen zwischen allen Beteiligten stehen im Mittelpunkt des nachfolgenden Kapitels. Auf die Aspekte des Herztod-Kriteriums und die praktischen Schwierigkeiten beim Transplantationsvorhaben wird gesondert eingegangen. Die wesentliche Bedeutung der Sprache für unser Verständnis von Leben und Tod wird anschließend aufgezeigt. Welchen Stellenwert Kompromissbildungen bei der Todesvorstellung im klinischen Alltag erhalten können, zeigen weitere Kapitel. Selbstverständlich bleibt auch das Thema »Sterben« nicht unberührt von der jeweiligen Todesvorstellung. Auf neue Konzeptionen und ungelöste Forschungsfragen wird abschließend eingegangen.

3.2 Das Konstrukt des Hirntodes

Vor der intensivmedizinischen Ära galten das Aufhören des Herzschlags, der Atemstillstand und der Funktionsausfall des zentralen Nervensystems als klinische Zeichen des Todes. Diese drei Kriterien auf jeweils unterschiedlichen Ebenen des Funktionsversagens waren eng miteinander verzahnt, denn typischerweise hatte das Versagen eines Systems in kürzester Zeit auch den Ausfall der anderen zur Folge. Erst mit Einführung der künstlichen Beatmung und der Herzunterstützung wurde eine klinische Situation geschaffen, in der ein neurologischer Gesamtausfall mit tiefstem Koma entstehen konnte bei gleichzeitig erhaltener Herz-Kreislauf-Funktion und Atmung. Diese bislang noch nie aufgetauchte Kombination besitzt äußerlich viele Attribute eines lebendigen Menschen. Sie eröffnet die Möglichkeit, durchblutete und funktionstüchtige Organe zur Transplantation zu gewinnen. Eine unverzichtbare Voraussetzung für diesen medizinischen Schritt war allerdings, den Tod des Menschen eindeutig zu definieren. »Die

Phase der naiv-ahnungslosen Rezeption« des Todesbegriffs endete mit der ersten Herzverpflanzung, als demonstriert worden war, »daß der Mensch seinen eigenen Herztod überleben konnte, und umgekehrt das Herz den individuellen Tod.« (Haupt & Höfling 2002)

Zur Klärung der Verhältnisse wurde 1981 in einer offiziellen Mitteilung festgelegt, dass der Tod des Menschen entweder durch eine unumkehrbare Beendigung der Herz-Kreislauf- und Atmungsfunktionen oder durch einen irreversiblen Funktionsausfall des gesamten Gehirns einschließlich des Hirnstamms zu definieren sei (President's Commission for the Study of Ethical Problems in Medicine and Biomedical and Behavioral Research 1981). Hier wurde der zentralnervöse Totalausfall unter dem Begriff »Hirntod« als neue diagnostische Option eingeführt, als eine »Nebenwirkung des medizinischen Fortschritts, die in Kauf genommen werden musste.« (Wiesemann 2000)

3.2.1 *Klinische Kriterien*

Die klinischen Kriterien für den Hirntod sind der Verlust aller Hirnstammreflexe sowie der Nachweis eines anhaltenden Atemstillstands bei einem irreversibel komatösen Patienten. Funktionelle Bildgebungsverfahren unter Verwendung von Hirndurchblutungsmarkern und »Single Photon Emission Computer Tomography« (SPECT) oder Messungen des Hirnstoffwechsels zeigen beim hirntoten Patienten typischerweise das Bild eines »leeren Schädels«. Dies gilt als Bestätigung für den Funktionsverlust im Bereich des gesamten Gehirns (Faymonville et al. 2004; Laureys et al. 2004). Die Todesfeststellung nach neurologischen Kriterien, die sogenannte Hirntod-Diagnostik, erfordert eine Serie von klinischen Untersuchungen sowie zusätzlich die Ursachenabklärung für das bestehende Koma, die Bestätigung der Unumkehrbarkeit der Befunde (Irreversibilität), die Aufdeckung von möglicherweise verfälschenden Faktoren, die Interpretation bildgebender Verfahren und die Durchführung von bestätigenden Tests (Wijdicks 2001; Laureys 2005).

In den Richtlinien des Wissenschaftlichen Beirats der Bundesärztekammer (1998, B1509), die als »verpflichtende Entscheidungsgrundlagen« für den Arzt gelten, wird Folgendes ausgeführt:

> »Mit dem Hirntod ist naturwissenschaftlich-medizinisch der Tod des Menschen festgestellt [...]. Der Hirntod wird definiert als Zustand der irreversibel erloschenen Gesamtfunktion des Großhirns, des Kleinhirns und des Hirnstamms. Dabei wird durch kontrollierte Beatmung die Herz- und Kreislauffunktion noch künstlich aufrechterhalten. Die Diagnose des Hirntodes erfordert die Erfüllung der Voraussetzungen, die Feststellung der klinischen Symptome Bewußtlosigkeit (Koma), Hirnstamm-Areflexie und Atemstillstand (Apnoe) sowie den Nachweis der Irreversibilität der klinischen Ausfallssymptome.«

Zum Geltungsbereich und der Protokollierung wird ausgeführt:

»Die beschriebene Todesfeststellung durch Nachweis des Hirntodes ist unabhängig von einer danach medizinisch möglichen Organentnahme.« (ebd., B1513)

Nach diesen Richtlinien ist die Voraussetzung für eine Hirntod-Feststellung das Vorliegen einer akuten schweren Hirnschädigung. Auszuschließen sind zahlreiche Faktoren, nämlich Intoxikationen, die dämpfende Wirkung von Medikamenten, eine neuromuskuläre Blockade, primäre Unterkühlung, Kreislaufschock sowie Koma bei Stoffwechselstörungen oder Entzündungen. Sämtliche dieser Faktoren können als mögliche vorübergehende Ursachen eines totalen Hirnausfalls in Frage kommen, ohne dass ein Hirntod vorliegt. Im Einzelfall kann die Beurteilung schwierig werden. Beispielsweise ist der Einfluss eines Medikaments selbst bei bekannter Dosierung individuell nur schwer abzuschätzen, da nicht nur das Alter des Patienten und seine Grunderkrankung, sondern auch die aktuelle Stoffwechselaktivität und das Ausmaß eines möglichen Organversagens zu berücksichtigen sind. Auch existieren keine ausreichenden wissenschaftlichen Daten über die genauen Konzentrations-Wirkungs-Beziehungen zentral dämpfender Medikamente bei Patienten mit unterschiedlichen Hirnschädigungen, die einen sicheren Rückschluss auf den Einzelfall erlauben würden. Daher führt im Zweifel nur ein nachgewiesener zerebraler Zirkulationsstillstand zur endgültigen Hirntod-Diagnose (Wissenschaftlicher Beirat der Bundesärztekammer 1998).

Der geforderte Nachweis der Unumkehrbarkeit (Irreversibilität) des Zustands wird durch »weitere klinische Beobachtungen während angemessener Zeit« (ebd., B1510) oder durch ergänzende Untersuchungen erbracht. Nach den erwähnten Richtlinien ist von einer Irreversibilität des Hirnfunktionsausfalls und damit einem Hirntod erst dann auszugehen, wenn die klinischen Ausfallsymptome bei Erwachsenen mit primärer Hirnschädigung nach mindestens zwölf Stunden, mit sekundärer Hirnschädigung nach mindestens drei Tagen erneut übereinstimmend nachgewiesen worden sind.

Dennoch ist auch eine sofortige Hirntod-Diagnose möglich, die von weiterer Beobachtungszeit entbindet und Zeit einspart. Diese ist aber gebunden an definierte Befunde bei ergänzenden apparativen Untersuchungen: Eine hirnelektrische Stille (Null-Linien-EEG) bei standardisierter EEG-Ableitung (obligatorisch bei infratentorieller Hirnschädigung, d.h. im Bereich des Kleinhirns oder Hirnstamms, und bei Kindern bis zum vollendeten zweiten Lebensjahr) und ein Durchblutungsstopp im Gehirn (nachgewiesen durch eine sog. Dopplersonographie oder zerebrale Perfusionsszintigraphie) erlauben eine umgehende Todesfeststellung.

3.2.2 *»Kritische« Kriterien*

Die Gleichsetzung des Hirntodes mit dem personalen Tod des Menschen ist ein Postulat, das wiederholt zu Diskussionen Anlass gibt. In diesem Zusammenhang sind zwei Grundstrukturen von Argumenten zu unterscheiden: eine partikularistische Geistigkeitstheorie und eine biologische Integrationstheorie. Die erst genannte Auffassung stellt den irreversiblen Ausfall des gesamten Gehirns als die entscheidende biologische Basis für die Geistigkeit des Menschen, und damit für das Wesen seiner Person, in den Mittelpunkt. In der Integrationstheorie wird der personale Tod des Menschen aus dem Ende des Organismus in seiner funktionellen Ganzheit abgeleitet. Diese wird über den Gesamtausfall des Gehirns definiert, wodurch es zu einem Verlust der Selbstständigkeit, Selbsttätigkeit, Spontaneität und Integration des Organismus komme. Die medizinische Argumentation hat sich dieser Sichtweise angeschlossen und definiert Leben im Sinne biologisch-körperlichen Daseins als Existenz eines integrationsfähigen Gesamtorganismus (Haupt & Höfling 2002).

Bei der immer wieder auflebenden Diskussion um das Hirntod-Konzept ist von einigen interessierten Experten auf ein denkwürdiges Phänomen hingewiesen worden: Allem Anschein nach hat sich das naturwissenschaftliche Grundverständnis von der Physiologie des menschlichen Hirntodes seit der ersten offiziellen Definition aus den Anfangszeiten der Transplantationsmedizin bis heute überhaupt nicht verändert. Das muss vor allem deshalb verwundern, weil es kaum einen anderen Bereich innerhalb der Medizin gibt, in dem der wissenschaftliche Fortschritt der letzten Jahre nicht deutliche Spuren hinterlassen hätte. So ist auch die Äußerung der Intensivmediziner Truog und Robinson (2003) über das Konzept des Hirntodes zu verstehen: dies sei »not related to the state of our scientific knowledge, but rather to different and incompatible understandings about the meaning of death«. Darüber können auch vereinzelte aktuelle Mitteilungen, beispielsweise zur Pathophysiologie des gesteigerten Hirndrucks, nicht hinwegtäuschen (Sundin-Huard & Fahy 2004). Vorläufige Antworten lösen keine Probleme; in diesem Sinne konnte noch in neuerer Zeit im angesehenen »New England Journal of Medicine« eine Arbeit mit dem Titel: »Brain death – well settled yet still unresolved« erscheinen (Capron 2001). In einer anästhesiologischen Fachzeitschrift wurde das Konzept des Hirntodes offen kritisiert: »The concept of brain death is incoherent in that it fails to correspond to any biological or philosophical understanding of death.« (Truog & Robinson 2003, S. 2391)

Die klinischen Erfahrungen zeigen, dass wesentliche medizinische Annahmen aus der Anfangsphase der Transplantationsmedizin nicht mehr haltbar sind. So ist das grundlegende Postulat vom Gesamtausfall der Hirnfunktion zunehmend ins Wanken geraten. Es gibt Hinweise, dass Funktionen des Hypophysen-Hinterlappens sowie Restaktivitäten im Mittelhirn und im Hirnstamm bei Hirntoten erhalten bleiben (Bernat 1992; Hughes 2004). Die Beobachtung eines überdauernden zentralnervösen Reflexes, des Babinski-Phänomens, hat die Diskussion über eine verbliebene Teilfunktion des Hirnstamms bei Hirntoten neu belebt (Janzen 2005).

Auch die Logik der von Neurologen festgelegten Entscheidungskriterien für den Hirntod wird kritisch hinterfragt. Wieso soll das Fehlen des Blinzelreflexes (Cornealreflexes) eine so ausschlaggebende Bedeutung haben, wenn gleichzeitig die wichtige Regulation des Salz- und Wasserhaushalts des Organismus bei der Frage nach Leben oder Tod gar nicht ins Gewicht fällt (Truog & Robinson 2003)? Auch die Tatsache, dass ein hirntoter Patient für immer bewusstlos bleibt (Kriterium des irreversiblen Komas), unterscheidet ihn im Prinzip nicht von einem lebenden Komapatienten im sogenannten permanenten vegetativen Status. Zusätzlich wird kritisiert, dass als Beweisführung des eingetretenen Todes der Umstand angeführt wird, der Hirntod habe innerhalb kürzerer Zeit den Herztod zur Folge. Wer die Unausweichlichkeit eines nachfolgenden Herzstillstands als Argument zum Beweis dafür verwende, dass der Mensch schon tot sei, benutze die Prognose der Sterbephase für das Postulat der Hirntod-Diagnose. Zudem habe sich gezeigt, dass unter gleichbleibenden medizinischen Maßnahmen trotz maximaler neurologischer Verschlechterung ein naher Herztod weder zwingend noch sicher sei (Shewmon 1998).

Ein besonderer Punkt der Kritiker betrifft das Argument, die Hirntod-Definition sei über die fehlende Integrationsleistung des Gehirns zu begründen. Die postulierte Sonderstellung des Gehirns als »Organ« zur Integration des Organismus lässt sich nach aktueller Studienlage nicht mehr aufrechterhalten. Schon vor Jahrzehnten sind Berichte veröffentlicht worden, wonach hirntote Patienten mit medizinischer Hilfe über zwei bis drei Monate lang »am Leben« erhalten wurden (Fabro 1982; Klein 1982; Parisi et al. 1982). Für diese »Überlebens-Situation« wurde der Begriff des »prolonged somatic survival« benutzt.

In einer Übersichtsarbeit berichtet Shewmon (1998) von insgesamt 175 Hirntoten mit einer Überlebenszeit von mindestens einer Woche, in drei Fällen sogar zwischen zwei und vierzehn Jahren. Die präsentierten Daten zeigen, dass die Überlebenspotenz von Hirntoten regelmäßig unterschätzt wurde. Dies sei auch damit zu erklären, dass die Diagnose »Hirntod« in der Regel schon ein Todesurteil im Sinne einer sich selbst erfüllenden Prophezeiung impliziere. Nach der Todesdeklaration würden nämlich entweder sofort sämtliche medizinischen Maßnahmen beendet oder eine operative Entfernung (Explantation) von lebenswichtigen Spendeorganen durchgeführt, die unweigerlich zum Herztod führe. Bei entsprechend langer Beobachtungszeit gebe es aber eindeutige Hinweise auf eine »somatische Plastizität«, d. h. nach Abklingen des spinalen Schocks komme es zu einem spinal unterstützten autonomen Ruhetonus und der Rückkehr von Reflexen. Dieses Phänomen von Stabilisation könne durchaus als integrative Leistung des Organismus im Dienste eines Ganzen verstanden werden. Insgesamt zeigt die umfangreiche Literaturanalyse eine erhebliche Heterogenität im Spontanverlauf hirntoter menschlicher Organismen. Offensichtlich trifft die Hypothese, dass das Gehirn die Koordinationszentrale für die wichtigen Körperfunktionen darstellt (die sog. »brain-as-somatic-integrator«-Hypothese) auf eine bestimmte Subpopulation mit längerem körperlichem Überleben nicht zu. Es gibt Hinweise dafür, dass sich die chronischen Verlaufsformen von Anfang an durch eine primäre Gehirnpathologie ohne zusätzliche Multisystemerkrankung auszeichnen. Für das weitere »Überleben« sind in diesen Fällen weder hochkomplexe Techniken noch außergewöhnliche klinische Anstrengungen nötig.

> »The phenomenon of chronic brain death implies that the body's integrative unity derives from mutual interaction among its parts, not from a top-down imposition of one ›critical organ‹ upon an otherwise mere bag of organs and tissues.« (Shewmon 1998, S. 1544)

Die Definition des Hirntodes ist geregelt, die Frage nach dem personalen Tod des Menschen damit aber nicht beantwortet. Regelungen als Handlungsanweisungen und Entscheidungsgrundlagen sind im ärztlichen Alltag unverzichtbar. Die besondere Attraktivität des Hirntod-Konzepts für die Medizin besteht darin, dass es erlaubt, funktionstüchtige Organe für todkranke Menschen bereitzustellen (Sundin-Huard & Fahy 2004). Im optimalen Fall reflektieren Regelungen oder Leitlinien den aktuellen gesicherten wissenschaftlichen Erkenntnisstand. Sie sind aber auch als Ergebnis einer Konsensbildung unter Experten mit einer bestimmten politischen Willensbildung innerhalb eines Meinungshütergremiums zu sehen. Einmal getroffene Aussagen über biologische Grundannahmen haben *per se* keinen bleibenden Wert; sie sind einem steten Wandel unterworfen, der sich aus kritischer Prüfung neuer wissenschaftlicher Erkenntnisse ergibt und in entsprechend modifizierten Handlungsanweisungen niederschlägt.

Klinische Hinweise auf eine veränderte Sichtweise zum Hirntod tauchen immer wieder im einschlägigen Schrifttum auf. Zu einer lebhaften Diskussion führten neue Befunde der Neuropathologen, die bei einem Drittel der untersuchten Verstorbenen mit klinisch gesicherter Diagnose »Hirntod« nur geringfügige Schäden im Gehirn nachweisen konnten (Wijdicks & Pfeifer 2008). Vertiefte Erkenntnisse über die Neurophysiologie am Lebensende sind nur von einer gezielten experimentellen Forschung zu erwarten. Dass sich dieser Bereich dem ansonsten eher ausufernden wissenschaftlichen Erkenntnisdrang so lange verschlossen hält, ist ein bemerkenswertes Phänomen. Mangelt es an Neugier oder erscheint dieser Sektor experimentell unantastbar? Vielleicht aber lassen sich gerade bei diesem Thema schwerlich wissenschaftliche Fragestellungen formulieren, die nicht anschließend mit weitreichenden praktischen Konsequenzen, auch für die Transplantationsmedizin, verbunden wären. Wer möchte dafür die Verantwortung oder die Finanzierung übernehmen?

3.3 Der Hirntod und seine Erscheinung

3.3.1 *Das klinische Bild: Schein der Lebendigkeit*

Bei Hirntoten gibt es entgegen der landläufigen Erwartung motorische Erscheinungen wie spontane Rumpf- und Gliedmaßenbewegungen. In einer systematischen Übersicht über die Phänomenologie der spinalen Reflexe beschreiben Spittler et al. (2000) eine beeindruckende Vielzahl von motorischen Aktivitäten. Diese können als polysegmentale spinale Reflexmuster oder spinalmotorische Schablonen spontan oder infolge von Reizen in Erscheinung treten und weisen auf eine Restaktivität des Rückenmarks hin.

Sie lassen sich in 10–40 % aller Fälle etwa zwei bis zwanzig Stunden nach Eintritt des Hirntodes beobachten (Spittler et al. 2000; Saposnik et al. 2000; Dosemeci et al. 2004). Im Einzelnen zählen dazu Bewegungen der Finger, Zehen und Schultern, eine Seitwärtsbewegung des Kopfes bei Reizung des Oberarms oder eine Anspannung im Bauchbereich, die durch einen Kältereiz ausgelöst werden kann. Auch feine Muskelzuckungen im Gesicht kann man beobachten. Beim hirntoten Säugling können Greifreflexe der Hände auftreten, die ein Anheben des Armes durch den Untersucher möglich machen und dadurch wie aktives Zugreifen wirken (Marti-Fàbregas et al. 2000).

Einen besonderen Eindruck von Lebendigkeit hinterlässt das als Lazarus-Zeichen beschriebene komplexe Bewegungsmuster, das beim Hirntoten bei der Prüfung des Atemstillstands (dem sog. Apnoe-Test) oder wenige Minuten nach Abbruch der Beatmung auftreten kann und mit einer Reizung spinaler Neurone durch akuten Sauerstoffmangel erklärt wird: Über viele Sekunden lang werden die Arme angehoben und gebeugt, die Hände können eine verkrampfte Haltung einnehmen oder sich überkreuzen (Saposnik et al. 2000).

Vor allem wenn sie unerwartet auftreten, werden diese Bewegungsmuster zunächst nicht mit einer Aktivität von Nervenzellen im Rückenmark in Verbindung gebracht. Da sie auch große Ähnlichkeiten zu bekannten Reflexen am wachen Patienten (Babinski-Phänomen) aufweisen, führen sie selbst bei Fachärzten bisweilen zu Unsicherheiten in der Beurteilung während der Manifestationsphase des Hirntodes. Für Experten ist es wichtig, die vielfältigen Phänomene zu kennen. Dazu zählen auch reflektorische Atemmuster durch aktivierte Nervenzellen im Halsbereich des Rückenmarks, spontane Blutdruckkrisen und vegetative Symptome, die die Feststellung des Hirntodes nach den gesicherten Kriterien überdauern oder sich erst danach entwickeln (Janzen 2005).

3.3.2 *Das emotionale Bild*

Nach dem sogenannten Linsenmodell des Beziehungsgeschehens treten Sender und Empfänger in der zwischenmenschlichen Begegnung auf unterschiedlichen Ebenen miteinander in Kontakt (Krause 1997). Dies geschieht in starkem Maße auch über nonverbale Kanäle, beispielsweise in Form von motorischen Äußerungen mit Bewegungen des Rumpfes, der Extremitäten (Gestik) oder des Gesichts (Mimik). Entsprechend des situativen Kontexts, der Erwartungshaltung und der affektiven Gestimmtheit werden die Signale vom Empfänger nach bestimmten Entschlüsselungsregeln eingeordnet und als Ausdruck von Eigenschaften, Affekten oder Intentionen interpretiert (Krause 1997). Dies gilt in besonderer Weise für Angehörige, Ärzte und medizinisches Pflegepersonal, die den Verlust eines sterbenden Menschen vor Augen haben.

»Den Abbruch, die Verweigerung, die Unmöglichkeit einer Fortsetzung des Kontaktes über den Todesmoment hinaus« (Macho 1987, S. 30), dies ist die besondere Situation, mit der wir beim Sterben anderer Menschen konfrontiert werden. Da der Tod nur vom Leben her als dessen Negation definiert werden kann (Bonelli 1995), steht die Suche nach verbliebener kommunikativer Kompetenz des Anderen, quasi als »diagnostisches« Zeichen für Noch-Leben, häufig im Vordergrund. Die »Selbstbewegung« sei »eine der Grunderfahrungen, die wir am Lebendigen machen«, formulierte Gadamer (1993) in den Ausführungen zu »Leben und Seele«.

Gerade um alternative, nonverbale Möglichkeiten der Kontaktaufnahme wird bei nicht ansprechbaren Menschen umso intensiver gerungen, je bedrohlicher der mögliche Kontaktabbruch erlebt wird. Angehörige von Patienten in chronisch-vegetativem Zustand, d. h. im Wachkoma (mit sog. apallischen Syndrom), reagieren bei ungünstiger Prognosemitteilung durch die Ärzte bisweilen mit der Tendenz, jede motorische Regung, Kopfdrehung, Saug- oder Schmatzbewegung als Besserungshinweis zu interpretieren. Bewegungen der Augen und des Mundes werden im Kontakt als Verstehen gedeutet, der Blick des Kranken erhält durch die Sprachlosigkeit eine überwertige Bedeutung (Lüdeke 1985). Aus Expertensicht wird das apallische Syndrom als Bewusstseinsstörung mit aufgehobener Wahrnehmungsfähigkeit, aber erhaltener Wachheit definiert. Die dabei auftauchenden gerichteten Kopf- und Augenbewegungen sowie mimische Äußerungen wie Grimassieren, Lächeln und Weinen werden als Ausdruck »primitiver Orientierungsreflexe« gedeutet und nicht als kommunikative Signale eingestuft (Nacimiento 1997). Nach Meinung des Neurologen würden nur »unerfahrene Untersucher und insbesondere auch Angehörige« diese Phänomene »als willkürliche Reaktionen« verkennen. Mit großer Selbstverständlichkeit wird von ärztlicher Seite eine normative Kompetenz für den Bereich der Kommunikation propagiert, die erstaunen mag, wenn gleichzeitig eingestanden wird, dass »die fehlende Wahrnehmungsfähigkeit apallischer Patienten [...] sich nach wissenschaftlichen Kriterien derzeit nicht beweisen« lässt (ebd., S. 529).

Während bei Wachkoma-Patienten von medizinischen Experten eine Aufklärung über das biologische »Noch-Leben« und den sozialen »Schon-Tod« geboten scheint, ist die normative Botschaft beim Hirntod-Patienten die des totalen vollendeten Todes. Dennoch erscheint für viele Laien und auch einige medizinische Fachleute der neurologische Todesbegriff künstlich angesichts der Konfrontation mit einem warmen Körper, mit sichtbaren Atembewegungen und einem fühlbaren Puls (Shaner et al. 2004). Der lebendige Eindruck des hirntoten Patienten erinnert in vielerlei Hinsicht an das Bild, welches ein Angehöriger zu Lebzeiten in anderen hinterlassen und welches die emotionalen Beziehungen seiner Kontaktpersonen geprägt hat. Der beatmete und durchblutete Körper ist unter diesem Aspekt nicht zu unterscheiden vom Schlafenden oder Narkotisierten und stellt weiterhin diejenige Person dar, die er für seine Umgebung immer schon gewesen ist. Wenn zusätzlich motorische Phänomene spontan auftreten, verstärkt dies bei Angehörigen und beim Pflegepersonal die Tendenz, das Konzept des Hirntodes als Tod der Person in Zweifel zu ziehen.

Die Diskrepanz zwischen »Fühlen« der Angehörigen und »Wissen« der Ärzte und ihr Ringen um die Definition des »besiegelten Todes« wird deutlich im Bericht über die Sterbebegleitung der Tochter am Bett ihrer Mutter (vgl. Beispiel 1; Wenzel 2005).

BEISPIEL 1

»Da liegt sie nun, angeschlossen an die Apparate. Eine Patientenverfügung gibt es nicht, die Ärzte müssen ihre Pflicht erfüllen. Die Maschinen arbeiten vor sich hin, unterstützen die Atmung, ernähren den Körper. Auch noch nach einer Woche, als das Gehirn ganz abgestorben ist. Die Tochter sitzt jeden Tag am Bett der Mutter, von der die Ärzte sagen, sie sei tot. Der Hirntod ist der Tod des Menschen, lautet die herrschende, nicht ganz unumstrittene Definition. Ein hirntoter Mensch, besagt sie, kann nie wieder etwas wahrnehmen, nie wieder denken, nie wieder fühlen. Die Tochter spürt die warmen Hände, die kleinen Bewegungen, den regelmäßigen Herzschlag. Ist der Mensch nur Mensch durch sein Gehirn? Wie soll sie ihn begreifen, diesen Tod, der dem Leben so tückisch ähnelt? Der den Menschen überfordert, weil man ihn denken muss und nicht mehr erfahren kann? Sie sitzt da, mit offenen Fragen. Und weiß nur: Das, was gerade passiert, hätte meine Mutter bestimmt so nicht gewollt.

Eine zweite Woche muss sie warten, bis die Ärzte keine Spuren von Medikamenten mehr im Körper nachweisen können. Erst danach wird die Diagnose offiziell. Der Moment der Unterschrift unter dem medizinischen Befund gilt als Todeszeitpunkt. Noch immer atmet die Tänzerin von einst, noch immer schlägt ihr Herz, die Wangen rosig. Am vierzehnten Tag um 22 Uhr drückt die Tochter auf den Knopf an der Beatmungsmaschine. Einmal mit dem Zeigefinger auf den Kippschalter, so wie man Licht ausmacht. Dann geht sie aus dem Zimmer. Es war der schwerste Moment meines Lebens, sagt sie. Aber ich war es meiner Mutter schuldig.« (Wenzel 2005, S. 20)

Macho (1987, S. 170) weist darauf hin, dass das »Junktim [Verbindung, Anm. des Autors] von Personen- und Körperidentität« tief im Bewusstsein der Menschen verankert ist und dass Erfahrungen, die seiner Geltung widersprechen, durch Zusatzkonstruktionen erklärt werden müssen. Offenbar stellt die Trennung von Personen- und Körperidentität beim Anblick der Leiche eine große Herausforderung dar. Die »Verwandlung« in Kafkas gleichnamiger Novelle thematisiert literarisch dieses Rätsel des Todes: »Wir stehen vor der Leiche und fragen wie Gregors Eltern: ist es der Sohn oder ist er es nicht?« (ebd., S. 171). Häufig deutet der Umgang mit der Leiche darauf hin, dass diese nicht als Kadaver angesehen wird, sondern noch etwas von der Identität des vormals Lebenden besitzt. Der Leichnam repräsentiert für die Überlebenden oft die Persönlichkeit des Verstorbenen (Hahn 1968).

Obwohl ein trügerischer Schein von Lebendigkeit auch schon in der Vergangenheit die Gesellschaft veranlasst hat, sogenannte Totenbeschau-Ärzte mit der Feststellung des Todes zu beauftragen, ist die Situation hier ungleich komplexer. Es hat sich nämlich gezeigt, dass auch nach eingehender Aufklärung über das Wesen des Hirntodes und seiner Kriterien noch über ein Drittel der betroffenen Angehörigen am tatsächlichen Tod des Verstorbenen zweifeln. Und von denjenigen, die sich verstandesmäßig überzeugen ließen, äußerten immerhin noch zwei Drittel die Empfindung, der geliebte Mensch sei noch am Leben (Pearson et al. 1995). Es scheint, als könnten die unmittelbar Beteiligten – vor allem die Angehörigen und die Pflegenden – einen hirntoten

Menschen »beim besten Willen nicht als tot, wohl aber als sterbend erleben und erfahren« (Dörner 1995, B1649).

Einen Erfahrungsbericht betroffener Eltern zur ihrer emotionalen Situation angesichts des Zwischenstadiums von Leben und Tod ihres Kindes bringt das folgende Beispiel 2:

BEISPIEL 2

»Es war ein Juni-Sonntag im vergangenen Jahr, als bei Peter Wagner (Name geändert), Pastor und Notfallseelsorger, das Telefon klingelte: Ein 15-Jähriger war auf seinem Motorroller tödlich verunglückt, Ärzte hatten sich an die Eltern mit dem Wunsch nach einer Organspende gewandt. ›Die standen unter Schock, willigten aber schließlich ein‹, erzählt Wagner. Alles musste schließlich ganz schnell gehen. Vier Stunden warteten die Eltern in der Klinik, um noch einmal Abschied von ihrem Sohn zu nehmen. ›Als sie ihn dann aber sahen, hatten sie das Gefühl: Der lebt ja noch.‹ Zwar war der Junge hirntot, doch sein Brustkorb hob und senkte sich – Maschinen hatten die Atmungsfunktion übernommen. ›Dieser Anblick hat die Eltern fast zerrissen‹ [...]. Peter Wagner steht dem Thema auch mehr als ein Jahr nach seinem Erlebnis noch immer zwiespältig gegenüber. ›In ihrer Phantasie entstand bei den Eltern ein Bild, dass ihr Kind wie ein Ersatzteillager ausgeschlachtet wird.‹ Ihr Einverständnis ließ sich nicht mehr rückgängig machen. Tagelang war nicht klar, wann der Leichnam zur Bestattung freigegeben werden würde. Wagner sprach ein Gebet, segnete den Jungen. Sicherlich sei die Organspende sinnvoll gewesen, damit ein anderer weiterleben kann, sagt er, ›aber dieser Zwischenzustand zwischen Leben und Tod war schwer zu begreifen‹. ›Wo fand der Tod hier Raum?‹ fragt sich Pastor Peter Wagner nach seinem Erlebnis mit Organtransplantation noch immer.« (Hirsemenzel 2005, S. 20)

Aus einer intensivmedizinischen Einrichtung mit transplantationsmedizinischem Hintergrund stammt die nachfolgende Mitteilung über Empfindungen des Pflegepersonals (vgl. Beispiel 3).

BEISPIEL 3

»Möglicherweise sehen aber viele von uns den Organspender als sterbenden Patienten. So sind zum Beispiel 20 % der Befragten sicher, dass ein solcher Patient hören kann, weitere 40 % schließen die Möglichkeit nicht eindeutig aus [...]. Wenn wir aber den organspendenden Patienten als Toten sehen, der nur mehr bis zum frei werden einer geeigneten OP Kapazität in unserer Obhut bleibt, so gibt es uns zu denken, dass immerhin über 4 % des Pflegepersonals wünschen würden, dass der Patient während seines Aufenthaltes analgetische Medikamente erhalten würde, wobei wir die rechtliche Situation genau kennen und wissen, dass das nicht möglich ist. Ebenso bejahen über 50 % die Frage, ob ein Organspender während der Organentnahme eine Narkose erhalten soll, weitere 20 % können diese Frage immerhin nicht eindeutig verneinen. Zu denken gab uns auch, dass 50 % des Pflegepersonals die Fahrt in den OP nicht als den richtigen, sondern eher als einen willkürlich gewählten Todeszeitpunkt sehen.« (Koller & Orth 1998, S. 29f.)

Es gibt Hinweise dafür, dass der Mensch über besondere biologische Mechanismen verfügt, die ihm ein spezifisch menschliches Verständnis für seine Artgenossen ermöglichen (Tomasello 2002). Damit in Zusammenhang steht die Fähigkeit, sich in die Lage eines anderen zu versetzen, seinen mentalen Zustand im eigenen Gehirn zu simulieren und dadurch die Möglichkeit zur verständnisvollen Mitempfindung, zur Empathie zu entwickeln. Diese mit dem Begriff »Theory of Mind« beschriebene Fähigkeit ist nach Auffassung der Vertreter der sogenannten Simulationstheorie überwiegend genetisch festgelegt und wird intuitiv aktiviert (Calarge et al. 2003; Völlm et al. 2006). Darüber hinaus scheinen die im episodischen Gedächtnis gespeicherten Erfahrungen aus dem persönlichen Kontakt mit dem anderen für eine empathische Reaktionsbildung nicht unerheblich zu sein. Es ist bekannt, dass Spiegelneurone im Gehirn des Menschen bei der Beobachtung eines anderen Individuums sowohl die Imitation seiner Handlung als auch das Verständnis für seine Intentionen und die empathische Zuwendung neurobiologisch unterstützen (Rizzolatti 2005). Schon das passive Zuschauen scheint unbewusst empathische Prozesse in der rechten Gehirnhälfte zu aktivieren (Leslie et al. 2004).

Neurowissenschaftler zeigen zunehmendes Interesse an der Erforschung von Gehirnfunktionen nach Verlusterlebnissen und unter Trauer (O'Connor 2005; O'Connor et al. 2008; Kersting et al. 2009). Bislang existieren aber keine Untersuchungen zu den akuten neurobiologischen Reaktionen beim Anblick verstorbener Angehöriger. Spielt der Anblick von lebendig erscheinenden Bewegungen, die an Bestände des autobiographischen Gedächtnisses mit sozialen Reaktionsmustern anknüpfen, möglicherweise eine Rolle bei der Affektauslösung beim Betrachter? Reagiert das Gehirn auf nonverbale Schlüsselreize beim geliebten Mitmenschen, welche die Phase des Sterbens und Todes zunächst ignorieren und so lange überdauern, bis sie durch Lernprozesse im Verlauf der normalen Trauerarbeit ihre Bedeutung verlieren? Reagieren bestimmte Netzwerke von Gehirnzellen auf Anregung durch tiefe persönliche Gefühle trotz »besseren Wissens« um die Bedeutung des nachgewiesenen Hirntodes und der damit verbundenen »logischen« Konsequenzen? Und könnte es sein, dass eine kognitive Dissonanz zu unbewussten Abwehrmustern führt, die auch Handlungsweisen zur Folge haben, die dem Projekt der Organspende zuwiderlaufen?

Angesichts des Sterbens eines geliebten Menschen ist die Suche nach Bedeutung hinter jedem Zeichen von Lebendigkeit, aber auch hinter den elektronischen Signalen der Intensivmedizin womöglich der letzte Versuch gegen die Hoffnungslosigkeit vor der Akzeptanz des Todes. Eine eindrucksvolle Schilderung über diesen Aspekt stammt von einem Vater bei der Betreuung seines sterbenden Kindes (vgl. Beispiel 4).

BEISPIEL 4

»Die Hoffnungslosigkeit der Lage wollte uns nicht zu Bewusstsein kommen. Hoffnung ist ein zähes Ding. Man hackt es ab, und es wächst wieder nach. Etwas wird weggenommen, beendet, vernichtet, und genau an der Stelle treibt die Hoffnung wieder aus.

Wir, die wir unser Kind nicht mehr in den Armen halten durften, passten uns sofort an. Wir lernten Lippen zu lesen, Brauen, Finger. Sogar Rücken las ich und Schultern, ich las Schritte, Türen, Augenblicke der Stille. Später kamen noch die Apparate hinzu, immer mehr Apparate. Auch sie lernten wir zu lesen. Wir lernten Zahlen kennen und ihren Bezug zu Atem, Herzschlag, Blutdruck. Wir lernten, bestimmte Pieptöne zu ignorieren, und konnten die verschiedenen Infusionen und Sonden sicher auseinander halten. Sie versorgten uns mit Bedeutungen, den einzigen, die wir bekommen konnten. Alles wollten wir verstehen, an allen Fakten suchten wir Halt, gegen das Fallen. Ins unermessliche Nichts.

›Ich glaube, sie schläft jetzt schön ruhig‹, sagtest du. ›Ja‹, sagte ich. Denn solange man es sagen konnte, solange konnte es wahr sein.« (Thomése 2004, S. 14)

3.3.3 *Betreuung an der Nahtstelle: Der verordnete Statuswechsel*

Zu den ethischen Grundprinzipien gehört, dass nach festgestelltem Tod Ärzte und Pflegepersonal die Behandlung einstellen, es sei denn, eine Organspende ist geplant. Es liegt im Ermessen der Ärzte, die Behandlung fortzusetzen, falls die Angehörigen dies aus zwingenden sozialen Gründen wünschen. Ärzte sind nicht verpflichtet, eine Behandlung aufrechtzuerhalten, die nicht als nützlich erachtet wird. Aus ethischer Perspektive ist vorstellbar, dass Patienten Maßnahmen an ihrem Leichnam zustimmen würden, die der Unterstützung des Trauerprozesses ihrer Familie zugute kommen. Allerdings gibt es keine empirischen Belege für den positiven Effekt eines derartigen Verhaltens. Unter Bezug auf The Council on Ethical Affairs of the California Medical Association (CEA) betonen Shaner et al. (2004, S. 1685): »We have no data to suggest that continued cardiopulmonary support benefits the family of the deceased.« Dies gilt für die Sterbebegleitung und die daran beteiligten Personen.

Formal ist auf ärztlicher Seite in dieser Situation kognitiv eine Klärung eingetreten, die das weitere Handeln eindeutig festlegt und Zweifel beseitigt:

> »Das unter intensivmedizinischen Bedingungen meßbare unumkehrbare Erloschensein der gesamten Gehirnfunktion zeigt für die Ärzte die Grenze ihrer Behandlungspflicht an, an der die Beendigung intensivmedizinischer Maßnahmen nicht dem Vorwurf der Tötung unterliegt. Mit ›Tod‹ hat dieses Kriterium überhaupt nichts zu tun, sondern es bezeichnet die Behandlungsgrenze, an der spätestens die Ärzte einen sterbenden Menschen seinem Sterben überlassen dürfen (und müssen), weil keine in seiner Person erkennbare Indikation zur Weiterbehandlung gegeben ist.« (Grewel 1994, S. 44)

In einem Übersichtsreferat über die Hirntod-Bestimmung und Betreuung des Organspenders (Bein et al. 2005, S. 281) wird die Ärzteschaft darauf hingewiesen, dass »die adäquate Behandlung des potentiellen Organspenders […] bereits beim klinischen Eindruck des Hirntodes und nicht erst nach abgeschlossener Diagnostik« beginnt. Nach intensivmedizinischen Gesichtspunkten gebe es eine ganze Palette »organerhaltender Korrekturmaßnahmen« beim hirntoten Spender. Sie dienen der Kreislaufstabilisierung, Hormonsubstitution, Unterstützung des Elektrolythaushalts und Aufrechterhaltung der Körpertemperatur. Dies bedeute einen hohen ärztlichen und pflegerischen Aufwand mit besonderer Verantwortung:

> »Der sorgfältige und ›vorausschauende‹ Umgang mit dem tief komatösen Patienten, der nach Abschluss der Hirntodbestimmung sowie der Beratung mit den Angehörigen ein Organspender werden könnte, ist daher eine besondere Pflicht und Aufgabe der Intensivmedizin.« (ebd., S. 282)

Die menschlichen Voraussetzungen für die erfolgreiche Umsetzung im Team werden von Anästhesisten wie folgt beschrieben:

> »Die Erfahrung zeigt, dass das Ausmaß der menschlichen Stärke und der medizinischen Kompetenz des Intensivpersonals zum Erfolg der Organspende wesentlich beiträgt.« (ebd., S. 283)

Einen guten Einblick in die emotionalen Schwierigkeiten, die beim Pflegepersonal auftreten können, erhält man durch die Darstellung von Mischke und Ohm (1995; vgl. Beispiel 5).

BEISPIEL 5

»Bei der Pflege hirntoter Patienten entstehen bei dem Pflegepersonal oft verwirrende und angstmachende Gefühle: Wenn der Arzt sagt, der Patient sei hirntot, pflege ich dann einen toten Patienten? Ein Patient kann er nicht sein, weil der nicht tot wäre – aber ein Toter ist es auch nicht, weil er zu leben scheint. Aber tot muß er sein, denn nur Toten darf man Organe entnehmen. Um Tote zu pflegen, habe ich den Krankenpflegeberuf nicht erlernt. Deshalb darf er eigentlich nicht tot sein, aber er darf auch eigentlich nicht lebendig sein, dieser lebende Tote! Was heißt ›Pflege eines hirntoten »Patienten«‹? Muß er noch angesprochen, gewaschen und rasiert werden? Muß er gelagert, gebettet und abgesaugt werden? Werden Verbände erneuert, Katheter kontrolliert, Mund- und Augenpflege durchgeführt? Sollen lebende Patienten bei Personalmangel und Zeitknappheit gegenüber hirntoten Patienten vorgezogen werden? Oder heißt der Beruf der pflegerischen Zukunft Totenpflege statt Krankenpflege?

Wir sind unsicher, weil es unter den Kollegen verschiedene Ansichten und ethische Vorstellungen gibt. Natürlich geht es um die Würde des Patienten – natürlich ist aber auch, daß man tote Menschen in Ruhe läßt [...].

Die einzig lebendige Seite bei der Pflege eines hirntoten Patienten ist die Betreuung der Angehörigen.« (Mischke & Ohm 1995, S. 743)

Selbst innerhalb eines aufgeklärten medizinischen Teams kommt es vor, dass mit Hirntoten gesprochen wird (Lock 2002). Wie eine australische Studie zeigt, beschäftigt sich das Pflegepersonal bei der Betreuung von Hirntoten intensiver mit der Sinnhaftigkeit jeder einzelnen Maßnahme und verlagert den Betreuungsschwerpunkt auf die besondere Fürsorge hinsichtlich der Angehörigen des Organspenders (Pearson et al. 2001).

Hier scheint sich anzudeuten, dass der durch die Ärzte festgestellte Hirntod und die damit einhergehende Konsequenz des Statuswechsels des Patienten zu einer emotionalen Ausnahmesituation beim Pflegepersonal führen können. Bisheriges Alltagsverhalten scheint seinen Sinn zu verlieren, neue kommunikative Formen sind gefragt. In dieser Trennungs- und Umwandlungsphase sind die betroffenen »hinterbliebenen« Betreuer möglicherweise auf der Suche nach einem Ausdruck ihres schmerzvollen Abschieds. Dies wird durch Übergangsrituale von der Gesellschaft seit jeher mit großer Selbstverständlichkeit praktiziert (Glockzin-Bever 2008). Warum sollte nicht auch auf Intensivstationen ein Ritual den Übergang von der Phase der »Patientenbetreuung« zu den folgenden Herausforderungen der optimalen »Organbetreuung« erleichtern?

3.4 Todesdiagnostik und Interaktionen beim Organspendevorhaben in der Praxis

3.4.1 *Die Diagnostik des Todeszeitpunkts*

Bei einer derart existenziellen Feststellung wie der des Todeseintritts ist der Blick über die eigenen Grenzen hinaus aufschlussreich, verschafft er doch Klarheit über die Allgemeingültigkeit von Einstellungen und verhilft gleichzeitig, sicher geglaubte Standpunkte zu relativieren.

Beim Vergleich der Protokolle zur klinischen Hirntod-Diagnostik in verschiedenen europäischen Staaten findet sich eine hohe Übereinstimmung, was die Verifizierung des totalen und unumkehrbaren Ausfalls der Hirnfunktionen sowie den Nachweis von erloschenen Hirnstammreflexen und Atemstillstand betrifft (Haupt & Rudolf 1999). Deutliche Unterschiede zeigen sich aber bei der Festlegung der zeitlichen Kriterien. Zwischen dem Auftreten der klinischen Zeichen des Hirntodes und seiner Diagnostik werden in den verschiedenen Protokollen Zeitintervalle zwischen sechs und 24 Stunden gefordert. Eine Wiederholung der Untersuchung ist bisweilen gar nicht vorgeschrieben, in einigen Ländern nur fakultativ vorgesehen, in anderen wiederum verpflichtend, aber mit unterschiedlichen zeitlichen Abständen von zwei bis sechs Stunden (Haupt & Rudolf 1999). Auch gibt es regionale Differenzen bezüglich der Anzahl der geforderten Untersucher, hinsichtlich ihrer Spezialisierung und Erfahrung sowie die Beobachtungsdauer und Anwendung technischer Bestätigungstests betreffend (Wijdicks 2001). Die Vorschriften zur Diagnostik in England zeigen eine große Spanne von Interpretationsmöglichkeiten beim Apnoe-Test und im Hinblick auf Zeitpunkt und Wiederholung der Untersuchung (Bell et al. 2004).

Bei einer Erhebung an 106 Krankenhäusern mit einer Intensivstation in den USA fanden Powner et al. (2004, S. 1285) so gravierende Unterschiede bei der Hirntod-Bestimmung, dass die Autoren von einer »undesirable diversity in patient testing and certification of brain death« sprachen. Sie folgerten aus ihren Untersuchungen: »The possibility of an erroneous diagnosis of death, therefore, is of concern« (ebd.). Die meisten Unterschiede habe es bei den Methoden zur Hirnnerventestung und der Identifizierung der beeinflussenden Faktoren gegeben. Große regionale Differenzen wurden auch aus Kanada berichtet (Shemie 2004). So ist zu verstehen, dass in einer anästhesiologischen Fachzeitschrift zur aktuellen Praxis der Hirntod-Diagnostik zu lesen war (DuBois & DeVita 2006, S. 3046):

> »Neurologic death determination policies differ significantly in which confirmatory tests are used (blood flow, EEG, nuclear imaging), whether confirmatory tests are repeated and at what intervals, how apnea is tested, and whether death can be declared in the presence of barbiturates.«

Die methodische Vorgehensweise und ihre Besonderheit bei der Hirntod-Definition beschreibt der Medizinsoziologe Hughes (2004, S. 79):

> »Instead of a relatively instantaneous, binary process, death is now more like a ›syndrome‹, a cluster of related attributes, with a probabilistic diagnosis. This disaggregation requires that we decide how many of these attributes are required before we begin treating someone as ›dead‹, just as physicians must decide how many psychiatric traits are required before making a diagnosis of ›schizophrenia‹.«

Der Vergleich mit der kategorialen Klassifikation von psychiatrischen Störungen bedeutet, dass das Vorliegen bestimmter Kriterien zu einer mehr oder weniger wahrscheinlichen diagnostischen Sicherung eines Krankheitsbildes führt. Nimmt man zur Kenntnis, dass in der Praxis der Hirntod-Diagnostik die Überprüfung wesentlicher Kriterien wie beeinflussende Stoffwechselfaktoren, Testung von Hirnnervenfunktion und Spontanatmung sowie Art und Durchführung der apparativen Bestätigungstests starken regionalen Schwankungen unterliegt, so sind erhebliche Zweifel an den Standards der Todesdiagnostik erlaubt. Dies gilt insbesondere für die Gütekriterien der Objektivität und Validität der Testungen. Wenn es aber einen Unterschied macht, an welchem Ort dieselbe schwerste Hirnverletzung die Kriterien für ein Hirntod-Syndrom erfüllt oder nicht, dann ist dieser Umstand nicht geeignet, das Vertrauen in das Verfahren zu stärken oder gar einen naturwissenschaftlich-medizinisch begründeten Standard postulieren zu wollen für eine seit Jahrzehnten weitestgehend unverändert praktizierte Methode.

Weil die Hirntod-Feststellung eine irreversible Todesdeklaration zur Folge hat, die gleichzeitig einen Statuswechsel zu einem potenziellen Organspender bedeutet, ist die Frage hinsichtlich Fehldiagnosen – wie auch in anderen Feldern der Medizin – nicht bedeutungslos. Die feste Abfolge zur Abfrage bestimmter klinischer Kriterien, wie sie im deutschen Transplantationsgesetz vorgeschrieben ist, erscheint dringend geboten, wenn es gilt, eine Mimikry-Symptomatik des Hirntodes oder ein reversibles totales Hirnausfalls-Syndrom rechtzeitig zu identifizieren. Wissenschaftliche Daten zur Rate von Fehldiagnosen oder zur Übereinstimmung von Expertenurteilen (sog. Interrater-Reliabilität) bei einzelnen Testkomponenten sind bislang nicht verfügbar. Erste Schritte zur Überprüfung der Testgütekriterien wurden mit einer prospektiven Studie zur Sensitivität der Durchblutungsmessung des Gehirns (der sog. transkraniellen Dopplersonographie) bei der Hirntod-Diagnostik unternommen. Die Ergebnisse zeigen, dass die Anwendungsrichtlinien für die Zusatzdiagnostik international bislang zu wenig standardisiert sind (De Freitas & André 2006).

Hilfreich mögen auch Fallbeispiele aus der Praxis sein, die für Fehlentscheidungen sensibilisieren und den fachgerechten Umgang mit den diagnostischen Kriterien aufzeigen. So erschien unter dem Titel »Clinical signs of brain death simulated by Guillain-Barré syndrome« (Martí-Massó et al. 1993) ein eindrucksvoller Beitrag in einer neurologischen Fachzeitschrift über eine Patientin mit einer stark ausgeprägten akuten Nerven- und Nervenwurzelentzündung. Die Frau war durch die Erkrankung für zwei Wochen am ganzen Körper so gelähmt, dass sie das klinische Bild einer hirntoten Patientin bot. Interessanterweise wurde in einem Leserbrief bemängelt, der Titel der Arbeit habe den Eindruck erweckt, ein Hirntod könne durch eine neurologische Erkrankung vorgetäuscht werden: »It runs the risk of bringing into disrepute the clinical criteria for diagnosis of brain stem death which have stood the test of time« (Hughes 1994, S. 230). Hier werden Bedenken geäußert, die sich am Sprachgebrauch festmachen, letztlich aber in der Logik der Todesbeweisführung verankert sind, die offenbar die Alltagssprache überfordert. Davon unberührt bleibt der exemplarische Wert der Publikation im Zusammenhang mit der Totallähmung infolge der beschriebenen Polyradikuloneuritis – weist sie doch darauf hin, dass eine Ursachenerforschung für die Funktionsausfälle im Rahmen der diagnostischen Einschätzung eines »Hirntod-Syndroms« in jedem Fall unverzichtbar ist (Vargas et al. 2000).

3.4.2 *Interaktionen beim Transplantationsvorhaben*

Die Transplantation von Organen ist mittlerweile zu einer etablierten Behandlungsmethode geworden, der limitierende Faktor bleibt der Mangel an geeigneten Spenderorganen. Wie eine retrospektive Erhebung an verschiedenen Krankenhäusern zeigt, könnte die Organspenderate prinzipiell verdoppelt werden. Haupthindernisse für die Umwandlung von potenziellen in akute Organspender sind die fehlende Erkennung einer Eignung durch den Arzt und die ablehnende Haltung der Angehörigen (Ohm et al. 2001; Wesslau et al. 2006).

Als typische Patienten mit einem Hirntod-Syndrom gelten der junge Mann nach einem Schädel-Hirn-Trauma und die Frau im mittleren Lebensalter nach einer Gehirnblutung (einer sog. Subarachnoidal-Blutung). 85 % aller hirntoten Patienten verteilen sich auf folgende Krankheitsdiagnosen: traumatische Hirnverletzung, Subarachnoidal-Blutung und intrazerebrale Blutung (Kompanje et al. 2006). Mehr als die Hälfte der Betroffenen verstirbt innerhalb der ersten 48 Stunden (Frid et al. 1998). Der unerwartete und rasche Tod stellt für die Angehörigen eine besonders belastende Krisensituation dar und kann zu einer psychischen Traumatisierung mit pathologischen Trauerreaktionen und Verleugnungstendenzen führen (Frid et al. 2001; Kersting et al. 2001; Shear et al. 2005).

Am Klinikum der Erasmus-Universität zu Rotterdam wurden bei geplanten Organspendevorhaben Ablehnungsraten der Angehörigen von über 30 % registriert; zwischen 1999 und 2003 stieg die Verweigerungsrate von 29 % auf 41 % an. Die Ablehnung war für Patienten mit einer zum Tode führenden Subarachnoidal-Blutung mit 69 % am häufigsten. Die Autoren vermuten, dass der verzögerte Krankheitsverlauf bei dieser Gruppe eine entscheidende Rolle gespielt habe. Während die Mehrzahl der Hirnverletzten oder Blutungspatienten mit fehlenden Hirnstammreflexen innerhalb eines Tages nach Klinikaufnahme verstarben, betrug die Frühtodesrate bei der Subarachnoidalblutung lediglich 35 %. Die meisten dieser Patienten verstarben erst später während des stationären Aufenthalts an einer Zweitblutung, was das Vertrauen in die Ärzte erschüttert und eine ablehnende Haltung bei den Hinterbliebenen provoziert haben könnte (Kompanje et al. 2006).

Ormrod et al. (2005) berichten von einem besonderen Informationsangebot für Angehörige auf Intensivstationen. Dort wurden Merkblätter zum Hirnstammtod verteilt und computertomographische Aufnahmen des Gehirns gezeigt, um die Einsicht in die Problematik zu erleichtern. Auch hätten nahe Angehörige das Angebot erhalten, bei der Hirntod-Diagnostik persönlich anwesend zu sein. Dies habe regelmäßig zu größerer Akzeptanz der Todestatsache geführt, sei aber mit einer erheblichen emotionalen Belastung erkauft worden. Nur etwa ein Fünftel der Angehörigen hätten diese Möglichkeit für sich in Anspruch genommen. Älteren Umfragen zufolge war es den Angehörigen nur in drei von zwölf Transplantationszentren in den USA gestattet, bei der Hirntod-Diagnostik eines Familienmitglieds persönlich anwesend zu sein (Spielman & McCarthy 1995).

In einem Bericht mit dem Titel »Best Practices Final Report« wurden die Erfahrungen der erfolgreichsten Transplantationszentren in den USA zusammengetragen (The Organ Donation Breakthrough Collaborative 2003). Danach besteht kein Zweifel, dass nur in einer Atmosphäre von gegenseitigem Verstehen und Wertschätzung eine erfolgreiche Organspendeunternehmung möglich ist. Dies betrifft sowohl den Kontakt zwischen den Transplantationsbeauftragten und dem medizinischen Personal auf der Station als auch die Beziehung zwischen den ärztlichen und nichtärztlichen Mitarbeitern innerhalb des Teams: »The organ donation process operates within, and depends upon, an array of interpersonal relationships.« (ebd., S. 12)

Die Expertenkommission hat aufgrund langjähriger praktischer Erfahrungen eine Reihe von Voraussetzungen identifiziert, die den Ausgang eines Transplantationsvorhabens positiv beeinflussen. So empfiehlt das Gremium eine personelle Trennung von sterbebegleitendem Versorgungsteam und Transplantationsmedizinern. Bei dieser Konstellation sei zu den mit der Organverpflanzung betrauten Medizinern so früh wie möglich Kontakt aufzunehmen. So könne noch vor Feststellung des Hirntodes eine Überprüfung der Indikationsstellung, ein Austausch über die Familiendynamik bei den Angehörigen und eine Eignungsüberprüfung des avisierten Spenders stattfinden. Nach der Diagnose des Hirntodes steht in der Regel nur noch ein kleines Zeitfenster für die Zustimmungsabsicherung zur Verfügung. Deshalb sei es sinnvoll, schon frühzeitig eine gute Beziehung zu den Angehörigen aufzubauen, die Meinungsbildung innerhalb der Familie zu verfolgen und die Entscheidungsträger kennenzulernen. Entscheidend sei nicht, wer den Erstkontakt zu den Verwandten herstelle. Viel wichtiger sei die Wahl des richtigen Zeitpunkts, damit sich die Angehörigen nicht gedrängt fühlten. Obwohl viele Ärzte im Gespräch eine Entkopplung von Hirntod-Thematik und Organspendeanliegen anstreben, sei diese Trennung für den Erfolg des Vorhabens nicht zwingend. Wichtig sei, das familiäre Gleichgewicht einzuschätzen und die Besonderheiten des Einzelfalls zu erkennen. Bei der Planung einer Organspende von einem herztoten Patienten sei immer eine zweistufige kommunikative Strategie zu wählen, d.h. zunächst ein Gespräch über die Einstellung der lebenserhaltenden Therapie zu führen und erst später zu einem zweiten Termin die Frage nach der Organspendebereitschaft zu stellen.

Die Zustimmung zur Organspende von den Angehörigen eines Verstorbenen einzuholen, stellt höchste Anforderungen an die kognitiven und emotionalen Fähigkeiten eines Arztes oder einer Ärztin. Hier ist eine Gratwanderung nötig, die sich als Abfolge von zeitempfindlichen Schritten innerhalb eines Vertrauensverhältnisses versteht. Dazu gehören emotionale Nähe und ein offener, an den Bedürfnissen der Menschen orientierter Informationsaustausch im kontinuierlichen Kontakt mit der trauernden Familie (Muthny et al. 2004). Der Wunsch nach einer Organspende trifft nicht selten auf Angehörige, die eine Tragödie erleben, sich im Schockzustand befinden und dem geliebten Angehörigen zuletzt in voller Gesundheit begegnet sind. So ist es nicht verwunderlich, dass der Arzt in dieser Phase auf eine Mischung von intensiven Gefühlen wie Hilflosigkeit, Trauer, Ärger und auch Misstrauen bei den Hinterbliebenen trifft. Auch eine akute Stressreaktion mit Verleugnung des Geschehens ist bei den Betroffenen nicht auszuschließen.

In Interviews mit Angehörigen hirntoter Patienten, mehrere Jahre nach ihren Erlebnissen im Krankenhaus befragt, wurde häufig ein Gefühl innerer Zerrissenheit geschildert. Bei den Hinterbliebenen sei dieses Gefühl in jenem Moment aufgetaucht, als die verstandesmäßige Einsicht in die Tatsache des Todes mit der andersartigen Empfindung aufgrund der äußeren Lebenszeichen kollidiert sei. Als sehr belastend wurde von einigen Angehörigen auch das Gefühl des Ausgeschlossen-Seins bezeichnet, als die Ärzte die ersten Vorbereitungen zur Explantation getroffen hätten (Frid et al. 2001).

In einer spanischen Untersuchung wird die Empfehlung gegeben, nur gut ausgebildete Ärzte des Transplantationsteams mit der ersten Kontaktaufnahme zur trauernden Familie zu beauftragen (Matesanz & Miranda 2002). Das Gespräch über eine Organspende müsse sorgfältig vorbereitet und dem Zeitrhythmus der Angehörigen angepasst werden und dürfe die Kommunikation innerhalb der Familie nicht unterbrechen. Wichtig sei, dass sich die Koordinatoren nicht unter Zeitdruck fühlten oder negative Gefühle wie beispielsweise Ärger zeigten (»make errors such as becoming angry«; ebd., S. 26). Die Autoren berichten, dass zahlreiche Familien die Organspende im Verlauf des Gesprächs als sinnvolle und ethisch wertvolle Tat wertschätzen lernten und sich dabei auch in ihrer Trauer unterstützt fühlten. Positive Erfahrungen mit einer personellen Trennung von Behandlungsteam und Transplantationsmedizinern haben auch Helms et al. (2004) auf einer neurologischen Intensivstation gemacht. In einer prospektiven Studie habe sich unter diesen Bedingungen ein deutlicher Anstieg der Einwilligungsrate (von 23 auf 37 %) gezeigt.

In den aktualisierten Richtlinien der Bundesärztekammer (2007) zur Organtransplantation wird darauf hingewiesen, dass zur Schaffung eines hilfreichen Vertrauensverhältnisses möglichst stets derselbe erfahrene Arzt den Angehörigen zur Verfügung stehen solle. Die Entscheidung für den geeigneten Zeitpunkt und die Führung des Gesprächs über die mögliche Organspende eines verstorbenen Organspenders erfordere »ärztliche Erfahrung«. Was dies genau bedeutet und ob konkrete wissenschaftliche Daten zur Aufklärungspraxis als Unterstützung herangezogen werden können, bleibt offen. Ohne auf die möglichen psychologischen Konsequenzen einzugehen, wird dafür plädiert, dass bei einem derartigen Gespräch ein Mitarbeiter der Koordinierungsstelle hinzugezogen werden sollte.

Die praktische Umsetzung der neurologischen Todeskriterien, wie sie im Hirntod-Syndrom definiert werden, verlangt die kombinierte Bewertung von diagnostischen und prognostischen Indikatoren. Interessanterweise ergibt die Analyse der weltweiten Gewohnheiten, dass bei der Gewichtung der ärztlichen Einflussfaktoren (Medikamente, Testung der Spontanatmung) und bei den Bestätigungstests, die über den zeitlichen Ablauf des weiteren Prozedere entscheiden, die größten Meinungsunterschiede existieren. Diese Punkte betreffen wesentliche Entscheidungsprozesse zur differenzialdiagnostischen Abklärung sowie prognostischen Einschätzung und sind ausschlaggebend für die Feststellung von Tod oder Leben. Genau an dieser Stelle aber, bei der es um den Todeszeitpunkt des Sterbenden, vielleicht auch um das Überleben eines wartenden todkranken Organempfängers geht, spielen der persönliche Erfahrungshintergrund und die innere Einstellung des Beurteilers eine wesentliche Rolle. Und gerade hier sind Zweifel und Irrtümer möglich. Dies ist im Prinzip allen am diagnostischen Prozess Beteiligten bekannt. Ob sie bewusst oder unbewusst in der konkreten Stunde der Entscheidung auch handlungswirksam werden, ist bislang nicht wissenschaftlich untersucht.

Nicht nur aus historischem Interesse ist die folgende Aussage bemerkenswert, die in einem Buch über die Chancen der Transplantationsmedizin einem Laienpublikum vorgesetzt wurde:

»Wer arbeitet, macht eben auch Fehler. Dies gilt für jeden Beruf – logischerweise auch für den des Arztes, jedoch bei der Hirntoddiagnostik sind aufgrund der eindeutigen Symptome Fehler ausgeschlossen.« (Fieber 1991, S. 40)

Folgt man stattdessen lieber den Aussagen wissenschaftlicher Studien, so erscheinen vor dem Hintergrund der heutzutage existierenden Leitlinienkultur der Prozess der Hirntod-Diagnostik und die Entwicklung eines adäquaten Messinstruments noch nicht abgeschlossen. Die Frage, welche praktisch relevanten Beurteilungsfehler bei der Diagnostik auftreten können, ist bislang offen. Sie beschäftigt auch einen größeren Kreis von medizinischen Laien, Ärzten und Medizinstudenten, die ihre Zurückhaltung beim Erwerb eines Organspendeausweises damit begründeten (Strenge 1998; Strenge et al. 2000; Muthny & Schweidtmann 2000).

3.5 Schwangere Hirntote. Lebensspende einer Toten

Nur in den Zeiten des intensivmedizinischen Fortschritts konnte die ungewöhnliche Situation entstehen, dass eine verstorbene schwangere Frau ein gesundes Kind zur Welt bringt. Zu diesem Zweck wird von ärztlicher Seite eine Ausnahmesituation postuliert, bei der das körperliche Leben der Patientin künstlich erhalten wird, obwohl der Hirntod erwiesen ist (Veatch 1982; Loewy 1987; Stellpflug 1997).

Nach Herranz (1995) kann diese Situation auf zweierlei Weise verstanden werden: Im ersten Fall wird die Mutter als eine Patientin angesehen, von der wir trotz des Eintritts des Gehirntodes annehmen, dass sie lebt, und deren Behandlung (Powner & Bernstein 2003) den körperlichen Tod für eine gewisse Zeit hinauszögern kann. Dadurch wird es dem Fötus ermöglicht, zur Lebensfähigkeit heranzureifen. Ein zweites Denkmodell sieht die hirntote Schwangere als noch warmen Leichnam, der »wie eine Hilfsmaschine höchster Wirksamkeit verwendet wird« (Herranz 1995).

Die offizielle medizinische Sichtweise des Wissenschaftlichen Beirats der Bundesärztekammer (1998, S. 1512) lautet: »Das Fortbestehen einer Schwangerschaft widerspricht nicht dem eingetretenen Hirntod der Mutter. Eine Schwangerschaft wird endokrinologisch von der Plazenta und nicht vom Gehirn der Mutter aufrechterhalten.« Die hirntote Schwangere stellt also einen Spezialfall dar, bei dem offensichtlich »eine zentrale Steuerung vom Embryo ausgeht, der in gewisser Weise auch den Körper der Mutter gleichsam im Sinne eines Organtransplantats integriert« (Bonelli 1995, S. 98).

Es wird im Allgemeinen als unethisch und zwecklos angesehen, die Vitalfunktionen bei einem Menschen aufrechtzuerhalten, dessen Hirntod feststeht (Lane et al. 2004). Allerdings liegt bei einer Schwangerschaft eine komplexere Situation vor. Eine wesentliche Frage ist dabei, ob eine ausreichende Wahrscheinlichkeit für ein erfolgreiches Austragen des Kindes besteht oder ob es sich lediglich um eine »experimentelle Therapie« handeln würde. Die Kontroverse um das »Erlanger Baby« hat dazu eine weltweite Diskussion in Gang gesetzt (Anstotz 1993).

Finnerty et al. (1999) betonen die Vielschichtigkeit der Interessen in dieser speziellen Lage. Bei einer umfangreichen Analyse der berichteten Fallserien fanden die Autoren unterschiedliche ethische Positionen realisiert. Einige Berichte zeigten, dass bei den ärztlichen Entscheidungen das Wohl des Kindes ganz im Vordergrund gestanden hatte, während die hirntote Mutter völlig auf die Funktion eines toten Inkubators reduziert worden war. Andere Falldarstellungen ließen erkennen, dass die Autonomie der Frau und ihr persönliches Recht auf ein Sterben in Würde in den Mittelpunkt gerückt wurden. War von ihr selbst bereits zu Lebzeiten eine Organspendebereitschaft geäußert worden, so ließe sich die ärztlich unterstützte Schwangerschaft der hirntoten Frau gleichsam als Testamentsvollstreckung im Sinne einer »postmortalen Organspende für das eigene ungeborene Kind« interpretieren. In der zitierten Literatur werden auch systemische Aspekte bei der Entscheidungsfindung betont, die beispielsweise die Einstellungen, Wünsche und Bindungsmuster innerhalb der Herkunftsfamilie und damit auch die zukünftige Versorgung des Kindes betreffen.

Die bis 1985 publizierten Fälle von perimortalem Kaiserschnitt zeigen, dass 70 % der überlebenden Kinder innerhalb von fünf Minuten nach dem mütterlichen Tod entbunden wurden, ohne dass irgendwelche neurologischen Nebenwirkungen auftraten (Katz et al. 1986). Die bislang längste erfolgreich abgeschlossene Schwangerschaft einer hirntoten Mutter hat 107 Tage gedauert (Bernstein et al. 1989).

In einer neueren Übersicht berichten Mallampalli & Guy (2005), dass in allen bekannten zehn Fällen von somatischer Therapie nach mütterlichem Hirntod die Föten unbeschadet überlebt hätten. Es sei allerdings anzunehmen, dass weniger erfolgreiche Verläufe nicht publiziert würden, sodass keine Vergleiche und auch keine prognostischen Kriterien zur Verfügung stünden.

Um die Überlebenschancen des Fötus zu erhöhen, bedarf es einer nichtneurologischen ärztlichen Versorgung der Mutter nach dem Eintreten des Hirntodes, für den sich der Begriff »somatic support« eingebürgert hat. Diese Maßnahmen übertreffen die Unterstützung des hirntoten Organismus zur Bereitstellung von explantierbaren Organen bei Weitem, da sie sich über längere Zeit erstrecken und keine standardisierten Erfahrungen existieren. Die Betreuung umfasst die Beatmung, die Inganghaltung und Stabilisierung des Herz-Kreislauf-Systems und des Hormonhaushalts nach Ausfall der Hypophysenfunktionen, die Temperaturregulation, die Ernährung sowie die Behandlung von Infekten (Mallampalli & Guy 2005).

3.6 Herztod und Organverpflanzung

Als potenzielle Spender lebenswichtiger Organe gelten Patienten, bei denen der Hirntod festgestellt wurde. Zusätzlich gilt dies aber auch für Personen mit schwersten Gehirnverletzungen ohne Hirntod, bei denen Ärzte und Angehörige zum Entschluss gelangt sind, die lebenserhaltenden Maßnahmen einzustellen. Die Todesfeststellung aufgrund eines irreversiblen Herz-Kreislauf-Stillstands war in der Anfangsphase der

Transplantationsmedizin selbstverständliche Praxis, der Herztod somit das einzige Kriterium für eine Organentnahme (Starzl et al. 1964). Erst später wurden durch die Definition des Hirntodes als dem personalen Tod des Menschen die herkömmlichen Kriterien erweitert. Angesichts der akuten Organmangelsituation für todkranke Patienten ist der Herztote als wertvolle Organquelle »wiederentdeckt« worden (Wood et al. 2004; Kompanje et al. 2006; Steinbrook 2007). Patienten mit schwersten Verletzungen des Gehirns und oberen Rückenmarks oder mit neuromuskulären Erkrankungen im Endstadium kommen grundsätzlich als Organspender infrage (Fanelli & Mascia 2010). Im angloamerikanischen Sprachraum wird diese Gruppe als »Non-Heart-Beating Cadaver Donors« (NHBCD) bezeichnet.

Bei Organen, die nach dem Herz-Kreislauf-Stillstand entnommen werden, gilt das Konzept des »kontrollierten« Todes, d. h. die intensivmedizinischen Maßnahmen werden in eindeutig aussichtslosen Situationen abgebrochen, was zum Herzstillstand und anschließend zum sogenannten sekundären Hirntod führt. Eine kritische Periode für die Realisierung des Transplantationsvorhabens bei herztoten Spendern ist der Zeitraum nach Beendigung der künstlichen Beatmung. Wie lange wird der nachfolgende Sterbeprozess dauern, wann wird das Herz aufhören zu schlagen? Und ist der eingetretene Herzstillstand dann wirklich unwiderruflich?

Als offizielle Expertenmeinung zur zeitlichen Beziehung von Hirn- und Herzfunktion gilt Folgendes:

> »Die auf wenige Minuten begrenzte Wiederbelebungszeit des Gehirns ist grundsätzlich kürzer als diejenige des Herzens. Zeitgrenzen für die Irreversibilität eines elektrokardiographisch als Kammerflimmern oder Asystolie dokumentierten Herzstillstandes können wegen der stark variablen Bedingungen nicht angegeben werden. In jedem Fall führt ein Herz-Kreislaufstillstand früher zum Hirntod als zur Irreversibilität des Herzstillstandes.« (Wissenschaftlicher Beirat der Bundesärztekammer 1998, B1513)

Die kritische Phase zur Sicherstellung einer erfolgreichen Organtransplantation beim herztoten Spender ist der Zeitraum zwischen Herzstillstand und der Entnahme, Kühlung und Konservierung der Organe. Für diese Phase existieren bislang keine Daten aus kontrollierten Studien, die Aufschluss geben könnten über die bestmögliche Versorgung der Organe vor und nach dem Tod des Spenders im Hinblick auf eine optimale Funktion im Empfängerkörper (Wood et al. 2004).

Bei der Todesfeststellung nach Herz-Kreislauf-Versagen, d. h. nach sogenannten kardiopulmonalen Kriterien, ist der Kreislaufstillstand entscheidend. In der klinischen Situation erfordert die Diagnose des Todes die Feststellung zweier Merkmale, und zwar des Funktionsverlusts und seiner Endgültigkeit (Irreversibilität). Beim »Herztod« bedeutet dies den Verlust von Zirkulation und Atmung mit Abwesenheit einer Reaktionsfähigkeit, fehlenden Herztönen, Puls und Atembewegungen. Bei einer geplanten Organspende nach dem Herztod spielt der Zeitfaktor eine ganz wesentliche Rolle. Das

Kriterium der Irreversibilität erfordert eine angemessene Beobachtungszeit, damit der Herzstillstand als endgültig und unwiderruflich attestiert werden kann.

Welches Zeitintervall ist für diese Feststellung angemessen? Sämtliche Kriterien hierzu basieren auf Expertenmeinungen, da Studien mit eindeutigen, statistisch gesicherten Daten für die Minimalbeobachtungszeit zum Ausschluss einer spontanen Wiedererlangung der Herztätigkeit fehlen. Selbst die Frage nach der inhaltlichen Bedeutung von Irreversibilität ist diskutiert worden: Ist ein Herzstillstand dann als unumkehrbar anzusehen, wenn der Kreislauf von alleine nicht wieder in Gang kommt und keine Wiederbelebungsmaßnahmen unternommen werden? Oder ist er nur dann als irreversibel zu definieren, wenn Notfallmaßnahmen vergeblich sind? Auf dem 3. Internationalen Kongress über Herztod und Organspende 2006 in London berichteten US-amerikanische Ärzte dem erstaunten Auditorium, dass sie bei ihrer Vorbereitung eines herztoten Patienten zur Organspende wiederholt gesehen hätten, wie das leblose Herz zwei Minuten nach totalem Stillstand wieder zu schlagen begonnen habe (Gardiner & Riley 2007). Paradoxerweise hat es in der Vergangenheit Fälle von erfolgreichen Transplantationen gegeben, bei denen das Herz eines herztoten Spenders verpflanzt wurde, dem Stunden zuvor im Rahmen seiner Todesdiagnostik eine »irreversibel gestörte« Herzfunktion bescheinigt worden war (Van Norman 2003, S. 767).

Subjektive Entscheidungsfreiräume in dieser letzten Lebensphase können durch die Festlegung von Handlungsabläufen über ein standardisiertes Protokoll in Grenzen gehalten werden (Herdman & Potts 1997; Cassel et al. 2000). Ein erster Schritt dazu war das »Pittsburgh Protocol« (DeVita & Snyder 1996). Es verlangt vor Explantation eine Wartezeit von zwei Minuten nach Herz-Kreislauf-Stillstand, um eine mögliche Spontanerholung auszuschließen. Aus wissenschaftlicher Sicht ist diese Zeitspanne willkürlich gewählt, da das Phänomen einer spontanen Selbsterholung bislang nicht prospektiv untersucht und das festgelegte Intervall aufgrund einer Analyse von 108 Fällen errechnet wurde (DeVita et al. 2000). Es gibt durchaus Stimmen, die für eine noch längere Beobachtungszeit plädieren, um eine verzögerte Erholung zu ermöglichen und gleichzeitig sicherzustellen, dass zum Zeitpunkt der Organentnahme bereits sämtliche Gehirnfunktionen irreversibel ausgefallen sind. So wurden auch Intervalle von fünf bis zehn Minuten diskutiert (Van Norman 2003). Zur praktischen Lösung hat sich ein US-amerikanisches Expertengremium auf folgende Formulierung geeinigt: »At least 2 minutes of observation is required, and more than 5 minutes is not recommended.« (Bernat et al. 2006, S. 282)

Das Zeitintervall zwischen Extubation, dem Abbruch der lebensunterstützenden Maßnahmen, und dem Beginn der Perfusion einer kalten Lösung in den Körper des verstorbenen Spenders wird als »warme Ischämiezeit« bezeichnet. Sie lässt sich in zwei Phasen unterteilen: eine »withdrawal phase« von der Extubation bis zum Herzstillstand (Asystolie) und eine zweite »acirculatory phase« zwischen Asystolie und Beginn der kalten Perfusion. Innerhalb der zweiten Phase erfolgt die Todeserklärung. Eine Expertenkommission (Bernat et al. 2006) empfiehlt für die Zukunft eine detailliertere wissenschaftliche Erforschung der warmen Ischämiezeit mit regelmäßiger Dokumentation von Blutdruck und Sauerstoffsättigung im Minutentakt. Die Frage nach der tolerierbaren Dauer der warmen Ischämiezeit im Hinblick auf eine nachfolgende Explantation funktionsfähiger Organe ist bislang nicht eindeutig geklärt; das Intervall sollte aber 30 (Leber) bis 60 Minuten (Niere, Pankreas) nicht überschreiten. Es bleibt offen, welches Zeitfenster zwischen Extubation und Asystolie für eine ausreichende Organfunktion in einem Empfängerkörper noch akzeptabel ist (Howard et al. 2005). Gerade bei nicht hirntoten Spendern ist die Überlebenszeit der Organe nach Abbruch der lebenserhaltenden Maßnahmen von entscheidender Bedeutung für den späteren Transplantationserfolg.

Bei der als »kalte Ischämiezeit« bezeichneten Phase handelt es sich um das Zeitintervall von Beginn der kalten Konservierung der Organe vor Explantation bis zur Wiederherstellung der warmen Zirkulation im Empfänger, also nach abgeschlossener Transplantation. Hier sollte ein Zeitraum von maximal acht (Leber) bis 24 Stunden (Niere) nicht überschritten werden.

3.6.1 *Maßnahmen zur Unterstützung des medizinisch kontrollierten Sterbens*

Anders als bei hirntoten Patienten sind Ärzte, Pflegepersonal und Angehörige bei der Vorbereitung eines nicht hirntoten Spenders unmittelbar mit dem Ende des Sterbeprozesses an der Schwelle zum Tod konfrontiert. Die gute logistische Planung einer Organverpflanzung verlangt in diesem Fall von allen Beteiligten, dass die letzte Sterbephase lückenlos überwacht wird, was für einen normalen Sterbeprozess nicht selbstverständlich ist. Diese ungewöhnlich starke Strukturierung und Kontrolle der Abläufe ist aber auch nicht primär den Interessen des Sterbenden und seiner Angehörigen geschuldet, sondern den biologischen Prinzipien zur Funktionserhaltung von wertvollen Organen.

Erste Mitteilungen, wie mit Spendern nach einem Herztod umzugehen sei, sind von der Universität Pittsburgh publiziert worden (University of Pittsburgh Medical Center 1992). Um die kritische Phase eines schädigenden Sauerstoffmangels zu verkürzen, werden die Organe im Organismus belassen, und es werden noch zu Lebzeiten des Spenders gezielte Maßnahmen empfohlen. So kann es sinnvoll sein, beim Sterbenden eine Blutentnahme zum Ausschluss unerwünschter Infektionen zu veranlassen, um die Spendeeignung noch vor dem Tod zu überprüfen (Wood et al. 2004). Auch lässt sich unter Lokalanästhesie ein Katheter über die Femoralisarterie in die Aorta schieben und mit einem aufblasbaren Ballon fixieren, damit sofort nach Eintritt des Todes eine Konservierung der Organe durch Abkühlung und durch Zuführung einer entsprechenden Nährlösung über diesen Zugang erfolgen kann.

Aus Sicht der Transplantationsmediziner wäre es am zweckmäßigsten, wenn der gesamte Sterbeprozess kontrolliert im Operationssaal stattfinden könnte, sodass dort nach Einstellung der Beatmungsmaßnahmen und nach Eintreten des irreversiblen Herz-Kreislauf-Stillstands der kontrollierte Ablauf der Organentnahme sichergestellt wäre. Nur wenn Zeit und Ort der Extubation zuvor festgelegt werden, können der

Sterbeprozess und die Organbetreuung vollständig kontrolliert ablaufen. Die Fachbezeichnung »Controlled Non-Heart-Beating Organ Donation« (CNHB) (Kompanje et al. 2006) bringt diesen Sachverhalt zum Ausdruck.

Es steht außer Frage, dass sämtliche genannten Maßnahmen eine altruistische Entscheidung voraussetzen, die der sterbende Patient zuvor verfügt oder seine Familie zu treffen hat und die eine Einwilligungserklärung erforderlich macht. Die Praxis hat gezeigt, dass bei nicht wenigen Patienten, die in sehr bedrohlichem Zustand waren, die Infusionsvorbereitungen auch ohne vorherige Zustimmung durch die Angehörigen erfolgt sind, was als ethisch nicht vertretbares Vorgehen kritisiert (Van Norman 2003) und auch von der Mehrheit einer befragten nordamerikanischen Stichprobe strikt abgelehnt wurde (Seltzer et al. 2000).

Für die praktische Durchführung einer Organverpflanzung von einem herztoten Spender ist die Frage des zeitlichen Managements von größter Bedeutung. Deshalb sind medizinische Kriterien, welche eine Vorhersage über die Eignung eines Kandidaten nach Beendigung der künstlichen Beatmung erlauben, von großem Interesse. Erste Hinweise dazu stammen aus der Universität in Wisconsin, in der klinische Anhaltspunkte für Transplantationsmediziner entwickelt wurden (Lewis et al. 2003). Diese erlauben eine Prognose, ob bei einem potenziellen Spender innerhalb von zwei Stunden nach Abbruch der lebenserhaltenden Maßnahmen der Herztod eintreten wird, was für ein Organspendevorhaben notwendig wäre. Aus Sicht der Transplantationsmedizin wird eine zu lange andauernde Herzaktion konsequenterweise als Risikofaktor für eine Organverpflanzung angesehen (»risk for continuing to breathe after extubation«). In die prognostische Bewertung der Überlebenszeit gehen das Lebensalter und Körpergewicht, vorangegangene Therapiemaßnahmen, die spontane Atemaktivität und die Sauerstoffsättigung zehn Minuten nach Beatmungsstopp ein. Dieser Algorithmus ist gedacht für Patienten mit schweren neurologischen Defiziten, die nicht die Hirntodkriterien erfüllen und für die eine Einstellung der künstlichen Beatmung beschlossen wurde. 88 % aller Patienten konnten anhand dieser Skala bezüglich ihres Herztod-Zeitraums richtig eingeschätzt werden.

Die praktische Umsetzung der Todesfeststellung bei herztoten Spendern ist durchaus nicht einheitlich. Nach den Ergebnissen einer US-amerikanischen Umfrage aus dem Jahr 1995 gab es in zwölf untersuchten Transplantationszentren in den USA mehrere Institutionen, die ohne jegliches Protokoll arbeiteten, insbesondere auch ohne Operationalisierung des Todeszeitpunkts. In vielen Zentren lag der Ablauf in der Hand eines einzigen Koordinators, der sowohl die Interessen des Spenders als auch die des Empfängers zu vertreten hatte. Häufig gab es keine Festlegung eines minimalen Zeitintervalls zwischen Herz-Kreislauf-Stillstand und Todeserklärung sowie keine Handlungsanweisung für den Fall, dass der Herzstillstand nach Beendigung der lebensunterstützenden Maßnahmen länger auf sich warten ließ (Spielman & McCarthy 1995).

Unkontrollierbare Verläufe mit verzögertem Sterbeprozess nach Abschalten der künstlichen Beatmung können durchaus zu Irritationen bei Pflegern und Angehörigen führen:

> »A number of DCD (Donors after Cardiac Death) donors do not progress to asystole and must be transferred from the operating room to another site to complete the dying process. This lack of continuity of care is likely a significant source of confusion for family and medical staff.« (Johnson 2005, S. 569)

Als praktische Lösung in solchen Fällen wird vorgeschlagen, die Extubation auf der Intensivstation durchzuführen und danach eine fünfminütige Periode mit Herzstillstand für den Transport in den Operationssaal einzuplanen, damit die Organe keinen Schaden nehmen. Erfahrungen aus der Praxis lassen vermuten, dass diese in der Theorie sehr logisch klingende Optimierung für einige transplantierende Ärzte eine emotionale Überforderung darstellt, wenn sie in voller Einsatzbereitschaft für die Explantation bei einem sterbenden Patienten im Operationssaal die Beatmung abzustellen und auf den Herzstillstand zu warten haben (Johnson 2005).

3.6.2 *Interessenkonflikte vor kontrolliertem Herztod und Organspende*

Wiederholt ist auf Interessenkonflikte aufmerksam gemacht worden, die bei der Versorgung eines todkranken Patienten entstehen, sobald er als potentieller Organspender in das Bewusstsein der Ärzte tritt.

> »If the person in need of organ transplantation is younger, more attractive, or in some ways seems more deserving than another critically ill patient, then the conclusion that one patient's condition is hopeless can be tainted by an understanding of the tremendous hope organ availability holds for another.« (Shaw 1993, S. 181)

Dieses Dilemma führt auch zu grundlegenden ethischen Bedenken bei der Rekrutierung herztoter Patienten zur Organspende. Beispielsweise wird über eine mögliche medikamentöse Manipulation des Zustands eines Sterbenden diskutiert, die immer dann ein Thema werde, sobald der Transplantationsmediziner den Verlust der begehrten Organe fürchten müsse. Einige Transplantationsprotokolle erlauben den Einsatz von Heparin zur Blutverdünnung, um Thrombenbildung in Niere und Leber noch vor Todeseintritt zu verhindern und damit die Überlebensfähigkeit dieser Organe zu sichern. Dies geschieht, obwohl das Medikament dem sterbenden Spender selbst keinen Nutzen bringt, eventuell sogar den Todeseintritt beschleunigen könnte (DuBois 2002; Motta 2005). Auch für diese Maßnahmen gibt es keine empirisch gesicherten Erkenntnisse, zu welchem Zeitpunkt die Gabe von gerinnungshemmenden oder gefäßerweiternden Medikamenten am meisten Erfolg verspricht.

Es scheint, dass die Möglichkeit einer Interessenkollision auch im allgemeinen Bewusstsein verankert ist, denn die Organspendebereitschaft unter den Bedingungen eines festgestellten Herztodes ist in der Bevölkerung nicht sehr hoch. Nach einer Umfrage (Seltzer et al. 2000) stimmten 66 % einer eigenen und 73 % einer Organspende von Verwandten im Fall eines Hirntodes zu, bei einer Todesdefinition über das Herz-Kreislauf-Kriterium aber nur 47 % für die eigene und 51 % für eine nahestehende Person. Als wichtigste Gründe für diese Zurückhaltung wurden das mögliche Übersehen oder Ignorieren einer noch existierenden Überlebenschance durch die behandelnden Ärzte, ein ärztlicher Irrtum und auch die gedankliche Nähe zu Mord oder Selbstmord genannt. Eine Analyse der Daten aus dem United Network for Organ Sharing (UNOS) über die Transplantationen in den USA in den Jahren 1994 bis 2003 ergab, dass der Anteil an herztoten Spendern zwar gestiegen ist, aber nur eine Größenordnung von 1,1 bis 4,2 % erreicht hat (Howard et al. 2005). Ähnliche Zahlen werden auch aus Europa berichtet (Kompanje et al. 2006).

3.7 »Dead donor rule« und neue Aspekte

Ein ausschlaggebendes ethisches Axiom bei der postmortalen Organspende ist die sogenannte »Dead donor rule«. Sie besagt, dass die Gewinnung der Organe für eine Transplantation nicht den Tod des Spenders verursachen darf (Robertson 1999). Der Transplantationsmedizin war daher sehr daran gelegen, eine Neudefinition des Todes nach neurologischen Kriterien zu fördern und den Begriff des Hirntodes als gleichbedeutend mit dem personalen Tod des Menschen zu etablieren.

> »The practice of organ transplantation has been wedded to the concept of brain death for most of its history. The bond between them has been the ›dead-donor rule‹ which requires that patients be declared dead before the removal of any life-sustaining organs (such as heart, the entire liver, or both kidneys).« (Truog & Robinson 2003, S. 2391)

Die Bedürfnisse der Transplantationsmediziner bringt der Theologe Grewel (1994) prägnant auf den Punkt:

> »Lebendige Tote sollten es sein – lebendig, sofern ihr Organismus durch die Beatmungsmaschine am Leben erhalten wird, weil man nur so ›lebensfrische‹ Organe entnehmen kann, tot, sofern man das, was den Menschen zum Menschen macht, im Gehirn lokalisiert, so dass man ihn bei Erloschensein der Gehirntätigkeit als Mensch für tot erklären kann.« (Grewel 1994, S. 45)

Es konnte sich sogar die Vorstellung von einer »Vitalkonservierung einzelner Organe einer unbestatteten Leiche« entwickeln (Thielecke, zit. bei Wiesemann 2000, S. 896).

Das Prinzip der »Dead donor rule« scheint mittlerweile nicht mehr unumstößlich und wird auch in Fachkreisen zunehmend häufiger kritisch thematisiert. In einem Aufsatz zu den Todesnormen innerhalb der Gesellschaft stellen Crowley-Matoka und Arnold (2004, S. 320) den Stand der Diskussion unter der Überschrift »The dead donor rule: bright line or increasingly blurred convention?« vor. Schon vor vielen

Jahren wurde der Vorschlag für eine subjektive Todesdefinition gemacht, der die »Dead donor rule« infrage stellt. Beispielsweise wurde 1993 die Auffassung vertreten, »allowing individuals to choose their own definitions of death in making healthcare decisions, including decisions about organ donation« (Veatch, zit. bei Crowley-Matoka & Arnold 2004, S. 321). Will man im öffentlichen Bewusstsein die Dringlichkeit einer größeren Organspendebereitschaft unterstreichen und fühlt sich überdies den Prinzipien der partizipativen Entscheidungsfindung verpflichtet, dann lässt sich diese Diskussion einer interessierten Öffentlichkeit, um deren Organe es schließlich geht, nicht vorenthalten. Die Erfahrungen der vergangenen Jahre zeigen allerdings auch, dass öffentliche Debatten zumindest vorübergehend auch Risiken für die Spendebereitschaft in sich bergen (ebd., S. 322):

> »The fear that punctuates any policy discussion of abandoning the dead donor rule is that tinkering with current laws will disrupt the precarious balance of public trust and risk driving organ donation rates down even further. Such fears are heightened by experiences in countries such as Japan, where a prolonged and paralyzing public debate over ›brain death‹ and organ donation prevented the establishment of routine policy and practice for cadaveric organ procurement for nearly three decades. […] Perhaps even more alarming is the example of Denmark, where a diligent and deliberate period of public debate over ›brain death‹ seems to have played at least some role in a 50 percent decline in donation rates […].«

Der Innsbrucker Transplantationschirurg Margreiter (1991, S. 31) hat aus seiner Betroffenheit heraus dieses Thema wie folgt abgehandelt:

> »Leider gibt es immer wieder medizinische Außenseiter und Dilettanten, die versuchen, sich dadurch zu profilieren, daß sie in der Öffentlichkeit mit völlig unsachlichen Argumenten den Hirntod in Zweifel ziehen und damit große Unsicherheit in der Bevölkerung hervorrufen.«

Es ist fraglich, ob als praktische Lösung bei der Überwindung einer mangelnden Spendebereitschaft Anstrengungen zur umfassenden Aufklärung über das Hirntod-Konzept das richtige Rezept sind. Neuere Erhebungen von Siminoff et al. (2004) lassen nämlich erkennen, dass die definierte Gleichsetzung von Hirntod mit klassischer Todesvorstellung im Bewusstsein vieler Menschen nicht angenommen wird.

> »A large proportion (42,2 %) of those surveyed reported believing that ›brain death‹ is ›as good as dead‹ rather than dead, while another 16 percent classified ›brain death‹ as unequivocally ›alive‹ – leaving only a minority who believe ›brain death‹ truly to be death.« (Crowley-Matoka & Arnold 2004, S. 323)

Dies gilt nicht nur für medizinische oder philosophische Laien, auch unter aufgeklärten Experten sind schulmedizinisch abweichende Sichtweisen nicht ungewöhnlich:

> »Many scholars agree that the equation of ›brain death‹ with death is less a biological certitude than a useful conceptual convention designed to make the procurement of organs for transplantation socially acceptable [...].« (ebd., S. 323)

Und:

> »And ethnographic research with intensivists has revealed that it is often those with the greatest experience who are the most likely to harbor uncertainty about whether ›brain death‹ truly can be equated with death – although their confidence that ›brain death‹ is an irreversible condition remains firm [...].« (ebd., S. 323)

Wenn aber selbst ausgewiesene Experten vernünftige Zweifel entwickeln und sich nicht einig sind, welche Debatte gilt es dann in der Bevölkerung zu führen? Zu Recht stellen Crowley-Matoka und Arnold (2004) die Frage nach den Gründen für die offensichtliche Langlebigkeit und Hartnäckigkeit einer jahrelangen Hirntod-Diskussion, bei der auch heute weder ein Ende noch eine Lösung absehbar erscheinen, vielleicht sogar aus prinzipiellen Gründen gar nicht möglich sind.

> »Just why is it that we are so fascinated by the problems of ›brain death‹ and the dead donor rule, and why have we granted these problems such priority in our work? The bioethics community has devoted an enormous amount of scholarly resources and energy to the ›brain death‹ issue, and other ways to increase the donor pool, for more than three decades now – with no real resolution in sight.« (ebd., S. 328)

Auch die Debatten um die kommunikationspsychologischen Aspekte haben mittlerweile eine erstaunlich lange Halbwertzeit, wie in einem Leserbrief zu den aktuellen Empfehlungen beim Umgang mit Angehörigen eines potenziellen Organspenders (Shaner et al. 2004) treffend bemerkt wird: »I find it remarkable that we are still discussing ways to ›inform families‹ after several decades of brain death discussion« (Keilson 2004).

Offenbar ist die Diskussion um den Todesbegriff in der Vergangenheit sehr den Bedürfnissen der Organspendelogi(sti)k verpflichtet gewesen. Aus einer abgeklärten Position heraus wird auch von neurologischer Seite nicht bezweifelt, dass sich eine wie immer geartete Todesdefinition an den modernen wissenschaftlichen Erkenntnissen zu orientieren hat und deshalb kein unumstößliches Paradigma darstellen kann:

> »What is the future of death? Improving technologies for brain repair and prosthetic support for brain functions (for example, stem cells, neurogenesis, neural computer prostheses, cryonic suspension and nano-neurological repair) might one day change our current

ideas of irreversibility and force medicine and society to once again revise its definition of death.« (Laureys 2005, S. 907)

Diese Relativierung könnte Anlass sein, die »Dead donor rule« erneut zu überdenken. Neue wissenschaftliche Erkenntnisse über die neurobiologische und geistige Natur des Menschen oder die Wiederbelebung von alten Traditionen der kulturellen und rituellen Einbettung von Sterben und Tod könnten diese Diskussion beleben. Nachdem das Tabu von der Unantastbarkeit der »Dead donor rule« überwunden wurde, melden sich zunehmend kritische Stimmen mit neuen Lösungsvorschlägen (Veatch 2004, 2005). Für Organspendebelange vertreten Truog und Robinson (2003, S. 2391) eine ethische Position, die den Respekt vor der Person und das Prinzip der Nichtschädigung (»primum non nocere«) an die erste Stelle setzt:

»We propose that individuals who desire to donate their organs and who are either neurologically devastated or imminently dying should be allowed to donate their organs, without first being declared dead.«

Deshalb lautet nach Meinung dieser Autoren die entscheidende Frage nicht, ob der Mensch tot sei, sondern ob ein Organ entfernt werden könne, ohne Schaden für den Patienten und ohne seinen Tod zu verursachen. Die Frage, ob womöglich ein beschleunigter Todeseintritt durch die Organspendebereitschaft in Kauf genommen werde, sei ohne Zustimmung des Betroffenen nicht zu beantworten (s. a. Shewmon 2004). Im Staat Ohio wurden über 1300 Einwohner repräsentativ nach ihrer Einstellung zur Organspende befragt; immerhin 34 % gaben ihre Zustimmung zur Spende auch innerhalb eines fiktiven Szenarios, in dem die »Dead donor rule« verletzt wurde (Siminoff et al. 2004)

Dass der Verzicht auf diese Grundannahme neue ethische Fragen aufwirft und nicht unwidersprochen bleibt, war zu erwarten. Der Religionsphilosoph Potts und der Kardiologe Evans (2005, S. 406) kommentieren die erwähnten Auffassungen äußerst kritisch:

»We dispute their claim that the removal of vital organs is morally equivalent to ›letting nature take its course‹, arguing that, unlike ›allowing to die‹, it is the removal of vital organs that kills the patient, not his or her disease or injury.«

Eine utilitaristische Position vertritt Giordano (2005, S. 470) mit der Frage »Is the body a republic?« Die Autorin diskutiert den Tod als das Ende der Person und daraus resultierend die Verfügbarkeit der Leiche für die Allgemeinheit. Sie folgert:

»According to one argument, dead bodies are no longer ›persons‹. Given the great benefits dead bodies offer to human kind, they should be automatically treated as public property: when the person dies, the body becomes a public thing (a *res publica*, a republic).«

Dieses Thema berührt ein weiteres Feld, das bislang in der Öffentlichkeit kaum zur Kenntnis genommen wird, nämlich die Forschung am Sterbebett und wissenschaftliche Untersuchungen an der Leiche (DeVita et al. 2003; Pentz et al. 2005).

3.8 Der versprachlichte Tod: Linguistischer Lackmustest für Klarheit?

»Lotte, ich habe keinen Sinn für das Wort: der letzte! Stehe ich nicht da in meiner ganzen Kraft, und morgen liege ich ausgestreckt und schlaff am Boden. Sterben! Was heißt das? Siehe, wir träumen, wenn wir vom Tode reden. Ich habe manchen sterben sehen; aber so eingeschränkt ist die Menschheit, daß sie für ihres Daseins Anfang und Ende keinen Sinn hat.« (Goethe 1998, S. 116)

Der Übergang des Menschen vom Leben zum Tod, der sich nicht introspektiv spontan erschließt und nur an anderen beobachten lässt, bleibt häufig rätselhaft und entgleitet der sinnlichen Erfassung. Zwar kann der Tod bezeichnet werden als Zustand eines Organismus nach Beendigung des Lebens. Dies aber als die Existenzweise des Menschen und nicht nur als seine Eigenschaft zu begreifen (Pöltner 1995), kann angesichts des Todes einer geliebten Person die sinnliche Wahrnehmung überfordern und sprachlos machen. Oder wie Macho (1987, S. 226) es ausdrückt: »Die Grenzen meiner (sozialen) Welt sind die Grenzen meiner Sprache; und was *jenseits* dieser Grenzen erfahren wird, mag sich vielleicht *zeigen*, aber nicht sprachlich einholen lassen.« (Hervorhebungen im Original)

Aus der abendländischen Tradition heraus hat sich im Bewusstsein vieler Menschen ein fast selbstverständliches punktuelles Todesverständnis entwickelt. Dies verlangt die Festlegung auf ein Ereignis und die Definition eines bestimmten Todeszeitpunkts (Kreß 2003). Alan Shewmon, ein Neurologe und Intensivmediziner vom UCLA Medical Center in Kalifornien, hat darauf aufmerksam gemacht, dass die westliche Gesellschaft allein schon aus sprachlichen Gründen nur eine einzige Todeskonzeption im Sinn habe, denn: »We have only one word for it« (Shewmon 2004, S. 277).

Aus der intensivmedizinischen Beobachtung stammt eine neue, andersartige Erfahrung: Nach einem Herzstillstand kann in Sekundenfrist ein Bewusstseinsverlust durch zerebralen Sauerstoffmangel eintreten, bestimmte Funktionen des Gehirns kommen aber erst nach einigen Minuten zum Erliegen und einzelne Organe funktionieren sogar noch Stunden später. Daraus lässt sich folgern: »Death, often regarded as an event, is not one but rather a process« (Park 2004). Für Todesprozesse gibt es aber im Sprachgebrauch bislang keine allgemein gültigen Formulierungen. Der Begriff »Tod« bezeichnet für gewöhnlich nur das Ereignis des eingetretenen Todes. So entstand der Vorschlag, das Vokabular angesichts der vielfältigen Geschehnisse zu erweitern »along the process from sickness to decomposition« (Shewmon 2004, S. 277) und dabei auf einen alles übergreifenden Begriff zu verzichten:

> »Depending on context, some death-related events may constitute a more obvious discontinuity than others and more justifiably may be considered ›death‹ within that context. There is no reason to assume a priori that there must be an overarching, unitary concept of death from which all diagnostic criteria must derive.« (ebd.)

Die Entwicklung innerhalb der modernen Intensivmedizin hat völlig neue Bezeichnungen hervorgebracht wie beispielsweise die Begriffe »Herztod«, »Hirntod« oder »Hirnstammtod«. Von ärztlicher und juristischer Seite wird gefordert, man möge diese Formulierungen gegenüber medizinischen Laien und betroffenen Angehörigen nicht verwenden, da sie nur Verwirrung und Verunsicherung stiften würden. Außerdem implizierten sie mehrere »Teiltode«, obwohl es doch nur einen Tod des Menschen geben könne (Haupt & Höfling 2002). Auch solle angesichts der äußeren Lebenszeichen bei Hirntoten nicht der Eindruck erweckt werden, der Hirntod sei nur der erste Schritt zum richtigen, endgültigen Tod. Auch Ärzte sind von dieser Täuschung nicht ausgenommen, denn es passiert immer wieder, dass nach Abschluss der Hirntod-Feststellung die Einstellung der künstlichen Beatmung als Beendigung »lebensverlängernder Maßnahmen« bezeichnet wird, obwohl zu diesem Zeitpunkt offiziell gar kein (personales) Leben mehr besteht (Capron 2001). Nicht zuletzt deshalb seien im Zusammenhang mit medizinischen Interventionen, die der Erhaltung von Spenderorganen dienten, Bezeichnungen wie »Behandlung« oder »Lebensunterstützung« zu vermeiden (Shaner et al. 2004).

Die ersten Protokolle zur Standardisierung eines neurologischen Todeskonzepts wurden 1968 an der Harvard Medical School entwickelt (The Ad Hoc Committee of the Harvard Medical School to Examine the Definition of Brain Death 1968) und sind 1995 als Konsensuspapier der US-amerikanischen Neurologen (The Quality Standards Subcommittee of the American Academy of Neurology 1995) festgeschrieben worden (Capron 2001). Die Harvard-Deklaration legte mit der Bezeichnung des »irreversiblen Komas« einen ersten Grundstein für sprachliche Irritationen im Umfeld des Hirntod-Begriffs. Denn bei einem Koma handelt es sich unzweifelhaft um einen Lebenszustand. Transplantationsmediziner aus dem Kaiser Foundation Hospital in Los Angeles berichten über ihre Erfahrungen:

> »Some families misconstrue the term ›brain death‹ as a type of serious coma and misunderstand the irreversibility of the condition.« (Shaner et al. 2004, S. 1685)

Der in den Köpfen der Angehörigen nicht nachvollzogene qualitative Sprung vom Leben zum Tod, der sich per definitionem durch die prognostische Einschätzung der Irreversibilität des vorliegenden Komas ergibt, wird von diesen Ärzten als »Missverständnis« deklariert.

Die Wahl der sprachlichen Codierung spielt im medizinischen Umfeld des Hirntodes eine wichtige Rolle, denn sie soll Klarheit in die postulierten logischen Zusammenhänge bringen und keine Zweifel aufkommen lassen. Dass dies nicht einfach ist, zeigen die folgenden Beispiele. In einer neurologischen Fachzeitschrift wurde über das Auftreten des Babinski-Zeichens bei »144 patients with the diagnosis of brain death« (De Freitas & André 2005, S. 106f.) berichtet, d. h. hier wird weiterhin von »Patienten« gesprochen, auch nach abgeschlossener Hirntod-Diagnose. Dagegen wählen Spittler et al. (2000) in einer Publikation über die Phänomenologie der spinalen Reflexe bei Hirntoten bewusst den Begriff »brain dead body«. Sie benutzen ihn aber lediglich als praktikable Kurzform für den ihrer Meinung nach korrekten, aber viel zu langen Ausdruck »brain dead still surviving human body«. Aus linguistischen Untersuchungen ist bekannt, dass sprachliche Zweideutigkeiten die Interaktionen im Transplantationsprozess erheblich behindern, falls sie nicht eindeutig erkennen lassen, ob vom Leben oder vom Tod die Rede ist (Jasper et al. 1991).

Nur im Umfeld der intensivmedizinischen Therapie konnte der Begriff des »klinischen Todes« entstehen. Hierbei handelt es sich sprachlich um die implizite oder suggestive Verwechslung mit dem tatsächlichen Tod. Für jedes Kriterium des »klinischen Todes« gilt, dass er reversibel ist; seine Definition ändert sich mit jedem Fortschritt der Medizin. »Der Tod selbst ist dagegen bestimmt durch seine Ausnahmslosigkeit.« (Macho 1987, S. 28). Auch der Theologe Küng (1995, S. 27) legt Wert auf eine Klarstellung in der Grenzzone zwischen Leben und Tod, wenn er ausführt:

> »Wer Sterbeerlebnisse hatte und anschließend davon berichten kann, hat nicht die Todesphase durchgemacht, sondern eine bestimmte Lebensphase: möglicherweise die wenigen letzten Minuten oder Sekunden zwischen dem klinischen ›Tod‹ und dem biologischen Tod. Man stand an der Schwelle des Todes, hatte sie aber nirgendwo überschritten.«

Interessanterweise spricht der Autor hier von einer »Todesphase«.

In knapper Form bringt es der Philosoph Wittgenstein (1969, S. 113) auf den Punkt: »Der Tod ist kein Ereignis des Lebens. Den Tod erlebt man nicht.«

Nicht selten auftauchende Medienberichte mit Überschriften wie »Neun Jahre tot. Wie ein hirnverletzter Feuerwehrmann wieder zu Bewusstsein kam« (SPIEGEL-Online, 28. 5. 2005) schaffen ein öffentliches Bewusstsein für die sprachliche Kennzeichnung des klinischen Todes, der bevorzugt dann in die Schlagzeilen gerät, wenn er mit dem Leben endet. Gleichzeitig suggerieren diese Berichte, dass auch Mediziner überrascht werden können vom »Wunder« einer Reversibilität dieser Zustände nach langen Krankheitsphasen.

Interessant ist, dass der Begriff des klinischen Todes implizit auch in medizinischen Fachzeitschriften toleriert wird, beispielsweise in einem Fortbildungsbeitrag über Notfalltherapie im »Deutschen Ärzteblatt«:

> »Beim plötzlichen Tod muss eine kardiopulmonale Reanimation nach den aktuellen Leitlinien [...] gestartet werden; dabei steht die sofortige Defibrillation an erster Stelle.« (Löllgen et al. 2006, S. 1622)

Hier verrät die Sprache viel über spontanes Denken und Fühlen eines sicherlich geschulten Autors, der ohne Verwendung eines intensivmedizinisch kontrollierten Sprachcodes seine Empfehlungen gibt.

Auch sogenannte Nahtod-Erlebnisse sind trotz ihrer sprachlichen Diktion keine sicheren Indikatoren für eine tatsächliche Nähe zum biologischen Vorgang von Sterben und Tod. Vielmehr verbergen sich hinter diesem Terminus besondere psychiatrische Symptombildungen, die innerhalb der Intensivmedizin auch wissenschaftlich untersucht worden sind (Roberts & Owen 1988; Kellehear 1993). Nach neuerer Interpretation handelt es sich um veränderte Wach-Bewusstseinszustände, die als stressbedingte Dissoziationsphänomene anzusehen sind (Greyson 2000). Detaillierte retrospektive Analysen von Fallgeschichten zeigen, dass ihr Auftreten nicht in jedem Fall mit einer Lebensgefahr oder einem Sterbeprozess verbunden war, sondern mit der subjektiven Todeserwartung der Betroffenen korreliert (Owens et al. 1990). Es handelt sich danach um Phänomene der psychischen Verarbeitung einer als lebensbedrohlich erlebten Krise.

Macho (1987, S. 138) zitiert den Philosophen Kamlah mit einer Feststellung, welche die Macht der Alltagssprache und die Unantastbarkeit des Todesbegriffs verdeutlicht:

> »Überall und immer wieder tritt dieses Ereignis ein, das wir als ›Tod‹ bezeichnen, ein Wort, das daher in allen Sprachen der Welt seine Synonyme hat. Und dieser Prädikator ist kein Fachausdruck einer Wissenschaft, kein Terminus also, sondern ein Wort der Umgangssprache.«

3.9 Unvereinbare Todesauffassungen

Unter der Überschrift »Defining death: when physicians and families differ« berichtete Appel (2005) in einer Fachzeitschrift zur Medizinethik über ungewöhnliche Krankengeschichten, in denen Eltern sich geweigert hatten, das Hirntod-Konzept bei ihrem Kind anzuerkennen. Im Jahr 1994 wurde in Florida ein 13-jähriges diabeteskrankes Mädchen, Teresa Hamilton, trotz nachgewiesenem zerebralem Zirkulationsstillstand von seinen Eltern für weitere vier Monate zu Hause künstlich beatmet und versorgt, bis es schließlich an einem Herzinfarkt verstarb. Die Eltern betrachteten das Gehirn ihres Kindes als lediglich schlafend (»resting«), obwohl die Neurologen bereits den Hirntod attestiert hatten. Ein ähnliches Schicksal wurde von dem 6-jährigen Jesse Koochin berichtet, der an einem inoperablen Hirntumor erkrankt war. Nachdem von zwei unabhängigen Ärzten im September 2004 am Children's Medical Center in Salt Lake City der Hirntod festgestellt worden war, erwirkten die Eltern eine gerichtliche Verfügung zur Weiterführung der künstlichen Beatmung und nahmen das Kind aus dem Krankenhaus.

Schon früher gab es Berichte über Weiterbehandlungen von Hirntoten, bei denen keine Organspende geplant war. Die Therapie diente nur dem Zweck, die Hoffnung der

Angehörigen auf ein Weiterleben zu erhalten. In derartigen Situationen wurde auch vor Wiederbelebungsmaßnahmen und Bluttransfusionen nicht Halt gemacht (Hardwig 1991; Miedema 1991).

Shewmon (1998) schilderte den Fall eines 18-Jährigen mit den Namensinitialen »TK«, bei dem im Alter von vier Jahren nach einer schweren Hirnhautentzündung (sog. Meningoenzephalitis) der Hirntod eintrat und der seither körperlich überlebt hat. Seit Jahren wurde der mittlerweile zum jungen Mann erwachsene Sohn zu Hause – künstlich beatmet und über eine Magensonde ernährt – von seiner Mutter gepflegt. Auf dem III. International Symposium on Coma and Death in Havanna im Jahr 2000 wurde dieser Mann bei einer video-dokumentierten Nachuntersuchung im Haus seiner Familie gezeigt. Dort konnten vor laufender Kamera die klinischen Anzeichen eines Hirntodes dokumentiert werden; eine MRT-Untersuchung des Kopfes zeigte eine vollständige Auflösung und Erweichung des Schädelinhalts (Shewmon 2000). Die während der thermischen Spülung des äußeren Gehörgangs durch ablaufendes Wasser unbeabsichtigt erfolgte Hautreizung an der Halspartie des Jungen führte zu einer deutlichen Reflexbewegung seines Armes, die von der anwesenden Mutter als Lebenszeichen interpretiert wurde. Folgt man der medizinischen Version, so ist dieser hirntote Mann bereits als Kind eines personalen Todes »gestorben«; als lebendiger nichtpersonaler Organismus mit einem abgestorbenen Gehirn wird er vom Neurologen nachuntersucht und erwartungsgemäß für hirntot befunden. Aus Expertensicht ist er personal tot, biologisch ohne Gehirn aber am Leben. Für die Mutter bleibt er bis heute ihr Sohn, den sie auch nach Eintritt des Hirntodes altersgemäß hat heranreifen und wachsen sehen und der aus ihrer Sicht reagieren kann. Für sie ist er noch am Leben, sie hat eine besondere Beziehung zu ihm entwickelt und ihrer Meinung nach ist er noch nicht gestorben. *»Und wenn er nicht gestorben ist, dann ist er noch am leben.«*

Die anwesenden Kongressteilnehmer reagierten auf den Filmbericht sehr unterschiedlich: tief betroffen, aber teilweise auch entsetzt, dass diese Entwicklung und dieses Experiment überhaupt haben stattfinden können.

Die Diskrepanz in den Todesauffassungen hat bisweilen erhebliche Auswirkungen im klinischen Krankenhausalltag, wie Capron (2001) in einer Übersicht beschreibt. Beispielsweise existiert als Reaktion auf ablehnende Meinung orthodoxer Juden bezüglich der neurologischen Todesdefinition in New York seit 1987 eine Vorschrift für prämortale Wahlleistungen in Krankenhäusern, »to have procedures for the ›reasonable accommodation‹ of patients' religious or moral objections to the standards used to determine death« (ebd., S. 1245). Auch im Staat New Jersey wird definitiv zwischen »traditional cardio-respiratory criteria« und »modern neurological criteria« unterschieden und den Ärzten verboten, die neurologischen Kriterien anzuwenden, falls diese »would violate the personal religious beliefs of the individual« (ebd.). So kann nach Meinung des Autors durchaus der Eindruck entstehen, es handele sich lediglich um eine Geschmacksfrage, nach welcher Todesdefinition im Einzelfall entschieden und gehandelt werde.

Die weltweit erste offizielle Regelung, bei der das Individuum sein eigenes Todeskonzept wählen darf, wurde mit der New-Jersey-Deklaration geschaffen. Sie erlaubt dem Einzelnen aus religiösen Gründen, die Konzeption des Ganzhirntodes für sich selbst außer Kraft zu setzen (Department of Law & Public Safety New Jersey 2006). Ein weiteres Beispiel für eine besondere Art von kollektiver Wahlfreiheit kommt aus Asien: Japan ist der einzige Staat, in dem das Transplantationsgesetz eine individuelle Festlegung des Todeskonzepts erlaubt. In ihm kommt seit 1997 neben dem allseits akzeptierten Konzept des Herztodes auch das Kriterium des Ganzhirntodes zur Anwendung, und zwar unter zwei besonderen Bedingungen: Der Sterbende muss zuvor schriftlich seine Bereitschaft zur Organspende bekundet haben und seine Familie muss der Spende zustimmen. Da in der japanischen Kultur Sterben und Tod traditionell als familiäres Ereignis angesehen werden, ist das Vetorecht der Familie gesetzlich verankert (Bagheri 2007). Zwar hat die Verwandtschaft keinen direkten Einfluss auf die Todesdefinition, durch ihr Veto kann sie aber durchaus ihre Ablehnung des Hirntod-Konzepts zum Ausdruck bringen. Dieses Gesetz sollte ursprünglich der Meinungsvielfalt in der Bevölkerung, der »pluralistic nature of brain death« (Aito 2009, S. 1404), Rechnung tragen und gleichzeitig die Spendebereitschaft fördern. Die Ergebnisse nach zwölf Jahren waren enttäuschend: Nur 82 hirntote Spender wurden in diesem Zeitraum gemeldet (Aito 2009). Dem Gesetzgeber ist es offensichtlich nicht gelungen, durch gezielte Ausnahmeregelungen mit Übernahme westlich orientierter Todesnormen eine Verhaltensänderung seiner Bevölkerung zu erreichen.

In China behindern kulturelle Tabus die Entnahme der Organe von Verstorbenen, da der Körper auch nach dem Ableben intakt bleiben soll (Wang et al. 2008). Herzversagen gilt als traditionelles Todeskriterium. Allerdings wird versucht, das Konzept des Hirntodes forciert zu propagieren, um den Organmangel zu bekämpfen (Huang et al. 2008).

3.10 Sterben als letzter Lebensvollzug: Angewiesen auf Anerkennung durch andere?

Wer tot ist, kann nicht mehr sterben, sondern ist schon gestorben. Sterben ist ein Prozess, der im Tod bloß zum Ende kommt.

> »Es läßt sich nämlich immer nur *post mortem* entscheiden, ob der beobachtete und erfahrene Prozeß als Sterbeprozeß qualifiziert werden darf oder nicht. Das Sterben wird von seinem Ende her als Sterben begreifbar, niemals zuvor.« (Macho 1987, S. 28).

Nach dieser Definition ist Sterben die letzte unumkehrbare Lebensphase, die zwangsläufig im Tod endet; *diesen* gilt es zu bestätigen, damit man von Sterben sprechen kann. Zwar ist vorstellbar, dass ein Sterbeprozess stagniert, nicht aber, dass der Betroffene sich erholt. Ein mehrfaches Sterben ist nach diesen Überlegungen nicht möglich. Bei Ausbleiben des Todes ist zu schließen, dass sich ein vorhandener Sterbeprozess verzögert oder aber die Sterbevermutung falsch war. Dann gilt es, diesen Lebenszustand in einen anderen Kontext zu stellen und neu zu definieren.

Lässt sich entscheiden, wann Sterben beginnt? Zur Außenansicht dieses Vorgangs äußert sich der Schweizer Soziologe Ziegler:

> »Woher sollen wir aber nun wissen, wann dieses Sterben begonnen hat, welche Erfahrungen also dem (reversiblen) Zustande schwerster Krankheit und welche Erfahrungen dem (irreversiblen) Prozeß des Sterbens selbst zugerechnet werden dürfen? Seltsamerweise hat die empirische Sterbeforschung als Kriterium für die Prognose eines nicht mehr umkehrbaren Sterbeprozesses die radikale Unansprechbarkeit und Unzugänglichkeit des sterbenden Menschen für die gesamte Außenwelt behauptet.« (Ziegler 1977, zit. bei Macho 1987, S. 28)

Die Dynamik der inneren Vorgänge beim betroffenen Individuum und ihr äußeres Erscheinungsbild sind von Bonelli (1995) wie folgt charakterisiert worden. Danach versucht ein Lebewesen, das im Sterben liegt, aus sich heraus den Funktionsausfall einzelner Organe vom Ganzen her – wenn auch mit abnehmender Intensität und Qualität – durch Gegenregulation zu kompensieren. Ein derartiger instabiler Lebensprozess hat nach Meinung des Autors noch eigenständige Wirkkraft, Integrationsfähigkeit und Identität und kann auch mit einem Gestaltwandel einhergehen.

Diese biologisch ausgerichteten Überlegungen sind auf ein naturwissenschaftliches Todesverständnis bezogen. Angesichts der fachübergreifenden Diskussion über den Hirntod-Begriff hat Shewmon (2001) eine weitergehende Differenzierung in verschiedenartige Todeskategorien vorgeschlagen:

(1) Der *biologische Tod* als unumstrittene »klassische« Todesdefinition, der den »Organismus als ein Ganzes« aufgrund des Verlusts der integrierten Funktionseinheit betrifft und unspezifisch und spezies-unabhängig ist.

(2) Der *psychologische Tod*, der spezies-spezifisch die menschliche Person betrifft *(personaler Tod)* und aufgrund eines irreversiblen Bewusstseinsverlusts eintritt.

(3) Der *soziale Tod*, der die Rechtsperson betrifft, kulturspezifisch ist und das Ende der Teilnahme an der menschlichen Gemeinschaft kennzeichnet.

Nach diesen Kategorien macht es Sinn, auch die letzte Phase des Lebens entsprechend zu kennzeichnen. Es wäre dann ein *biologisches* von einem *personalen* und *sozialen* Sterben zu unterscheiden.

Im Gegensatz zur diagnostischen Todesfeststellung ist die Aussage zum Sterbeprozess eine prognostische Einschätzung. Denn es handelt sich um die Todeserwartung angesichts bestimmter Kriterien, die den jeweiligen Zustand als den letzten Lebensabschnitt, als Sterbephase, erscheinen lassen. Diese prognostische Einschätzung kann für Betroffene, Angehörige, Pfleger oder Ärzte durchaus unterschiedlich sein. Wird der Tod nicht durch einen festen Zeitpunkt definiert, sondern als fortschreitender Prozess verstanden, dann ist auch der zeitlich vorangehende Abschnitt des Sterbeprozesses davon betroffen. Die Wahl verschiedener Kriterien erlaubt unterschiedliche Freiheitsgrade. Da der Tod immer nur von den Überlebenden definiert wird, ist auch das Sterben des Menschen abhängig von der Definition, Wahrnehmung und Anerkennung durch andere. Erst das Wissen um die Todesgefahr oder den bevorstehenden Tod verschafft dem Sterbenden Gelegenheit, sein Leben nach eigenen Vorstellungen zu beenden und »Selbstverantwortung für sein Sterben« (Küng 1995) zu übernehmen.

Das Hirntod-Kriterium definiert für Schulmediziner das Ende des personalen Sterbens. Es kann aber keine Aussagen zur Länge des bislang stattgefundenen Sterbeprozesses machen und hat nicht genügend Überzeugungskraft, um für alle Beteiligten das Lebensende auch emotional festzuschreiben. Nicht immer führt die Deklaration des Hirntodes im Moment der offiziellen Feststellung zu einer sozialen Metamorphose. Die Wahrnehmung des Rollenwechsels von der »Person« zur »Nichtperson« erscheint künstlich. Der ärztlich verordnete Wechsel von einem Mitmenschen zur empfindungslosen Kreatur, die keine Ansprache und keine Schmerzmedikation mehr braucht, wird selbst bei medizinisch Aufgeklärten nicht immer mit vollzogen. So werden dann auch von offizieller Seite Unsicherheiten im ärztlichen Kollegenkreis eingestanden und in aller Öffentlichkeit mit Bedauern und Kritik belegt (Bundesärztekammer 2001, S. 1203):

> »Übereinstimmend auch mit der neueren wissenschaftlichen Literatur wird gegenüber anders lautenden und mißverständlichen Äußerungen – leider auch einzelner Ärzte – klargestellt:
> (1) An der biologisch begründeten Definition des Hirntods, an der Sicherheit der Hirntodfeststellung und an der Bedeutung des Hirntods als sicheres inneres Todeszeichen des Menschen hat sich nichts geändert.
> (2) Nach dem Hirntod gibt es keine Schmerzempfindung mehr. Deshalb sind nach dem Hirntod bei Organentnahmen keine Maßnahmen zur Schmerzverhütung (z. B. Narkose) nötig. Die Tätigkeit eines Anästhesisten bei der Organentnahme – zu Maßnahmen wie z. B. der künstlichen Beatmung, der Kontrolle der Herztätigkeit und des Kreislaufs sowie der notwendigen Ruhigstellung der Muskulatur – dient ausschließlich der Erhaltung der Funktionsfähigkeit der zu entnehmenden Organe.«

In ähnlich aufklärerischer Diktion erschien in einer anästhesiologischen Fachzeitschrift unter der Überschrift »Another Matter of Life and Death« folgende an Ärzte gerichtete Aussage zu herztoten Spendern:

> »For NHBCDs [Non-Heart Beating Cadaver Donors, Anm. des Autors], however, the presence of an operating room anesthesiologist is both unnecessary and potentially harmful. The NHBCD does not need anesthesia; organ harvest does not occur until after death. Further, the involvement of an anesthesiologist could create the mistaken and harmful impression that the donor is actually not dead and therefore might suffer during organ harvest.« (Van Norman 2003, S. 770)

Sterbende können Schmerzen empfinden, Tote nicht. An diesem Beispiel wird deutlich, dass emotionale Aspekte die Wahrnehmung bestimmen, obwohl beispielsweise Untersuchungen mit der Positronen-Emissions-Tomographie bei Hirntoten keine Aktivität der Hirnrinde nach Schmerzreizen zeigen (Laureys 2005). Möglicherweise wird gerade die Handhabung der Schmerztherapie in dieser Phase zum Indikator für versteckte ärztliche Zweifel, Überzeugungen oder Glaubenssysteme.

Untersuchungen von Interaktionen mit Sterbenden zeigen, dass die sich nicht erfüllende Erwartung eines nahen Todes (»überfälliger Tod«) bei Angehörigen dazu führen kann, dass sie den Patienten zukünftig meiden und ihn vergessen. Er ist dann physisch zwar noch am Leben, sozial aber schon abgeschrieben – quasi gestorben. Ähnliche Beobachtungen lassen sich auch in der Umgebung von senilen oder dementen Patienten in Heimen oder Krankenhäusern machen, die im Bewusstsein der Familienangehörigen nicht mehr existieren und folgerichtig auch nicht mehr besucht werden (Glaser & Strauss 1974). Allerdings kann es nach dem biologischen Tod zu einer sozialen »Wiederbelebung« kommen, wenn Testament oder Erbe auf die familiäre Dynamik Einfluss nehmen.

Aus ärztlicher Sicht sind Sterbende immer Patienten, und zwar Kranke oder Verletzte mit irreversiblem Versagen einer oder mehrerer vitaler Funktionen, bei denen der Eintritt des Todes in kurzer Zeit zu erwarten ist. Diese Definition wird von Knupp und Stille (1997) erweitert um den Begriff des »Sterbens im engeren Sinne« als der Endphase einer Erkrankung, also Tage bis wenige Wochen vor dem Tod. Charakteristisches Merkmal dieser Phase ist die sogenannte »Vita reducta« mit zunehmenden Einschränkungen lebenswichtiger Körperfunktionen. Als klinische Zeichen der »Vita reducta« bei Sterbenden gelten (Knupp & Stille 1997):

(1) Abfall des Blutdrucks bis zur Pulslosigkeit,
(2) Herzarrhythmien bis zu Synkopen (Unregelmäßigkeiten des Pulses bis hin zu Ohnmachtsanfällen),
(3) Störungen der Atmung,
(4) Erlöschen des Muskeltonus und der Nervenreflexe,
(5) röchelnde Atmung (Stertor) durch nicht mehr abzuhustende Schleimansammlungen in den Bronchien und in der Luftröhre,
(6) zunehmende »Facies hippocratica« (fahlgraue Haut, kalter Schweiß auf der Stirn, eingefallene Schläfen, kühle Ohren, spitze, blasse und kühle Nase, vorgeschobene Kinnpartie).

Die Interaktion zwischen Familie, Ärzten, Pflegeteam und Sterbenden ist wesentlich davon geprägt, ob jede Partei dieselben Informationen über den aktuellen Sterbeprozess und dieselbe Vorstellung von der verbleibenden Lebenszeit hat. Familien neigen dazu, dem Sterbenden mehr Zeit zu geben, als ihm wirklich bleibt, möglicherweise als Ausdruck einer letzten Hoffnung. Erwartungshaltungen werden zwischen Ärzten und Angehörigen zwar ausgetauscht, aber nicht in jedem Fall übernommen. Es kommt vor, dass der behandelnde Arzt wiederholt auf die schlechte Prognose hinweisen muss, um ein Bewusstsein für die Gewissheit eines bevorstehenden Todes zu wecken (Glaser &

Strauss 1974). Beim unerwarteten Tod oder auch Sekundentod wird der Sterbeprozess gleichsam unterlaufen, Sterbe- und Todeszeitpunkt sind praktisch identisch. Ein kurzfristiger Aufschub des Abschiednehmens durch die Schwankung zwischen Gewissheit des bevorstehenden Todes und Dahinsiechen führt häufig zur diagnostischen Delegation an die Behandelnden (»Lassen Sie uns wissen, wenn sie oder er im Sterben liegt.«).

Der Prozess des Sterbens wird umso komplexer, je unterschiedlicher die Todeserwartungen bei den beteiligten Personen sind (Glaser & Strauss 1974). Tritt eine Erwartungsänderung ein, ändert sich auch der Status des Patienten. Die entscheidende Phase des Sterbens beginnt, wenn man für den Patienten »nichts mehr tun« kann. Es entsteht die »Gewissheit«, dass der Tod demnächst eintreten wird, das Betreuungsziel verlagert sich von Genesung auf Erleichterung und Optimierung der Lebensqualität. Die Abschätzung der verbleibenden Lebensspanne bei unheilbar Kranken ist im Einzelfall schwierig, der reversible Zustand schwerster Krankheit ist nicht immer zu trennen vom irreversiblen Prozess des Sterbens. Wird nach bestimmten Kriterien die ärztliche Entscheidung getroffen, den Tod durch Abbruch der künstlichen Verlängerung von Organfunktionen eintreten zu lassen, dann heißt das, den Patienten sterben zu lassen. Jemanden sterben zu lassen bedeutet, ihm ungehindert die Möglichkeit zu geben, sein Leben zu beenden.

Ein eindrucksvolles Beispiel für eine unterstützende Sterbebegleitung aus dem buddhistischen Kulturkreis stammt von Sogyal Rinpoche (vgl. Beispiel 6).

BEISPIEL 6

»Er konnte – wie ich heute weiß – erkennen, daß Lama Tseten in einem ganz besonderen Meditationszustand verharrte, in dem der Praktizierende die Natur seines Geistes mit dem Raum der Wahrheit verschmelzen läßt. ›Du weißt doch, La Gen, wenn du diese Übung machst, können subtile Hindernisse auftreten. Komm, laß mich dich führen‹. Wie versteinert beobachtete ich, was dann geschah, und hätte ich es nicht selbst miterlebt, ich würde es niemals geglaubt haben. Lama Tseten erwachte wieder zum Leben. Mein Meister setzte sich an seine Seite und führte ihn durch das Phowa, die Praxis, in der das Bewußtsein im Augenblick unmittelbar vor dem Tod geleitet wird. Es gibt viele Variationen dieser Praxis; jene, die er damals benutzte, gipfelt darin, dass der Meister dreimal die Silbe ›A‹ ausstößt. Als mein Meister das erste ›A‹ ertönen ließ, konnten wir deutlich Lama Tsetens begleitende Stimme vernehmen. Beim zweiten Mal war seine Stimme schon kaum mehr zu hören und beim dritten Mal war er still – er war gegangen.« (Rinpoche 1996, S. 20)

3.11 Leben und Sterben: Neue Konzeptionen?

Die Transplantationsmedizin und das durch sie aufgewertete Hirntod-Konzept haben ungewohnte Sichtweisen in die Diskussion von Leben und Sterben gebracht. Heutzutage kann der Körper durch intensivmedizinische Maßnahmen in einem Zustand erhalten werden, der »nach älterer Definition ›Leben‹ gewesen wäre (nach der neueren aber nur dessen Vortäuschung ist)« (Jonas 1987, S. 221). Das Herz eines Hirntoten schlägt selbstständig, und die Vitalfunktionen als klassische Anzeichen für biologisches Leben sind erhalten: der Blutkreislauf, die Atmung (nur das Atemholen, die Zwerchfelltätigkeit, wird maschinell unterstützt) und der Stoffwechsel. Bei den chronischen Fällen von Hirntod lassen sich sogar proportioniertes Wachstum, Wundheilung und Immunkompetenz mit der Unterscheidung von »Selbst« und »Nichtselbst« beobachten (Shewmon 1998). Vor diesem Hintergrund macht es durchaus Sinn, wenn vom »biologischen Leben des Menschen nach dem Hirntod« (Seifert 1990, S. 7) gesprochen wird. Die nachfolgende Tabelle bringt in Anlehnung an Truog und Robinson (2003) einen Vergleich der verschiedenen funktionellen Attribute bei verschiedenen Daseinszuständen des Menschen.

Merkmale	lebender Patient	hirntoter Patient	herztoter Patient
Herzschlag, Körper warm, gut durchblutet	+	+	0
Atmend	+	+	0
Funktionierende Organe (Leber, Niere)	+	+	0
Fähig zu Wachstum und Entwicklung	+	+	0
Fähig zur Fortpflanzung	+	+	0
Fähig zum Bewusstsein	+	0	0

Die meisten Aspekte sind bereits in den vorangegangen Kapiteln angesprochen worden. Das Merkmal der Reproduktionsfähigkeit bezieht sich auf Berichte über erfolgreich ausgetragene Schwangerschaften von hirntoten Frauen. Es verweist aber auch auf die ungewöhnliche Situation, in der einer jungen Frau von der Ethikkommission zugestanden wurde, das Sperma ihres hirntoten Mannes angesichts eines lange gehegten, bislang unerfüllten gemeinsamen Kinderwunsches zur künstlichen Befruchtung gewinnen und verwenden zu können (Townsend et al. 1996). Auch bezüglich dieses Themas gibt es bereits eine Diskussion der ethischen Implikationen (Murphy 1995; Strong et al. 2000) und Berichte über die erfolgreiche Nutzung des »Nachlass-Spermas« (»posthumous sperm retrieval«), das acht bis 36 Stunden nach Todeseintritt gewonnen wurde und zu erfolgreichen Schwangerschaften und Geburten geführt hat (Shefi et al. 2006).

Wann begann und endete das Sterben einer Patientin, die für hirntot erklärt wurde? Dazu gibt es von offizieller medizinischer Seite keine Festlegung. Zum Todeszeitpunkt bei der Hirntod-Diagnostik heißt es: »Festgestellt wird nicht der Zeitpunkt des eintretenden, sondern der Zustand des bereits eingetretenen Todes. Als Todeszeit wird die Uhrzeit registriert, zu der die Diagnose und Dokumentation des

Hirntodes abgeschlossen sind« (Wissenschaftlicher Beirat der Bundesärztekammer 1998, B1513).

Der Internist Bonelli (1995) argumentiert, man könne beim Hirntoten nicht von einem Sterbeprozess sprechen, da der Funktionsausfall eines Organs in keiner Weise vom Ganzen her, d.h. von innen heraus, kompensiert werde. Ähnlich ist die Auffassung des Philosophen Pöltner (1995, S. 140): Die künstliche Beatmung beim Hirntoten sei keine Unterstützung der Herz-Lungen-Funktion, sondern die *Ersetzung einer partiellen Gehirnfunktion* in einem sich bereits im irreversiblen Desintegrationsstadium befindlichen Prozess. Bei der Bezeichnung »biologisches Leben« im Fall des Hirntoten werde der Zeitfaktor nicht berücksichtigt. Es bleibe nämlich unausgesprochen, dass es sich bei diesem »Leben« nur noch um die *zeitliche Erscheinungsform des bereits eingetretenen Todes* handele: eine Noch-Funktionstüchtigkeit einzelner Organe im Rahmen des bereits stattfindenden leiblichen *Absterbeprozesses*. Diese Argumentation ist nach den wissenschaftlichen Berichten über die integrierte Funktionsfähigkeit einzelner umfassender Systeme bei chronischen Hirntoten so nicht aufrechtzuerhalten. Vom Immunsystem her ist beim Hirntoten sogar Identität gewahrt (vgl. Kapitel 3.2.2).

Auf den besonderen Aspekt der Gleichsetzung von Hirntod mit *personalem Tod* wird von Pöltner (1995) hingewiesen: Wenn der Hirntod den Tod einer konkreten leibhaftigen Person darstelle, dann bedeute unter dieser Voraussetzung die Abschaltung der Herz-Lungen-Maschine bei einem Hirntoten kein Sterbenlassen, »weil sterben nur kann, wer als ganzer noch lebt«.

Nach Auffassung von Meran und Poliwoda (1992, S. 166) negiert die »Praxis des Hirntodes« unausgesprochen das Sterben als Lebensvollzug. Für Haupt und Höfling (2002) legt eine rationale Deutung des empirischen Befundes »hirntot« die Annahme nahe, dass der Hirntod ein *Übergangszustand im Sterbeprozess* sei, der technisch festgehalten werde. Der Sterbeprozess selbst sei aber dem Leben zuzurechnen. Hirntod-Patienten seien nach dieser Perspektive »Sterbende, Menschen, die den Schutz des Lebensgrundrechts […] genießen« (ebd., S. 586).

Ist ein Hirntoter als lebendiger, nichtpersonaler menschlicher Organismus aufzufassen? Kann ein Hirntoter sterben oder ist er bereits gestorben? Ein Kompromiss deutet sich an, wenn behauptet wird, dass mit dem Hirntod zwar das *personale Leben* ende, die Erfahrungen der Intensivmedizin aber zeigten, dass *menschlich-biologisches Leben* auch danach noch einige Zeit erhalten werden könne. Der Hirntote wird so begriffen als ein *lebendiger menschlicher Organismus, der keine Person ist* (Engelhardt, zit. bei Seifert 1990, S. 7).

Die praktischen Belange der Organtransplantation stellt Grewel (1994) in den Vordergrund, wenn er darauf aufmerksam macht, dass durch das Konstrukt des Hirntodes die Lebenszeit eines Menschen portioniert und quantifiziert wird – und zwar in eine menschliche Lebensspanne, in der er Lebensrecht und Lebensschutz genießt, und in eine nach-menschliche Phase, in der ein »hirntot« lebender Nicht-mehr-Mensch als Ersatzteillager für Explantationen verwertet werden kann.

Der Philosoph Jonas (1987, S. 234) äußert differenziert Kritik an der übertriebenen Betonung der Gehirnfunktion mit ihrer offenkundigen pragmatischen Motivierung durch die Transplantationsmedizin:

> »Aber es ist nicht weniger eine Übertreibung des zerebralen Aspekts [...], dem extrazerebralen Leibe seinen wesenhaften Anteil an der Identität der Person abzusprechen. Der Leib ist so einzig der Leib dieses Hirns und keines anderen, wie das Hirn einzig das Hirn dieses Leibes und keines anderen ist [...]. Das, was unter der zentralen Kontrolle des Gehirns steht, das leibliche Ganze, ist so individuell, so sehr ›ich selbst‹, so einmalig zu meiner Identität gehörig (Fingerabdrücke! Immunreaktion!), so unaustauschbar, wie das kontrollierende (und reziprok von ihm kontrollierte) Gehirn selbst. Meine Identität ist die Identität des ganzen und gänzlich individuellen Organismus, auch wenn die höheren Funktionen des Personseins ihren Sitz im Gehirn haben [...]. Darum: Solange der komatöse Körper – selbst nur mit Hilfe der ›Kunst‹ – noch atmet, pulsiert und sonst wie organisch am Werk ist, muß er immer noch als restliche Fortdauer des Subjektes angesehen werden, das geliebt hat und geliebt wurde, und hat als solches immer noch Anspruch auf jene Sakrosanktheit, die einem solchen Subjekt nach menschlichem und göttlichem Recht gebührt.«

Pöltner (1995, S. 145) weist auf die logischen Konsequenzen und Schwierigkeiten hin, wenn er folgert:

> »Wäre das Subjekt, dessen Tod aus dem irreversiblen Gehirninfarkt *nicht* folgt, der Mensch, hätten wir einen Menschen, der nicht stirbt. Also muß [...] das Subjekt, dessen Tod aus dem irreversiblen Aufhören der Gehirntätigkeit nicht folgen soll, etwas vom Menschen Verschiedenes sein, das von dessen Tod nicht betroffen ist. Dann aber ist der Mensch nichts anderes als sein Leib und hört auf, Subjekt zu sein (weil mein Leib nicht denkt). Wir haben dann einen subjekt-losen Menschen, der stirbt, und ein nicht-menschliches Subjekt, welches nicht stirbt und dem Tod enthoben ist. Es wirft sich damit nicht nur das Problem der Einheit und Ganzheit des Menschen, sondern erneut die Frage auf, wer nun eigentlich lebt, stirbt und tot ist.«

Bonelli (1995, S. 102) scheut auch ein weiter gehendes Gedankenexperiment nicht:

> »Streng gedacht würde jemand, der meint, ein Hirntoter sei am Leben, weil bei ihm noch gewisse Lebenszeichen (Herz-Kreislaufsystem) nachweisbar sind, implizit behaupten, daß bei einer Transplantation ›en bloque‹ ein Mensch lebend verpflanzt wird, daher nicht stirbt und im Empfänger weiterlebt.«

Wie dieses konstruierte, provokativ erscheinende Beispiel zeigt, können auf der Suche nach neuen Gedankenwegen interessante Zwischenergebnisse mit radikalen Folgerungen auftauchen. Sie erweitern den Blick aus ungewohnter Perspektive:

»Im Bereich des kritischen moralischen Denkens ist es statthaft, extrem hypothetische Beispiele zu konstruieren und konsequent zu durchdenken. Die Tendenz zur Wahl von ›verrückten Beispielen‹ wird oft als eine Entartung der akademischen Philosophie empfunden [...]. Unsere Phantasie stößt auf Situationen, deren Merkmale wir künstlich festsetzen und damit vollständig überblicken können [...] und auf deren Beurteilung wir durch überlieferte Gefühle und Einstellungen entweder gar nicht oder offensichtlich unzureichend vorbereitet sind.« (Wolf 1984, S. 322)

Viele neuartige Situationen im Umkreis der Transplantationsmedizin erscheinen wie aus einer anderen Welt und mögen für den uneingeweihten Betrachter zunächst konstruiert und akademisch erscheinen. Sie sind für einen kleinen Kreis von eingeweihten Experten nicht nur denkbar, sondern lebendige Realität. Zwar stellen sie bislang keine Alltagssituationen im statistischen Sinne dar, sie können aber unvorhersehbar jeden Einzelnen betreffen.

3.12 Zusammenfassung und Ausblick

Es hat sich gezeigt, dass der Todesbegriff im Umfeld der Intensivmedizin seine im öffentlichen Bewusstsein umgangssprachlich hinterlegte Selbstverständlichkeit verloren hat. Der Fortschritt der Biotechnologie hat die Möglichkeit eröffnet, ein nicht mehr funktionstüchtiges Organ eines todkranken Patienten durch ein gesundes Organ eines verstorbenen Spenders zu ersetzen. In enger zeitlicher Beziehung dazu hatte die Medizin für die allgemein gültige Vorstellung vom Ende des Lebens eine bis dato nicht vorhandene Neuerung parat: die von Neurologen und Neurochirurgen erarbeitete naturwissenschaftlich geprägte Definition des Hirntodes. Sie ist in den Handlungsanweisungen für Ärzte verbindlich, sobald Entscheidungen über die intensivmedizinische Betreuung und eine nachfolgende Organspende anstehen. Sie erlaubt eine Aussage über einen Zustand, in dem das Bewusstsein unwiederbringlich verloren ist, und dient zugleich als Kriterium für den personalen Tod des Menschen. Dadurch ist für die Ärzte Rechtssicherheit bezüglich der Behandlungsverpflichtung hergestellt.

Die Erfahrungen mit Interaktionen im Umfeld von Hirntoten zeigen, dass bei Angehörigen und Betreuern emotionale handlungsleitende Reaktionen entstehen können. Das aus der positiven Hirntod-Diagnostik gefolgerte Status-Ende eines Menschen verlangt für alle Hinterbliebenen einen abrupten Wechsel: Aus einer mitmenschlichen Sterbebegleitung wird ab sofort eine Beziehung zu einer für tot erklärten, aber lebendig erscheinenden nichtpersonalen Wesenheit. Dies passt in kein bekanntes Kommunikationsschema aus dem Alltag und findet auch keine Entsprechung in einem kulturell gewachsenen ritualisierten Miteinander. Dieser Bruch bedeutet eine große emotionale Herausforderung, die zur kognitiven Dissonanz führen kann, wenn die lebendige Erscheinungsform des Todes dennoch als unwiderrufliche Trennung verinnerlicht werden soll. Der ärztliche Auftrag erfordert, diese Sichtweise den trauernden Angehörigen empathisch zu vermitteln und ohne größere zeitliche Verzögerung eine Entscheidung über eine Organspendeeinwilligung herbeizuführen.

Neben dem Hirntod-Begriff wird neuerdings auch dem Herztod-Kriterium wieder ein fester Platz in der Transplantationsmedizin zugestanden. Dies erfolgte nicht zuletzt vor dem Hintergrund eines akuten Mangels an Spenderorganen. Allerdings entstehen hierbei vielfältige Probleme, da es gilt, einen kontrollierbaren Sterbeablauf in medizinisch und ethisch vertretbarer Weise zu etablieren, um die Funktionstüchtigkeit der lebensrettenden Organe nicht zu gefährden.

Wie auch immer der Tod definiert sein mag, die Autonomie des Sterbenden und die Unterstützung durch liebevolle Angehörige am Lebensende gehören zusammen und bilden ein wesentliches Anliegen aller Betroffenen. Bestehen nur geringste Zweifel an der uneigennützigen Verfolgung dieses Ziels durch den ärztlichen Sterbebegleiter, kommt es frühzeitig zu Widerspruch bei Patienten und Angehörigen. Dies ist besonders beim herztoten Organspendekandidaten der Fall; sobald die Interessenlage unübersichtlich wird, sind Skepsis und Ablehnung die Folge.

Ein Blick in das einschlägige Schrifttum zeigt, dass unterschiedliche Einstellungen zu Leben und Tod zu praktischen Kompromissen im klinischen Alltag geführt haben. In Fachkreisen ist eine Diskussion über die bislang unangetastete »Dead donor rule« angestoßen worden, die besagt, dass eine Spende lebenswichtiger Organe nur nach Eintritt des Todes erlaubt ist. Ein Verzicht auf diese Norm hat ethische Implikationen mit großer Reichweite, die nicht nur das Feld der Organverpflanzung, sondern grundlegende Fragen der Sterbehilfe berühren.

Welche Konsequenzen können sich aus den mitgeteilten Erfahrungen und Beobachtungen ergeben?

Zahlreiche Forschungsfragen zu den neuronalen Verarbeitungsmechanismen am Lebensende sind ungeklärt. Dies betrifft sowohl die psychischen Funktionen von Aufmerksamkeit, Wahrnehmung und Gedächtnis unter normalen Sterbebedingungen wie auch die besonderen Verhältnisse bei schwer hirnverletzten Menschen mit und ohne Medikamenteneinfluss. Aber auch bezüglich des Hinterbliebenen besteht Klärungsbedarf. So fehlen wissenschaftliche Verlaufsbeobachtungen zu den neurobiologischen Reaktionen in der akuten Situation des Abschieds und der Trauer. Wichtige medizinpsychologische Fragestellungen am Lebensende betreffen die Befindlichkeit von Ärzten, Krankenschwestern und Pflegern, die in engem Kontakt zu Sterbenden auf der Intensivstation stehen. Hier wären Befunde zur individuellen Verarbeitung von Emotionen und zur Auftretenswahrscheinlichkeit von Beurteilungsfehlern aufschlussreich, vor allem bei unterschiedlichen Einstellungen zum Todeskonzept und zur Organspendepraxis. Es ist vorstellbar, dass Interventionsstudien zum ritualisierten Umgang mit Tod und Trauer ein zusätzliches Verständnis für die emotionalen Abläufe und Bedürfnisse bei der Begegnung mit Hirntoten liefern können.

Hinsichtlich der besonderen Aspekte der Arztrolle erscheint die Datenlage ebenfalls unzureichend, zumal wenn es gilt, mögliche Konflikte mit praktisch relevanten Konsequenzen abzubilden. Ärzte sind in der Transplantationsmedizin, bei der Körperteile eines Menschen ausschließlich zum Nutzen anderer verfügbar gemacht werden, als Vermittler in einer ungewohnten Situation. Hierbei können Loyalitäts- und Interessenkonflikte auftreten zwischen Sterbebegleitung der einen Person und Lebenserhaltung der anderen, zwischen individueller Verantwortungsethik gegenüber dem Einzelfall und berufsrechtlich abgesicherter programmatischer »Ressourcen-Allokation«, die eine erfolgreiche Beschaffung von Organen im Interesse der Allgemeinheit vorsieht (Winter & Fuchs 2000; Siegmund-Schultze 2007). Bislang existieren in diesem Bereich lediglich anekdotische Berichte, die auch spannungsreiche Interessenkonflikte kritisch beleuchten (Steinbrook 2007). In dieser Situation ist nicht nur das Arzt-Patienten-Verhältnis zu analysieren, sondern auch die Beziehung von Pflegepersonal und Ärzten untereinander. Dass dieses Thema auch von kulturellen Gegebenheiten beeinflusst wird, deutet sich in Studien über nationale Unterschiede bei medizinischen Entscheidungskriterien am Lebensende an (van der Heide et al. 2003).

Es bleibt der Bewertung durch die Gesellschaft vorbehalten, ob die angesprochenen Forschungsthemen als rein akademisches Erkenntnisinteresse definiert oder ihnen eine höherwertige Zielsetzung zugestanden werden. Auch wenn das Ende des menschlichen Daseins für die Sinnstiftung der Gesellschaft weitaus weniger attraktiv als sein Beginn sein sollte, so gerät der pflegebedürftige Hirntote in Zeiten des akuten Mangels an lebenswichtigen Spenderorganen erneut in den Mittelpunkt des allgemeinen Interesses.

Die deutschsprachigen medizinischen Fachzeitschriften zeichnen sich durch eine auffallende Abstinenz hinsichtlich der grundsätzlichen Diskussion zu Sterben und Tod aus, so als sei nach der Festschreibung im Transplantationsgesetz jede weitere Erörterung überflüssig. Abweichende Meinungen sind zumeist den Leserbriefen vorbehalten, und die Fachvertreter mit institutionalisierter Definitionsmacht erhalten das letzte Wort. Interessanterweise werden die emotionalen Schwierigkeiten bei der praktischen Umsetzung der Organspende von intensivmedizinischer Seite häufig als Ausdruck von Unzulänglichkeit, Unvermögen oder gar Ignoranz interpretiert. Sie werden als Folge von Missverständnissen gesehen, die sich durch eine genügend intensive Weiterbildung ausräumen lassen. So wird zur Behebung des akuten Organmangels eine umfassende Unterweisung von Medizinstudenten angemahnt: »Es bleibt zu hoffen, dass diese Maßnahmen zur Steigerung von Quantität und Qualität in der Organspende beitragen werden« (Bein et al. 2005, S. 283). Derartige Verweise und die offiziellen Verlautbarungen zur korrekten Lesart des Transplantationsgesetzes (Bundesärztekammer 2001) verfolgen einen sehr normativ-pädagogischen Ansatz. Sie sind weit entfernt von einer selbstkritischen Aufklärung über das zugrunde gelegte Menschenbild und einer gewissenhaften Reflexion der zu beobachtenden kollegialen Handlungsmuster.

Anders gelagert erscheint die Reaktion US-amerikanischer Fachvertreter, die im Bereich der Intensivstation durchaus medizinpsychologischen Forschungsbedarf sehen. In einem Editorial der Zeitschrift »Critical Care Medicine« wird zum Umgang mit herztoten Spendern (»Donors after Cardiac Death« DCD) in den USA ausgeführt (DuBois & DeVita 2006, S. 3046):

»Our impression is that literature has been devoted either to wrestling with the ethical questions or to identifying and promoting best practices for increasing the procurement and transplantation of organs from DCD candidates. A huge middle ground has been understudied: the perceptions and acceptance of caregivers at the bedside.«

Die genannten Herausgeber haben die Vielfalt alternativer Ansichten ihrer Kollegen im Blick und die individuelle Entscheidungsfreiheit bei Fragen von Sterben und Tod – wohl wissend, dass eine Aufklärung und besseres Verständnis nicht automatisch zu mehr Akzeptanz führen.

»However, we acknowledge that DCD will not be acceptable to all caregivers ... healthcare providers should be allowed to ›opt out‹ – at least after participating in education.« (ebd.)

In Zeiten, in denen das Prinzip der partizipativen Entscheidungsfindung, also der gleichberechtigte Austausch zwischen Arzt und Patient, an Bedeutung gewinnt, werden auch weltanschauliche Fragen von personalem Sterben und personalem Tod zwischen den Kooperationspartnern vertrauensvoll zu diskutieren sein. Sind es möglicherweise auch heute schon individuelle, nicht veröffentlichte weltanschauliche Motive, die eine konsequente Etablierung und Umsetzung von einheitlichen Protokollen zur Todesfeststellung verhindern? Kommt hier der Faktor »Mensch« ins Spiel mit all seinen Zweifeln und Ambivalenzen angesichts eines kulturell nicht verankerten naturwissenschaftlichen Konstrukts von Sterben und Tod? Fehlt es der Organspendeaktion trotz ihrer rechtsstaatlichen Legitimation an festen Übergangsriten, die das technische Überschreiten der emotional bedeutenden Grenze zwischen Leben und Tod, von der Person zur Leiche, kennzeichnen und für die soziale Gemeinschaft verbindlich und erträglich machen? Oder sind die erkenntnistheoretischen Grenzen der Diagnostik mit ihren ethischen Implikationen so beschaffen, dass sie eher den Prinzipien einer »unscharfen« Logik (einer sog. Fuzzy-Logik) gehorchen? Neue Konzeptionen von Leben und Tod könnten Freiräume schaffen, welche die Chancen für einen ethisch vertretbaren erweiterten Handlungsspielraum vergrößern. Die Öffentlichkeit muss dafür gewonnen werden; sie lässt sich nicht ohne Weiteres ausschließen.

Die Medizinethikerin Wiesemann (1995) empfiehlt in ihrem Konzept eines »pragmatischen Skeptizismus« für die Regelung zukünftiger Probleme, auf eine dogmatische Auslegung des Hirntod-Kriteriums zu verzichten. Stattdessen plädiert sie für eine stärkere Orientierung an den Interessen des hirntoten Patienten.

»Auch wenn in vielen Fällen keine Notwendigkeit besteht, an der Nützlichkeit der Hirntod-Regelung zu zweifeln, so kann doch die Adäquatheit des dahinter stehenden Todeskonzepts nicht bewiesen werden. Man wird jedenfalls die Debatte zu diesem Thema nie für abgeschlossen erklären können.« (ebd., S. 24)

Eine praxisnahe erfolgreiche Umsetzung des Organspendevorhabens verfolgen auch neuere Studien zur Evaluation und Schulung von Ärzten und Pflegepersonal. Sie befassen sich mit den kommunikationspsychologischen Aspekten im schwierigen Grenzbereich von Todesmitteilung und Organeinwerbung bei betroffenen Angehörigen (Muthny et al. 2006). Entsprechend dem Konzept der partizipativen Entscheidungsfindung werden auch Regelungen nötig, die die Vorausverfügung des Patienten über seinen biologisch-funktionellen Zustand während oder nach Eintritt des Hirn- oder Herztodes betreffen. Letztlich bliebe auch die Frage nach der personalen Herkunft eines gesunden Neugeborenen leiblicher, aber hirntoter Eltern zu klären, wenn diese »Verstorbenen« in einem biologisch-funktionellen Zustand als soziale Wesen durch ihre Elternschaft eine neue Identität gewinnen.

Unter den genannten Bedingungen treten auch neue Aspekte für die Sterbebegleitung auf: Kann es am Lebensende eine ärztliche Hilfe geben, die sich als Unterstützung zur Realisierung einer Organspende versteht, in der das Geschenk an die Gemeinschaft als individuelle Lebenserfüllung angestrebt wird? Anders als bei der herkömmlichen Patientenverfügung, die zumeist die Begrenzung von ärztlichen Maßnahmen am Lebensende zum Ziel hat, würde bei diesem Vorhaben auch das Gegenteil denkbar sein, nämlich die gewollte Verlängerung ärztlicher Einflussnahmen zum Nutzen der Organe. Wo sind hier die Grenzen zwischen passiver und aktiver Sterbehilfe zu ziehen? Um dies abschätzen zu können, bedarf es verlässlicher Daten zu den Nebenwirkungen organerhaltender Maßnahmen auf den sterbenden Spenderorganismus.

Es gibt Stimmen, die fragen: »Kann man über alles öffentlich reden, worüber man akademisch disputiert?« (Klinkhammer 2000, S. 1455). Spätestens wenn die »Dead donor rule« ihre Verbindlichkeit verliert, ist eine Diskussion der breiten Öffentlichkeit nur schwerlich vorzuenthalten. Vielleicht ist die beginnende wirtschaftliche Verwertung von Gewebeprodukten (Rieser 2007; Siegmund-Schultze 2008) eine Entwicklung, die mit ihrer Eigendynamik derzeit noch stärker zur Diskussion auffordert, weil sie nach öffentlicher Kontrolle verlangt. Beim Thema »Leben« und »Tod« sind gesellschaftliche Verabredungen zur Etablierung verbindlicher Vereinbarungen am besten mit Zustimmung aller potenziellen Organspender zu treffen. Die Legaldefinition des personalen Todes steht auf dem Prüfstand, sobald neue wissenschaftliche Erkenntnisse auftauchen oder widersprüchliche Interessen in ein destruktives Spannungsverhältnis geraten.

In seiner Analyse über Theorie, Technik und Praxis in der Medizin äußerte sich Gadamer (1993, S. 40) zum Expertentum wie folgt:

> »Man wird fragen: Tut das nicht wirklich die moderne Wissenschaft, daß sie mehr und mehr Bereiche erforscht und damit wissenschaftlich beherrschbar macht? Wo Wissenschaft etwas weiß, das Laienwissen seine praktische Legitimität verliert. Aber es bleibt dennoch wahr, daß eines jeden praktisches Handeln immer wieder diesen Bereich überschreitet. Das gilt […] auch für den Fachmann selbst, wenn er auf Grund seiner Kompetenz praktisch tätig werden soll. Die praktischen Folgen seines Wissens unterstehen eben nicht selber wieder seiner wissenschaftlichen Kompetenz.«

Der Diskurs über Leben und Tod ist auf das Zusammenwirken von Ethikern, Theologen, Juristen und einer interessierten Fachöffentlichkeit angewiesen. Hierzu reicht medizinische Fachkompetenz allein nicht aus. Auch an der Spende lebenswichtiger Organe nach dem Tod eines Menschen ist eine breitere Öffentlichkeit interessiert. Organspende ist Vertrauenssache, aber Vertrauen erfordert mehr als nur Aufklärung. Wer Vertrauen aufbauen will, muss auch in der Lage sein, Kontroversen zuzulassen. Vom Philosophen Böhme (1998) stammt die Aussage, dass die moderne Form des *Vertrauens* in der hoch technisierten Gesellschaft unserer Tage eine Kompetenz darstellt, die einen Mangel an *Vertrautheit* kompensieren muss und deshalb auch das Bewusstsein des Risikos in sich trägt.

> »Eine Zumutung ist es vor allem deshalb, weil der einzelne mit diesem Vertrauen relevante Dimensionen seiner Lebensführung an die Experten delegiert und sich ihrer Herrschaft ausliefert [...]. Sicherheit ist eine Sache der Experten: eine höchst fragile Konvention.« (ebd., S. 45)

Offenheit und Glaubwürdigkeit der Experten erleichtern es dem Einzelnen, sich mit der Rettungsaktion »Organspende am Lebensende« innerhalb seiner Solidargemeinschaft zu identifizieren. Öffentliche Aufrufe, die mit dem Akt der Spende zusätzlich das bleibende Andenken an eine gute hilfreiche Person in Aussicht stellen, finden Zuspruch (Belk 1990). Es ist fraglich, ob die Verwendung handelsüblicher Termini wie »Beschaffung« oder »Ernte« (»harvesting«) im Rahmen des Transplantationsvorhabens (Alfani et al. 1996) die höchst sensible Wahrnehmung der Einzigartigkeit der menschlichen Person und den altruistischen Wert ihrer Organspende unterstützt. Regelungen der Organentnahme haben einen hohen symbolischen Wert (Wiesemann 1995). Fehlt die gefühlte Resonanz in der Verbundenheit mit der menschlichen Gemeinschaft, gibt es auch keinen Grund für eine Schenkung an einen anonymen Empfänger (Strenge et al. 2000).

Selbst bei positiver Auslegung dieser Gesichtspunkte ist das Resultat zukünftiger Diskussionen keineswegs vorhersehbar. Kulturelle und religiöse Traditionen verlangen nach höchster Achtsamkeit beim Übergang vom Leben zum Tod. Ob dieser intime Bereich des Menschen mit der Logistik einer Organ- und Gewebespendeaktion harmonisch in Einklang zu bringen ist, muss die Zukunft zeigen. Vielleicht gelten im menschlichen Bewusstsein für diesen Bereich ganz andere Regeln, wie die Soziologin Feyerabend andeutet: »Das Sterben und der Tod gehören einer anderen Ordnung an, jenseits von Verwertung und Nutzen« (zit. bei Keller 2007, S. 17).

Literatur

Aito, K. (2009): Japan approves brain death to increase donors: will it work? *In: The Lancet 374*, S. 1403–1404.

Alfani, D., Berloco, P. et al. (1996): Multiple organ harvesting: evolution of surgical technique-personal experience. *In: Transplantation Proceedings 28*, S. 152–154.

Anstotz, C. (1993): Should a brain-dead pregnant woman carry her child to full term? The case of the »Erlanger baby«. *In: Bioethics 7*, S. 340–350.

Appel, J. M. (2005): Defining death: when physicians and families differ. *In: Journal of Medical Ethics 31*, S. 641–642.

Bagheri, A. (2007): Individual choice in the definition of death. *In: Journal of Medical Ethics 33*, S. 146–149.

Bein, T., Schlitt, H. J. et al. (2005): Hirntodbestimmung und Betreuung des Organspenders. Eine Herausforderung für die Intensivmedizin. *In: Deutsches Ärzteblatt 102*, A278–283.

Belk, R. W. (1990): Me and thee versus mine and thine: how perceptions of the body influence organ donation and transplantation. In: Shanteau, J., Harris, R. J. (Hrsg.): *Organ donation and transplantation. Psychological and behavioral factors.* Washington/DC: American Psychological Association, S. 139–149.

Bell, M. D., Moss, E., Murphy, P. G. (2004): Brainstem death testing in the UK – time for reappraisal? *In: British Journal of Anaesthesia 92*, S. 633–640.

Bernat, J. L. (1992): How much of the brain must die in brain death? *In: Journal of Clinical Ethics 3*, S. 21–26.

Bernat, J. L., D'Alessandro, A. M. et al. (2006): Report of a National Conference on Donation after Cardiac Death. *In: American Journal of Transplantation 6*, S. 281–291.

Bernstein, I. M., Watson, M. et al. (1989): Maternal brain death and prolonged fetal survival. In: *Obstetrics & Gynecology 74*, S. 434–437.

Böhme, G. (1998): Trau, schau, wem! *In: DIE ZEIT Nr. 52 vom 16. 12. 1998*, S. 45.

Bonelli, J. (1995): Leben – Sterben – Tod. Überlegungen zum Hirntod aus der Sicht des Arztes. In: Schwarz, M., Bonelli, J. (Hrsg.): *Der Status des Hirntoten. Eine interdisziplinäre Analyse der Grenzen des Lebens.* Wien, New York: Springer, S. 83–112.

Bundesärztekammer (2001): Erklärung zum Hirntod. *In: Deutsches Ärzteblatt 98*, B1203.

Bundesärztekammer (2007): Richtlinien zur Organtransplantation gem. § 16 TPG. *In: Deutsches Ärzteblatt 104*, B3016–3018.

Calarge, C., Andreasen, N. C., O'Leary, D. S. (2003): Visualizing how one brain understands another: A PET study of theory of mind. *In: American Journal of Psychiatry 160*, S. 1954–1964.

Capron, A. M. (2001): Brain death – well settled yet still unresolved. *In: New England Journal of Medicine 344*, S. 1244–1246.

Cassel, C., Allee, M. et al. (2000): *Non-heart beating organ transplantation: Practice and protocols.* A report of the committee on non-heart beating transplantation II, Institute of Medicine, Washington/DC: National Academy.

Crowley-Matoka, M., Arnold, R. M. (2004): The dead donor rule: How much does the public care … and how much should *we* care? *In: Kennedy Institute of Ethics Journal 14*, S. 319–332.

De Freitas, G. R., André, C. (2005): Absence of the Babinski sign in brain death. A prospective study of 144 cases. *In: Journal of Neurology 252*, S. 106–107.

De Freitas, G. R., André, C. (2006): Sensitivity of transcranial Doppler for confirming brain death: a prospective study of 270 cases. *In: Acta Neurologica Scandinavica 113*, S. 426–432.

Department of Law & Public Safety New Jersey (2006): Rule proposals, law and public safety, division of consumer affairs, board of medical examiners. Proposed Repeal and New Rules: N.J.A.C. 13:35–6A, New Jersey Register 38 (10). *Internet:* http://www.state.nj.us/oag/ca/proposal/bmepro515.htm (Zugriff: August 2010).

DeVita, M., Snyder, J. V. (1996): Reflections on non-heart-beating organ donation: How 3 years of experience affected the University of Pittburgh's ethics committee's actions. *In: Cambridge Quarterly of Healthcare Ethics 5*, S. 285–299.

DeVita, M., Snyder, J. et al. (2000): Observations of withdrawal of life-sustaining treatment from patients who became non-heart-beating organ donors. *In: Critical Care Medicine 28*, S. 1709–1712.

DeVita, M. A., Wicclair, M. et al. (2003): Research involving the newly dead: An institutional response. *In: Critical Care Medicine 31 (Suppl.)*, S. 385–390.

Dörner, K. (1995): Leserbrief. Hirntod. Frage nach Wahrem und Gutem. *In: Deutsches Ärztblatt 92*, B1649.

Dosemeci, L., Cengiz, M. et al. (2004): Frequency of spinal reflex movements in brain-dead patients. *In: Transplantation Proceedings 36*, S. 17–19.

DuBois, J. (2002): Is organ procurement causing the death of patients? *In: Issues in Law & Medicine 52*, S. 79–92.

DuBois, J., DeVita, M. (2006): Donation after cardiac death in the United States: how to move forward. *In: Critical Care Medicine 34*, S. 3045–3047.

Fabro, F. (1982): Brain death with prolonged somatic survival. *In: New England Journal of Medicine 306*, S. 1361.

Fanelli, V., Mascia, L. (2010): Anesthetic optimization for nonheartbeating donors. *In: Current Opinion in Anaesthesiology 23*, S. 406–410.

Faymonville, M. E., Pantke, K. H. et al. (2004): Zerebrale Funktionen bei hirngeschädigten Patienten. *In: Anaesthesist 53*, S. 1195–1202.

Fieber, A. (1991): *Chancen und Risiken der Organverpflanzung. Die Grenzen der Machbarkeit.* Wien: Ueberreuter.

Finnerty, J. J., Chisholm, C. A. et al. (1999): Cerebral arteriovenous malformation in pregnancy: presentation and neurologic, obstetric, and ethical significance. *In: American Journal of Obstetrics & Gynecology 181*, S. 296–303.

Frid, I., Bergbom-Engberg, I., Haljamäe, H. (1998): Brain death in ICUs and associated nursing care challenges concerning patients and families. *In: Intensive and Critical Care Nursing 14*, S. 21–29.

Frid, I., Bergbom, I., Haljamäe, H. (2001): No going back: narratives by close relatives of the brain-dead patient. *In: Intensive and Critical Care Nursing 17*, S. 263–278.

Gadamer, H. (1993): *Über die Verborgenheit der Gesundheit.* Frankfurt/M.: Bibliothek Suhrkamp.

Gardiner, D., Riley, B. (2007): Editorial. Non-heart-beating organ donation – solution or a step too far? *In: Anaesthesia 62*, S. 431–433.

Giordano, S. (2005): Is the body a republic? *In: Journal of Medical Ethics 31*, S. 470–475.

Glaser, B. G., Strauss, A. (1974): *Interaktion mit Sterbenden. Beobachtungen für Ärzte, Schwestern, Seelsorger und Angehörige.* Göttingen: Vandenhoeck & Ruprecht.

Glockzin-Bever, S. (2008): Bestattung in der heutigen Gesellschaft als christliches Ritual. Eine evangelische Perspektive. In: Elsas, C. (Hrsg.): *Sterben, Tod und Trauer in den Religionen und Kulturen der Welt. Gemeinsamkeiten und Besonderheiten in Theorie und Praxis.* Bd. 1, 2. Aufl., Hamburg-Schenefeld: EB-Verlag, S. 313–328.

Goethe, J. W. (1998): *Romane und Novellen: Die Leiden des jungen Werther.* Werke, Hamburger Ausgabe, Bd. 6, München: Dt. Taschenbuch Verlag.

Grewel, H. (1994): Medizin und Menschenbild oder das tödliche Dilemma der Transplantationsmedizin. *In: Medizin & Globales Überleben 1*, S. 43–50.

Greyson, B. (2000): Dissociation in people who have near-death experiences: out of their bodies or out of their minds? *In: The Lancet 355*, S. 460–463.

Hahn, A. (1968): *Einstellungen zum Tod und ihre soziale Bedingtheit.* Stuttgart: Enke.

Hardwig, J. (1991): Treating the dead for the benefit of the family. *In: Journal of Clinical Ethics 2*, S. 53–56.

Haupt, W. F., Höfling, W. (2002): Die Diagnose des Hirntodes: Medizinische und juristische Aspekte unter Berücksichtigung des Transplantationsgesetzes (TPG) der BRD. *In: Fortschritte der Neurologie – Psychiatrie 70*, S. 583–590.

Haupt, W. F., Rudolf, J. (1999): European brain death codes: a comparison of national guidelines. *In: Journal of Neurology 246*, S. 432–437.

Helms, A. K., Torbey, M. T. et al. (2004): Standardized protocols increase organ and tissue donation rates in the neurocritical care unit. *In: Neurology 63*, S. 1955–1957.

Herdman, R., Potts, J. (1997): *Non heart beating organ transplantation: Medical and ethical issues in procurement, a report of the Institute of Medicine.* Washington/DC: National Academy.

Herranz, G. (1995): Ein Spezialfall: Der Gehirntod bei Schwangeren. In: Schwarz, M., Bonelli, J. (Hrsg.): *Der Status des Hirntoten. Eine interdisziplinäre Analyse der Grenzen des Lebens.* Wien, New York: Springer, S. 165–190.

Hirsemenzel, C. (2005): Organtransplantation in der Diskussion. *In: Kieler Nachrichten Nr. 259 vom 5. 11. 2005*, S. 20.

Howard, R. J., Schold, J. D., Cornell, D. L. (2005): A 10-year analysis of organ donation after cardiac death in the United States. *In: Transplantation 80*, S. 564–568.

Huang, J., Mao, Y. et al. (2008): Modernization of the organ transplantation program in China. *In: Transplantation 86*, S. 1649–1652.

Hughes, J. J. (2004): The death of death. *In: Advances in Experimental Medicine and Biology 550*, S. 79–87.

Hughes, R. A. (1994): Guillain-Barré syndrome did not simulate brain death. *In: Journal of Neurological Sciences 124*, S. 230.

Janzen, R. W. (2005): Hirntodbestimmung und Betreuung des Organspenders – Eine Herausforderung für die Intensivmedizin: Ergänzung. *In: Deutsches Ärzteblatt 102*, B2496.

Jasper, J. D., Harris, R. J. et al. (1991): Organ donation terminology: Are we communicating life or death? *In: Health Psychology 10*, S. 34–41.

Jens, W. (1995): Si vis vitam para mortem. Die Literatur über Würde und Würdelosigkeit des Sterbens. In: Jens, W., Küng, H.: *Menschenwürdig sterben. Ein Plädoyer für Selbstverantwortung.* München, Zürich: Piper, S. 87–129.

Johnson, S. R. (2005): Donors after cardiac death: opportunity missed. *In: Transplantation 80*, S. 569–570.

Jonas, H. (1987): *Technik, Medizin und Ethik. Praxis des Prinzips Verantwortung.* Frankfurt/M.: Suhrkamp.

Kamlah, W. (1976): *Meditatio Mortis.* Stuttgart: Klett.

Katz, V. L., Dotters, D. J., Droegemueller, W. (1986): Perimortem cesarean delivery. *In: Obstetrics & Gynecology 68*, S. 571–576.

Keilson, M. (2004): To the editor. *In: Neurology 63*, S. 2458.

Kellehear, A. (1993): Culture, biology, and near-death experience. A reappraisal. *In: Journal of Nervous and Mental Disease 181*, S. 148–156.

Keller, M. (2007): Frische Leichenteile weltweit. *In: DIE ZEIT Nr. 8 vom 15. 2. 2007*, S. 15–18.

Kersting, A., Ohrmann, P. et al. (2009): Neural activation underlying acute grief in women after loss of an unborn child. *In: American Journal of Psychiatry 166*, S. 1402–1410.

Kersting, A., Reutemann, M. et al. (2001): Traumatische Trauer – ein eigenständiges Krankheitsbild? *In: Psychotherapeut 46*, S. 301–308.

Klein, R. C. (1982): Brain death with prolonged somatic survival. *In: New England Journal of Medicine 306*, S. 14–16.

Klinkhammer, G. (2000): Brisante Fragen in der Bioethik. Totschweigen – oder öffentlich ausdiskutieren? *In: Deutsches Ärzteblatt 97*, A1455–1456.

Knupp, B., Stille, W. (1997): Sterbebegleitende Medizin – Grundlagen und Perspektiven. *In: Medizinische Klinik 92*, S. 106–111.

Koller, U., Orth, S. (1998): Intensivmedizinische Pflege eines Organspenders an einer Krankenanstalt mit Transplantationsprogramm. Erfahrungen und Empfindungen. *In: Organtransplantation und Pflegepersonal 8*, S. 29–30.

Kompanje, E. J., Bakker, J. et al. (2006): Organ donations and unused potential donations in traumatic brain injury, subarachnoid haemorrhage and intracerebral haemorrhage. *In: Intensive Care Medicine 32*, S. 217–222.

Krause, R. (1997): *Allgemeine psychoanalytische Krankheitslehre. Band 1: Grundlagen.* Stuttgart, Berlin, Köln: Kohlhammer.

Kreß, H. (2003): *Medizinische Ethik. Kulturelle Grundlagen und ethische Wertkonflikte heutiger Medizin.* Stuttgart: Kohlhammer.

Küng, H. (1995): Menschenwürdig sterben. In: Jens, W., Küng, H.: *Menschenwürdig sterben. Ein Plädoyer für Selbstverantwortung.* München, Zürich: Piper, S. 13–85.

Lane, A., Westbrook, A. et al. (2004): Maternal brain death: medical, ethical and legal issues. *In: Intensive Care Medicine 30*, S. 1484–1486.

Laureys, S. (2005): Death, unconsciousness and the brain. *In: Nature Reviews Neuroscience 6*, S. 899–909.

Laureys, S., Owen, A. M., Schiff, N. D. (2004): Brain function in coma, vegetative state, and related disorders. *In: The Lancet Neurology 3*, S. 537–546.

Leslie, K. R., Johnson-Frey, S. H., Grafton, S. T. (2004): Functional imaging of face and hand imitation: towards a motor theory of mind. *In: Neuroimage 21*, S. 601–607.

Lewis, J., Peltier, J. et al. (2003): Development of the University of Wisconsin donation After Cardiac Death Evaluation Tool. *In: Progress in Transplantation 13*, S. 265–273.

Lock, M. (2002): *Twice Dead: Organ Transplants and the Reinvention of Death.* Berkeley: University of California Press.

Löllgen, H., Gerke, R., Steinberg, T. (2006): Der kardiale Zwischenfall im Sport. *In: Deutsches Ärzteblatt 103*, A1617–1622.

Loewy, E. H. (1987): The pregnant brain dead and the fetus: must we always try to wrest life from death? *In: American Journal of Obstetrics & Gynecology 157*, S. 1097–1101.

Lüdeke, H. (1985): Der unerwartete und ungewisse Abschied. Probleme von Angehörigen apallischer Patienten. *In: Nervenarzt 56*, S. 641–644.

Macho, T. H. (1987): *Todesmetaphern. Zur Logik der Grenzerfahrung.* Frankfurt/M.: Edition Suhrkamp.

Mallampalli, A., Guy, E. (2005): Cardiac arrest in pregnancy and somatic support after brain death. *In: Critical Care Medicine 33 (Suppl. No. 10)*, S. 325–331.

Margreiter, R. (1991): Hirntod und Hirntoddiagnostik. In: Fieber, A. (Hrsg.): *Chancen und Risiken der Organverpflanzung. Die Grenzen der Machbarkeit.* Wien: Ueberreuter, S. 26–33.

Marti-Fàbregas, J., López-Navidad, A. et al. (2000): Decerebrate-like posturing with mechanical ventilation in brain death. *In: Neurology 54*, S. 224–227.

Martí-Massó, J. F., Suárez, J. et al. (1993): Clinical signs of brain death simulated by Guillain-Barré syndrome. *In: Journal of the Neurological Sciences 120*, S. 115–117.

Matesanz, R., Miranda, B. (2002): A decade of continuous improvement in cadaveric organ donation: The Spanish model. *In: Journal of Nephrology 15*, S. 22–28.

Meran, J. G., Poliwoda, S. (1992): Der Hirntod und das Ende menschlichen Lebens. *In: Ethik in der Medizin 4*, S. 165–171.

Miedema, F. (1991): Medical treatment after brain death: a case report and ethical analysis. *In: Journal of Clinical Ethics 2*, S. 50–52.

Mischke, C., Ohm, R. (1995): Ethische Probleme bei der Pflege hirntoter Organspender: Trotz zwiespältiger Gefühle funktionieren wir. *In: Pflegezeitschrift 12*, S. 742–745.

Motta, E. D. (2005): The ethics of heparin administration to the potential non-heart-beating organ donor. *In: Journal of Professional Nursing 21*, S. 97–102.
Murphy, T. F. (1995): Sperm harvesting and post-mortem fatherhood. *In: Bioethics 9*, S. 380–398.
Muthny, F. A., Schweidtmann, W. (2000): Einstellungen zu Hirntoddefinition, Organspende und Transplantation – Ergebnisse einer empirischen Untersuchung mit Ärzten. In: Künsebeck, H. W., Muthny, F. A. (Hrsg.): *Einstellungen zur Organspende und ihre klinische Relevanz.* Lengerich: Pabst, S. 55–67.
Muthny, F. A., Smit, H., Molzahn, M. (2004): Das Gespräch mit den Angehörigen plötzlich Verstorbener und die Bitte um Organspende. *In: Intensivmedizin 41*, S. 255–262.
Muthny, F. A., Wiedebusch, S. et al. (2006): Training for doctors and nurses to deal with bereaved relatives after a sudden death: evaluation of the European Donor Hospital Education Programme (EDHEP) in Germany. *In: Transplantation Proceedings 38*, S. 2751–2755.
Nacimiento, W. (1997): Das apallische Syndrom. Diagnose, Prognose und ethische Probleme. *In: Deutsches Ärzteblatt 94*, B529–533.
O'Connor, M. F. (2005): Bereavement and the brain: invitation to a conversation between bereavement researchers and neuroscientists. *In: Death Studies 29*, S. 905–922.
O'Connor, M. F., Wellisch, D. K. et al. (2008): Craving love? Enduring grief activates brain's reward center. *In: Neuroimage 42*, S. 969–972.
Ohm, J., Brase, R. et al. (2001): Organspende: Wie viele potenzielle Organspender gibt es? Evaluation der Spenderressourcen in einer Metropolenregion. *In: Intensivmedizin 38*, S. 118–123.
Ormrod, J. A., Ryder, T. et al. (2005): Experiences of families when a relative is diagnosed brain stem dead: understanding of death, observation of brain stem death testing and attitudes to organ donation. *In: Anaesthesia 60*, S. 1002–1008.
Owens, J. E., Cook, E. W., Stevenson, I. (1990): Features of »near-death experience« in relation to whether or not patients were near death. *In: The Lancet 336*, S. 1175–1177.
Parisi, J. E., Kim, R. C. et al. (1982): Brain death with prolonged somatic survival. *In: New England Journal of Medicine 306*, S. 14–16.
Park, G. R. (2004): Editorial I. Death and its diagnosis by doctors. *In: British Journal of Anaesthesia 92*, S. 625–628.
Pearson, A., Robertson-Malt, S. et al. (2001): Intensive care nurses' experiences of caring for brain dead organ donor patients. *In: Journal of Clinical Nursing 10*, S. 132–139.
Pearson, I. Y., Bazeley, P. et al. (1995): A survey of families of brain dead patients: their experiences, attitudes to organ donation and transplantation. *In: Anaesthesia and Intensive Care 23*, S. 88–95.
Pentz, R. D., Cohen, C. B. et al. (2005): Ethics guidelines for research with the recently dead. *In: Nature Medicine 11*, S. 1145–1149.
Pöltner, G. (1995): Die theoretische Grundlage der Hirntodthese. In: Schwarz, M., Bonelli, J. (Hrsg.): *Der Status des Hirntoten. Eine interdisziplinäre Analyse der Grenzen des Lebens.* Wien, New York: Springer, S. 125–146.
Potts, M., Evans, D. W. (2005): Does it matter that organ donors are not dead? Ethical and policy implications. *In: Journal of Medical Ethics 31*, S. 406–409.
Powner, D. J., Bernstein, I. M. (2003): Extended somatic support for pregnant women after brain death. *In: Critical Care Medicine 31*, S. 1241–1249.
Powner, D. J., Hernandez, M., Rives, T. E. (2004): Variability among hospital policies for determining brain death in adults. *In: Critical Care Medicine 32*, S. 1284–1288.
President's Commission for the Study of Ethical Problems in Medicine and Biomedical and Behavioral Research (1981): *Defining Death: A Report on the Medical, Legal, and Ethical Issues in the Determination of Death.* Washington/DC: Government Printing Office.
Rieser, S. (2007): Gewebegesetz: Mehr Aufwand – weniger Spender. *In: Deutsches Ärzteblatt 104*, B665–666.

Rinpoche, S. (1996): Das Tibetische Buch vom Leben und Sterben. 19. Aufl., Frankfurt/M.: Barth Verlag.

Rizzolatti, G. (2005): The mirror neuron system and its function in humans. *In: Anatomy and Embryology 210*, S. 419–421.

Roberts, G., Owen, J. (1988): The near-death experience. *In: British Journal of Psychiatry 153*, S. 607–617.

Robertson, J. (1999): The dead donor rule. *In: Hastings Center Report 29*, S. 6–14.

Saposnik, G., Bueri, J. A. et al. (2000): Spontaneous and reflex movements in brain death. *In: Neurology 54*, S. 221–223.

Seifert, J. (1990): Ist »Hirntod« wirklich der Tod? *In: Wiener Medizinische Wochenschrift, Diskussionsforum Medizinische Ethik 4*, S. 5–8.

Seltzer, D., Arnold, R., Siminoff, L. (2000): Are non-heart-beating cadaver donors acceptable to the public? *In: Journal of Clinical Ethics 11*, S. 347–357.

Shaner, D. M., Orr, R. D. et al. (2004): Really, most sincerely dead. Policy and procedure in the diagnosis of death by neurologic criteria. *In: Neurology 62*, S. 1683–1686.

Shaw, B. (1993): Conflict of interest in the procurement of organs from cadavers following withdrawal of life support. *In: Kennedy Institute of Ethics Journal 3*, S. 179–187.

Shear, K., Frank, E. et al. (2005): Treatment of complicated grief. A randomized trial. *In: JAMA 293*, S. 2601–2608.

Shefi, S., Raviv, G. et al. (2006): Posthumous sperm retrieval: analysis of time interval to harvest sperm. *In: Human Reproduction 21*, S. 2890–2893.

Shemie, S. D. (2004): Variability of brain death practices. *In: Critical Care Medicine 32*, S. 2564–2565.

Shewmon, D. A. (1998): Chronic »brain death«. Meta-analysis and conceptual consequences. *In: Neurology 51*, S. 1538–1545.

Shewmon, D. A. (2000): *Seeing is believing: videos of life 13 years after »brain death«, and consciousness despite congenital absence of cortex.* III. International Symposium on Coma and Death, 22.–25. 2. 2000, Havanna (unveröffentlicht).

Shewmon, D. A. (2001): The brain and somatic integration: insights into the standard biological rationale for equating »brain death« with death. *In: Journal of Medicine and Philosophy 26*, S. 457–478.

Shewmon, D. A. (2004): The dead donor rule: lessons from linguistics? *In: Kennedy Institute of Ethics Journal 14*, S. 277–300.

Siegmund-Schultze, N. (2007): Körperteile zum Wohl eines anderen. *In: Deutsches Ärzteblatt 104*, B1148–1149.

Siegmund-Schultze, N. (2008): Gewebegesetz. Mehr Bürokratie und zu wenig Information. *In: Deutsches Ärzteblatt 105*, B720–722.

Siminoff, L. A., Burant, C., Youngner, S. J. (2004): Death and organ procurement: public beliefs and attitudes. *In: Social Science & Medicine 59*, S. 2325–2334.

Spielman, B., McCarthy, C. S. (1995): Beyond Pittsburgh: Protocols for controlled non-heart-beating cadaver organ recovery. In: *Kennedy Institute of Ethics Journal 5*, S. 323–333.

Spittler, J. F., Wortmann, D. et al. (2000): Phenomenological diversity of spinal reflexes in brain death. *In: European Journal of Neurology 7*, S. 315–321.

Starzl, T. E., Marchioro, T. L. et al. (1964): Problems in renal homotransplantation. *In: JAMA 187*, S. 734–740.

Steinbrook, R. (2007): Organ donation after cardiac death. *In: New England Journal of Medicine 357*, S. 209–213.

Stellpflug, M. H. (1997): Intensivmedizinische Maßnahmen an hirntoten Schwangeren in Recht und Ethik. *In: Deutsche Medizinische Wochenschrift 122*, S. 594–596.

Strenge, H. (1998): Die Organspende aus der Sicht von Medizinstudenten. *In: Psychotherapie – Psychosomatik – Medizinische Psychologie 48*, S. 457–462.

Strenge, H., Laederach-Hofmann, K. et al. (2000): Einstellungen zur Organtransplantation und Organspende bei Medizinstudenten in Deutschland, Österreich und der Schweiz. In: Künsebeck, H. W., Muthny, F. A. (Hrsg.): *Einstellungen zur Organspende und ihre klinische Relevanz.* Lengerich: Pabst, S. 22–36.

Strong, C., Gingrich, J. R., Kutteh, W. H. (2000): Ethics of postmortem sperm retrieval: ethics of sperm retrieval after death or persistent vegetative state. *In: Human Reproduction 15*, S. 739–745.

Sundin-Huard, D., Fahy, K. (2004): The problems with the validity of the diagnosis of brain death. *In: Nursing in Critical Care 9*, S. 64–71.

The Ad Hoc Committee of the Harvard Medical School to Examine the Definition of Brain Death (1968): A definition of irreversible coma. *In: JAMA 205*, S. 337–340.

The Organ Donation Breakthrough Collaborative (2003): *Best practices final report (September 2003).* Internet: http://www.organdonor.gov/bestpractice.htm (Zugriff: 24. 11. 2004).

The Quality Standards Subcommittee of the American Academy of Neurology (1995): Practice parameters for determining brain death in adults (summary statement). *In: Neurology 45*, S. 1012–1014.

Thomése, P. F. (2004): *Schattenkind.* Berlin: Berlin Verlag.

Tomasello, M. (2002): *Die kulturelle Entwicklung des menschlichen Denkens. Zur Evolution der Kognition.* Frankfurt/M.: Suhrkamp.

Townsend, M. F., Richard, J. R., Witt, M. A. (1996): Artificially stimulated ejaculation in the brain-dead patient: a case report. *In: Urology 47*, S. 760–762.

Truog, R. D., Robinson, W. M. (2003): Role of brain death and dead-donor rule in the ethics of organ transplantation. *In: Critical Care Medicine 31*, S. 2391–2396.

University of Pittsburgh Medical Center (1992): University of Pittsburgh Medical Center policy and procedure manual. Management of terminally ill patients who may become organ donors after death. *In: Kennedy Institute of Ethics Journal 3*, A1–5.

Van der Heide, A., Deliens, L. et al. on behalf of the EUROLD consortium (2003): End-of-life decision-making in six European countries: descriptive study. *In: The Lancet 361*, S. 345–350.

Van Norman, G. A. (2003): Another matter of life and death. What every anesthesiologist should know about the ethical, legal, and policy implications of the non-heart-beating cadaver organ donor. *In: Anesthesiology 98*, S. 763–772.

Vargas, F., Hilbert, G. et al. (2000): Fulminant Guillain-Barré syndrome mimicking cerebral death: case report and literature review. *In: Intensive Care Medicine 26*, S. 623–627.

Veatch, R. M. (1982): Maternal brain death: an ethicist's thoughts. *In: JAMA 248*, S. 1102–1103.

Veatch, R. M. (2004): Abandon the dead donor rule or change the definition of death? *In: Kennedy Institute of Ethics Journal 14*, S. 261–276.

Veatch, R. M. (2005): The death of whole-brain death: the plague of the disaggregators, somaticists, and mentalists. *In: Journal of Medicine and Philosophy 30*, S. 353–378.

Völlm, B. A., Taylor, A. N. et al. (2006): Neuronal correlates of theory of mind and empathy: A functional magnetic resonance imaging study in a nonverbal task. *In: Neuroimage 29*, S. 90–98.

Wang, M., Zhang, W., Wang, X. (2008): The principle of family determination in organ donation: the application of Confucian ethics. *In: HealthCare Ethics Committee (HEC) Forum 20*, S. 183–196.

Wenzel, K. (2005): Margrit Aldinger 1949–2004. In: Ensikat, D. (Hrsg.): *Was bleibt. Nachrufe.* Berlin: Verlag Der Tagesspiegel, S. 22–24.

Wesslau, C., Grosse, K. et al. (2006): Organspender-Potenzial ist nicht ausgeschöpft. *In: Deutsches Ärzteblatt 103*, A517–518.

Wiesemann, C. (1995): Hirntod und Gesellschaft. Argumente für einen pragmatischen Skeptizismus. *In: Ethik Medizin 7*, S. 16–28.

Wiesemann, C. (2000): Hirntod und Intensivmedizin. Zur Kulturgeschichte eines medizinischen Konzepts. *In: Anaesthesist 49*, S. 893–900.

Wijdicks, E. F. (2001): Current concepts: The diagnosis of brain death. *In: New England Journal of Medicine 344*, S. 1215–1221.

Wijdicks, E. F., Pfeifer, E. A. (2008): Neuropathology of brain death in the modern transplant era. *In: Neurology 70*, S. 1234–1237.

Winter, S., Fuchs, C. (2000): Von Menschenbild und Menschenwürde. *In: Deutsches Ärzteblatt 97*, B261–264.

Wissenschaftlicher Beirat der Bundesärztekammer (1998): Richtlinien zur Feststellung des Hirntodes. Dritte Fortschreibung 1997 mit Ergänzungen gemäß Transplantationsgesetz (TPG). *In: Deutsches Ärzteblatt 95*, A1861–1868.

Wittgenstein, L. (1969): *Tractatus logico-philosophicus. Logisch-philosophische Abhandlung.* Frankfurt/M.: Edition Suhrkamp.

Wolf, J. C. (1984): Nachwort. In: Singer, P.: *Praktische Ethik.* Stuttgart: Reclam.

Wood, K. E., Becker, B. N. et al. (2004): Current concepts: Care of the potential organ donor. *In: New England Journal of Medicine 351*, S. 2730–2739.

Ziegler, J. (1977): *Die Lebenden und der Tod.* Darmstadt, Neuwied: Luchterhand.

Kapitel 4: Ethische Betrachtungen zur Hirntod-Problematik

Wolfgang Lenzen

4.1 Einleitung

In den voranstehenden Kapiteln hat sich gezeigt, dass die *prima facie* – also auf den ersten Blick – so einfachen und klaren Begriffe des Sterbens und des Todes in Wirklichkeit recht vage sind und dass insbesondere das Konzept des Hirntodes als Kriterium für den »wahren«, letztendlichen Tod eines Menschen keineswegs unumstritten ist. Ziel des vorliegenden Beitrags ist es zu zeigen, dass ungeachtet der *semantischen* Paradoxien im Umfeld von Sterben und Tod ein eindeutiges *ethisches* Urteil über den korrekten Umgang mit Hirntoten möglich bleibt. Dazu soll in Abschnitt 4.2 zunächst eine unkontroverse Minimalethik entwickelt werden, die auf dem altehrwürdigen Gedanken des *Neminem laedere* (Schädige Niemanden!) beruht. Hieraus wird in Abschnitt 4.3 unter Rückgriff auf den Begriff des Wertes des Lebens eine bioethische Konzeption abgeleitet, die generell zu entscheiden gestattet, unter welchen Bedingungen Töten einem Menschen – bzw. allgemeiner: einem empfindungsfähigen Wesen – *schadet.* In einer ersten Anwendung dieser Theorie wird in Abschnitt 4.4 – quasi als Exkurs – auf das Problem der Abtreibung eingegangen. In Abschnitt 4.5 bleibt dann der Umgang mit hirntoten Schwangeren zu diskutieren, während sich Schlussabschnitt 4.6 ausführlich der Problematik der Organentnahme bei einem Hirntoten widmet.

4.2 Die »Minimalethik« des Neminem laedere

Der britische Moralphilosoph Richard Hare (1990, S. 201) hat nicht zu unrecht angemahnt: »Damit Philosophen Ethik erfolgreich auf praktische Probleme anwenden können, müssen sie zunächst eine Theorie haben. Das scheint evident: doch oft verfahren sie so, als wäre es anders.« Ein solch *deduktives* Modell angewandter Ethik ist jedoch in neuerer Zeit in Misskredit geraten. Zum Beispiel plädiert Nida-Rümelin (2005, S. 63) dafür, dass

> »[…] für verschiedene Bereiche menschlicher Praxis unterschiedliche normative Prinzipien angemessen sind, die sich – sei es aus Gründen der Begrenztheit menschlichen Erkenntnisvermögens oder aus tieferliegenden systematischen Gründen – nicht auf ein einziges System moralischer Regeln und Prinzipien reduzieren lassen.«

In der Tat ist bislang kein Ansatz in Sicht, der es gestatten würde, die ethischen Fragestellungen so verschiedenartiger Anwendungsbereiche wie Politische Ethik, Rechtsethik, Wirtschaftsethik, Ökologische Ethik, Tierethik, Gen-Ethik und Bio- bzw. Medizinethik mittels einer einheitlichen Theorie des moralisch richtigen Handelns befriedigend zu beantworten. Es gibt eine Vielzahl von konkurrierenden moralphilosophischen Ansätzen – u. a. das utilitaristische, das deontologische und das vertragstheoretische Paradigma –, die alle eine gewisse Plausibilität für sich beanspruchen können, jedoch die Moralität einer bestimmten Handlung gegebenenfalls recht unterschiedlich beurteilen. Nach Ansicht von Beauchamp und Childress (1978) kann man selbst innerhalb ein und desselben Anwendungsbereichs, nämlich der Bioethik bzw. Medizinethik, nicht einfach auf ein oberstes Moralprinzip rekurrieren, sondern man muss sich je nach Kontext zwischen vier Prinzipien der »mittleren Ebene« entscheiden:

- Selbstbestimmung (»autonomy«),
- Schadensvermeidung (»nonmaleficence«),
- Fürsorge (»beneficence«),
- Gerechtigkeit (»justice«).

Die Anwendung auf Einzelfälle soll dann so erfolgen, dass die Prinzipien »ständig inhaltlich präzisiert, im konkreten Fall gegen widerstreitende Normen abgewogen und im Licht neuer Probleme revidiert werden« (vgl. Schöne-Seifert 1996, S. 561; für eine Kritik an Beauchamp & Childress »Principlism« vgl. Clouser & Gert 1990).

Bei genauerer Analyse zeigt sich jedoch, dass die von Beauchamp & Childress als *konkurrierend* dargestellten Prinzipien in Wirklichkeit gar nicht unverträglich sind, sondern sich zu einer konsistenten Theorie zusammenfügen lassen. Dabei gehe ich davon aus, dass moralische Überlegungen überhaupt nur dort einen Platz haben, wo ein *Interessenkonflikt* vorliegt – und zwar in der Regel zwischen den Interessen des Handelnden auf der einen Seite und den Interessen weiterer, von der Handlung betroffener Individuen auf der anderen Seite. Wenn meine Handlung die Interessen anderer überhaupt nicht tangiert, dann ist sie moralisch gesehen unproblematisch. Dieses Minimalprinzip lässt sich als Verallgemeinerung der Maxime der Nichtschädigung – »Neminem laede!« – wie folgt formulieren:

> NL 1 – Die Handlung *H* einer Person P ist jedenfalls dann *moralisch unbedenklich*, wenn durch *H* niemand anderem geschadet wird.

Dazu ein paar Erläuterungen: Erstens zählt für die moralische Beurteilung nicht der *tatsächliche* Schaden, den man anderen zufügt, sondern der *beabsichtigte* bzw. *vernünftigerweise zu erwartende* Schaden. Wenn ich jemandem vorsätzlich einen Schaden zufügen möchte, mich dabei aber so ungeschickt anstelle, dass die Folgen meiner Handlung dem Betroffenen sogar zum Vorteil gereichen, dann bleibt meine Handlungsabsicht dennoch moralisch verwerflich. Wenn ich umgekehrt einem anderen etwas Gutes tun möchte, meine Handlung ihm aber *de facto* aufgrund unglücklicher, unvorhersehbarer Umstände zum Schaden gereicht, dann habe ich mich moralisch gesehen untadelig verhalten.

Zweitens sollte der Begriff des Schadens stets in einem *sehr weiten* Sinne verstanden werden, der nicht nur materielle und körperliche, sondern auch geistige bzw. psychische Schädigungen umfasst. Jemandem einen Schaden zuzufügen bedeutet deshalb ungefähr so viel, wie *gegen seine Interessen zu verstoßen*. Allerdings muss der Begriff des Interesses noch in zweifacher Hinsicht präzisiert werden. Zum einen spielen bei moralischen Urteilen nur *begründete* Interessen eine Rolle, und nicht irgendwelche kapriziösen oder gar illegitimen Wünsche wie das »Interesse« des Bankräubers, nicht von der Polizei gefasst zu werden. Zum anderen ist es manchmal wichtig, zwischen *kurz-* und *langfristigen* Interessen zu unterscheiden. Paternalistische Interventionen, die gegen die momentanen Bedürfnisse oder Wünsche des Betroffenen gerichtet erscheinen, sind jedenfalls dann moralisch gerechtfertigt, wenn sie in seinem wahren, längerfristigen Interesse liegen. Durch diese Beobachtung löst sich der scheinbare Konflikt zwischen dem Autonomieprinzip und dem Prinzip des Wohlwollens weitgehend auf.

Drittens ist zu beachten, dass eine gemäß NL 1 *unbedenkliche* Handlung per se noch nicht moralisch *gut* oder gar *geboten* sein muss. Als moralisch gut gilt H in der Regel nur dann, wenn H nicht nur niemandem schadet, sondern – im Sinne des Prinzips des Wohlwollens – jemand anderem effektiv von *Nutzen* ist. Grob gesprochen ist H moralisch umso *besser*, je mehr H anderen nutzt. Definiert man – in Analogie zum utilitaristischen Konzept des Gesamtnutzens – den *Fremdnutzen* einer Handlung H (der Person P) durch die Summe der Individualnutzen für alle anderen Betroffenen ($\neq P$), so kann man präziser sagen:

NL 2 – Handlung H_1 ist moralisch *besser* als Handlung H_2, wenn der Fremdnutzen von H_1 größer ist als der von H_2.

Im Gegensatz zur Meinung von Beauchamp und Childress besteht also kein wirklicher Widerspruch zwischen dem Prinzip der Schadensvermeidung und dem des Wohlwollens: Solange ich zumindest die schwächere Forderung der »nonmaleficence« erfülle, handele ich moralisch *unbedenklich;* ob hingegen meine Handlung moralisch auch *gut* ist, hängt davon ab, wie sehr ich der stärkeren Bedingung der »beneficence« genüge.[1]

Viertens und letztens sei darauf hingewiesen, dass es sich bei dem minimalethischen Prinzip NL 1 nur um eine einseitige Wenn-dann-Aussage, aber nicht um eine wechselseitige Genau-dann-wenn-Aussage handelt – d.h. aus NL 1 folgt nicht, dass jede Handlung, die gegen die Interessen anderer Individuen verstößt, automatisch *un-*

[1] Für den reinen Egoisten zählen nur die eigenen Interessen; die der anderen ignoriert er total. Der reine Altruist hingegen kümmert sich ausschließlich um das Wohl der anderen und vernachlässigt die eigenen Interessen zur Gänze. Reale Menschen sind normalerweise eine Zwischenform dieser Extreme.

moralisch sein müsste. Unter bestimmten Bedingungen kann eine moralisch *bedenkliche* Handlung dennoch *erlaubt* sein. Wenn sich der Handelnde insbesondere in einem moralischen *Dilemma* befindet, d. h. wenn er, wie auch immer er sich entscheiden mag, zwangsläufig mindestens einem Betroffenen schaden *muss*, dann sollte er diejenige Alternative wählen, durch die den anderen insgesamt *am wenigsten* geschadet wird.

> NL 3 – Eine bedenkliche Handlung *H* (durch die also mindestens einem Anderen ein Schaden zugefügt wird) ist jedenfalls dann moralisch *erlaubt*, wenn jede alternative Handlung *H** einen noch größeren Fremdschaden involvieren würde.

Das hierin zum Ausdruck kommende Gebot, bei einem Dilemma den *Fremdschaden* zu *minimieren*, unterscheidet sich übrigens drastisch von der utilitaristischen Maxime, der zufolge man in jeder beliebigen Situation den *Gesamtnutzen* für alle Betroffenen *maximieren* soll. Für eine detaillierte Kritik des Utilitarismus sei auf Lenzen (2003) verwiesen. Hier bleibt abschließend nur anzumerken, dass auch der Aspekt der *Gerechtigkeit*, der nach Ansicht mancher Kritiker ein Problem für die utilitaristische Forderung nach dem »größtem Glück für die größte Menge« darstellt, mit den hier verfochtenen Prinzipien NL 1 bis NL 3 durchaus *vereinbar* ist. Wenn z. B. ein Familienvater bei der Verteilung des Nachtisches grob ungerecht verfährt, indem er den Jungen jeweils zwei Stücke, den Mädchen hingegen kein einziges gibt, dann fügt dieser den benachteiligten Töchtern – im oben erläuterten *weiten* Verständnis des Ausdrucks »Schaden« – offensichtlich einen *Schaden* zu, indem er ihr *Gerechtigkeitsgefühl* verletzt.

4.3 Epikurs Irrtum – oder: Wieso es doch schlimm ist, tot zu sein

Als Kind habe ich mehrfach über den Tod nachgedacht, überlegt, wie das wohl wäre, einmal tot zu sein – und die Meinung, zu der ich damals gekommen war und die ich zumindest so lange bewahrte, bis ich mir die Frage professionell, als Philosoph, wieder vornahm, lautete: Nun, das *Sterben* mag ja wohl was Schlimmes sein, mit Angst und mit Schmerzen verbunden, aber der *Zustand des Totseins* selber, der wird, der kann doch gar nicht schlimm sein – denn man fühlt dann ja gar nichts mehr! Eine solche Überlegung dürfte recht weit verbreitet sein, und sie liegt offenbar auch den folgenden Überlegungen des antiken Philosophen Epikur (1923, S. 176 f.) zugrunde:

> »Gewöhne dich an den Gedanken, dass der Tod uns nichts angehe; denn alles Gute und Schlimme beruht auf Empfindung; der Tod aber besteht eben in der Aufhebung der Empfindung. [...] Das schauerlichste Übel, der Tod, geht uns somit nichts an, weil solange wir sind, der Tod nicht da ist; ist er aber da, so sind wir nicht mehr.«

Was Epikur hier behauptet, scheint mir im entscheidenden Punkt falsch bzw. irreführend zu sein. Natürlich ist es trivialerweise wahr, dass wir nichts mehr spüren, nichts mehr *fühlen*, keinerlei Gedanken mehr haben, wenn wir tot sind; dass wir dann weder den Tod noch irgendetwas sonst fürchten müssen. Aber daraus folgt keineswegs, dass es nicht schlimm wäre, tot zu sein. In Wirklichkeit ist Totsein für fast jeden das Schlimmste, was ihm überhaupt passieren kann, in der Regel schlimmer als traurig zu sein, krank zu sein, verzweifelt zu sein usw. Denn wer krank ist, der wird im Normalfall wieder gesund; wer traurig ist, der wird in der Regel wieder glückliche Stunde erleben; auch wer verzweifelt ist, wird zumeist irgendwann mal wieder Hoffnung schöpfen können. Aber wer erst einmal tot ist, der bleibt für immer tot. Der ist dann zwar auch nicht mehr verzweifelt, aber dafür kann er umgekehrt auf überhaupt nichts mehr hoffen. Wer tot ist, der wird zwar nicht mehr krank, aber noch weniger wird er auch nur einen einzigen gesunden Tag erleben; und wer tot ist, der ist zwar nicht mehr traurig; aber es wird ihm auch keine einzige glückliche Stunde mehr vergönnt sein. Nicht von ungefähr ist die erste Reaktion, wenn wir von einem schweren Unglück eines Bekannten oder Verwandten hören: »Und wie geht es ihm, lebt er noch?« Mag das neue Auto auch Totalschaden haben oder gar das ganze Haus abgebrannt sein – Hauptsache, er lebt noch! Es ist eine schlichte Binsenweisheit, dass das Leben das größte Gut ist, das ein Mensch verlieren kann.

Doch stimmt das eigentlich? Wie wäre es denn, genauer betrachtet, wenn der Mann in seinem Wagen tödlich verletzt, die Frau in ihrem Haus verbrannt wäre? Wären sie wirklich schlimmer dran? Die eigentlich Leidtragenden bei einem Unglücksfall – auch diese Meinung hört man immer wieder – sind doch die Hinterbliebenen, insbesondere Kinder, die nun plötzlich ohne Mutter, ohne Vater auskommen müssen, aber genau so gut die Frau, die ihren geliebten Ehemann vermisst oder der Mann, der seiner verlorenen Geliebten nachtrauert.

Es soll hier überhaupt nicht infrage gestellt werden, dass die Bewältigung des Todes eines nahen Verwandten oder Freundes die schwerste Prüfung darstellen mag, die ein Mensch in seinem Leben zu bestehen hat – und die manch einer nicht besteht, an der er selber zerbricht. Trotzdem wäre es ein Fehlschluss, aus dem Leid der Hinterbliebenen folgern zu wollen, dass *sie* diejenigen sind, die letztendlich am schlimmsten dran wären. Auch wenn der Verlust eines Kindes oder des Ehepartners das Leben vielleicht für viele Jahre überschattet, mit Kummer und Schmerz erfüllt, so lebt der Trauernde dennoch weiter, und das Leben hat in der Regel auch positive Seiten. Man kann einen anderen Ehepartner finden, ein neues Kind bekommen, man kann so oder so den Verlust überwinden, und mag auch das Leben nach dem Schicksalsschlag nicht mehr so sein wie vorher, so ist es doch – im Allgemeinen – *lebenswert*. Der Verstorbene andererseits, dem bleiben zwar Kummer, Trauer und Tränen erspart, der hat weder Schmerzen noch Sorgen, aber dafür hat er dann überhaupt nichts mehr: sein »Leben«, wenn wir es paradoxerweise so nennen wollen, ist *nicht* (mehr) *lebenswert*.

Wie andernorts ausführlicher argumentiert wurde (vgl. etwa Abschnitt 2.2 von Lenzen 1999), kann man den *Wert des Lebens* eines Individuums mit der Summe der Werte einzelner Lebensabschnitte gleichsetzen, z. B. der einzelnen Tage. Wie gut, wie wertvoll ein Tag für mich war, ermisst sich unmittelbar daraus, wie wertvoll – gemäß meiner eigenen Einschätzung – all das war, was ich an dem Tag *erlebt* habe. Daraus folgt insbesondere, dass der Verlust des eigenen Lebens *schlimm* für die Person *P* ist, wenn das ansonsten zu lebende Leben für *P lebenswert* gewesen wäre. Gegen diese Sichtweise könnte man freilich einwenden, dass ein Verlust – sei es eines wertvollen Gegenstands, sei es der Gesundheit – doch nur insofern schlimm ist und schmerzt, als er dem Betroffenen *bewusst* wird. Wenn man das Leben verliert, so lehrt uns Epikur, dann empfindet bzw. weiß man davon aber gar nichts. Also wäre der Verlust des Lebens, sofern das Sterben ohne Schmerz und Furcht vor sich ginge, doch überhaupt nicht schlimm. In ähnlichem Sinne schreibt Singer (1984, S. 119): »Haben wir [...] [erst] einmal aufgehört zu existieren, dann werden wir die Lust, die wir [andernfalls noch] empfunden hätten, nicht vermissen«. Doch daraus folgt nicht, dass der Verstorbene durch den Tod keinen wirklichen Verlust erlitten hätte. Dies sollte das folgende, in Lenzen (1999, S. 147f.) entwickelte (und nicht völlig fiktive) Gedankenexperiment verdeutlichen:

Es waren einmal zwei Brüder, Reinhold und Günther, die seit ihrer Geburt alles gemeinsam unternahmen. Sie hatten die gleichen Vorlieben, erlebten die gleichen Freuden, litten die gleichen Schmerzen, sodass jeder Außenstehende auf die Frage »Wessen Leben möchtest Du lieber führen: das von Reinhold oder das von Günther?« geantwortet hätte »Das ist doch völlig egal!« Ihr gemeinsames Ziel bestand darin, alle Achttausender zu besteigen. Bei der Bezwingung des Nanga Parbat gerieten sie jedoch in Schwierigkeiten. In der Westwand wurde Günther von einer Lawine weggerissen und stürzte zu Tode; Reinhold hingegen kam wie durch ein Wunder heil davon.

Sein weiteres Leben wurde durch den Unfall zunächst stark überschattet. Anfangs machte er sich heftige Vorwürfe, nicht vorsichtiger gewesen zu sein; er wünschte sich immer wieder, die Lawine möge *ihn* anstelle seines Bruders getroffen haben. Doch die Zeit heilt alle Wunden. Bald darauf schmiedete er neue Pläne für neue Touren, und ihm waren noch viele erfüllte Jahre zu leben vergönnt.

Wenn Günther dem Lawinentod entgangen wäre, hätte ihm ein ebensolches Leben offengestanden. Der Unfall hat es ihm geraubt. Sollte dies kein *Verlust* sein? Jeder Außenstehende würde jedenfalls die Frage »Welches Schicksal hättest Du lieber gehabt, das von Reinhold oder das von Günther?« eindeutig zugunsten des Überlebenden beantworten. Und ebenso klar, wie man sagen würde, dass Reinhold einen großen Verlust erlitten *hätte*, wenn *er* durch die Lawine umgekommen *wäre*, darf bzw. muss man auch sagen, dass Günther dadurch, dass die Lawine *ihn* tötete, einen großen Verlust erlitten *hat*.

Entgegen Epikurs Ansicht ist also der Tod durchaus »schlimm« für den Toten, auch wenn er vom Toten nicht mehr als schlimm *empfunden* wird. Genauer gesagt ist der Verlust des Lebens umso schlimmer, je glücklicher und erfüllter das Leben des Betroffenen ohne den vorzeitigen Tod ausgefallen wäre. Der Schaden, den man jemandem durch Töten zufügt, entspricht dem Wert des zukünftigen Lebens, das der Betroffene andernfalls noch erlebt hätte. Diesen wichtigen Gedanken hat z.B. Lamb (1988, S. 43) prägnant wie folgt formuliert:

»Der Grund, wieso Töten falsch ist, besteht darin, dass das Leben lebenswert ist. Dies gilt für Menschen ebenso wie für andere Lebewesen, und dies entspricht der alltäglichen Intuition der meisten [...] Leute.«

Entsprechend hat auch Devine (1978, S. 21) den Verlust des Lebens als den zentralen Schaden erkannt, den man einem Menschen oder einem Tier[2] durch Töten zufügen könnte. Er ist darüber hinaus der Ansicht, dass der Verlust des Lebens sogar für *Pflanzen* einen Schaden bedeutet. Dies ließe sich aber nur dann aufrecht erhalten, wenn das Leben von Pflanzen einen *intrinsischen* Wert hätte, d. h. wenn Pflanzen biologisch in der Lage wären, irgendwelche für sie positiven oder angenehmen Empfindungen zu haben. Das erscheint jedoch – nicht zuletzt wegen des Fehlens eines zentralen Nervensystems – äußerst unwahrscheinlich.

4.4 Empfängnisverhütung und Abtreibung

Das vorliegende Buch beschäftigt sich primär mit den Problemen und begrifflichen Paradoxien am *Ende des Lebens*. Für die Klärung des moralisch korrekten Umgangs mit Sterbenden – insbesondere mit Komatösen und Hirntoten – ist es aber nützlich, auch den *Anfang des Lebens* zu betrachten, speziell die ethisch umstrittene Frage der Abtreibung in Abgrenzung zu bloßer Empfängnisverhütung. Dabei verstehe ich unter »echter« Empfängnisverhütung nur solche Maßnahmen, welche die *Befruchtung* der Eizelle unterbinden. Andere Methoden, durch welche die *Einnistung* des bereits befruchteten Eis in der Gebärmutter verhindert wird und die deswegen als ganz frühe Formen einer Abtreibung angesehen werden könnten, bleiben hier außer Betracht.

Gemäß dem ethischen Minimalprinzip *Neminem laedere* wäre »echte« Empfängnisverhütung, d. h. die Benutzung von Kondomen, die Einnahme der Pille oder sonst eine äquivalente Maßnahme, nur dann moralisch bedenklich, wenn dadurch jemandem ein Schaden zugefügt würde. Aber *wem* sollte diese Empfängnisverhütung wohl schaden – dem unbefruchteten Ei, dem Spermium oder der potenziellen Person, die sich aus der Vereinigung beider ergeben könnte? Die potenzielle Person, die *nach* der Befruchtung entstehen würde, gelangt durch eben die Verhütung der Empfängnis überhaupt nicht zur Existenz. Also kann man »ihr« dadurch, dass sie nicht gezeugt wird, auch gar nicht schaden. Dem unbefruchteten Ei bzw. dem Spermium wird aber durch Empfängnisverhütung ebenfalls kein Schaden zugefügt. Anders als ein Embryo, der sich im Normalfall zu einem Lebewesen entwickelt, das später in der Lage sein wird, ein potenziell glückliches, lebenswertes Leben zu führen, hat das unbefruchtete Ei qua seiner Natur kein solches Leben vor sich, das man ihm durch die unterbundene

[2] Zur Frage des Vegetarismus bzw. allgemeiner des moralisch richtigen Umgangs mit Tieren vgl. Abschnitt 3.4 von Lenzen (1999) und die dort angeführte weitere Literatur.

Befruchtung rauben würde. Das »Leben« einer unbefruchteten Eizelle endet normalerweise mit der Menstruation und ist deshalb intrinsisch ebenso wertlos wie das »Leben« eines Blinddarms. Ähnliches gilt natürlich für das »Leben« von Samenzellen. Empfängnisverhütung lässt das »Leben« dieser Entitäten einfach seine normale Entwicklung nehmen und ist in dieser Hinsicht moralisch gleichwertig mit sexueller Enthaltsamkeit bzw. mit jedem anderen Tun oder Nichttun, welches zur Folge hat, dass die Natur ihren normalen Verlauf nimmt.

Auf der Grundlage des Fundamentalprinzips *Neminem laedere* sowie der oben skizzierten Theorie des Wertes des Lebens ist »echte« Empfängnisverhütung somit moralisch unbedenklich, denn es ist begrifflich unmöglich, gegen das Interesse eines bloß potenziellen Wesens zu verstoßen, das in Wirklichkeit gar nicht gezeugt wurde und das somit überhaupt keine Interessen oder Wünsche haben kann. Im Gegensatz hierzu muss die *Abtreibung* bzw. Tötung eines Lebewesens, dem aller Voraussicht nach ein positives, lebenswertes Leben bevorstünde, zumindest *prima facie* als moralisch *äußerst bedenklich* beurteilt werden. Denn für den Embryo bedeutet der Tod den Verlust des gesamten, ihm andernfalls bevorstehenden Lebens, und da das Leben eines Menschen in der Regel einen überaus großen Wert besitzt, erfährt der Fötus durch die Abtreibung einen entsprechend großen Schaden.

Hiergegen machen Vertreter der liberalen Position in der Abtreibungsdebatte geltend, dass einem Wesen *erst dann* ein Lebensinteresse bzw. ein moralisches Recht auf Leben zugestanden werden muss, wenn dieses bereits über *Bewusstsein* bzw. Empfindungsfähigkeit verfügt. So führte etwas MERKEL (1992, S. 20) aus:

> »Denn von da an unterbricht sein Tod den Empfindungsstrom, beendet einen sich darin bereits manifestierenden *élan vital* und fügt diesem Wesen einen Schaden zu. Das ist übrigens der Grund, warum die Fristenlösung in der Abtreibungsfrage moralisch bedenkenfrei ist: Während der ersten drei Schwangerschaftsmonate gibt es eine solche Empfindungs- und damit Schadensfähigkeit des Embryos noch nicht.« (Hervorhebung im Original)

Entsprechend argumentiert CZANIERA (2004, S. 109 f.)[3]:

> »Wenn man nämlich von einem ›Schaden‹ für den Embryo spricht, dann kann diese Rede doch allenfalls metaphorisch oder zumindest nicht-moralisch verstanden werden: Ein Embryo kann seine Existenz nicht wünschen, auch nicht auf Anfrage hin. [...] Ebenso wenig kann er durch die Zerstörung seines Daseins eine schadhafte Erfahrung machen. Damit aber kann auch von einem Schaden [...] keine Rede sein und ergo auch nicht von einem moralisch relevanten Durchkreuzen eines Interesses.«

[3] MERKEL (1992, S. 20); weitere Vertreter der Fristenregelung in Deutschland sind u. a. HOERSTER (1989), LEIST (1990) sowie TRAPP (2004).

Diese Plädoyers für die Fristenlösung beruhen auf einem Kerngedanken, der sich in zwei Prinzipien aufspalten lässt:

(i) Einem Lebewesen *(L)* wird durch Töten dann und nur dann geschadet, wenn *L's* Leben einen positiven intrinsischen Wert besitzt;

(ii) *L's* Leben hat dann und nur dann einen positiven intrinsischen Wert, wenn *L* selber über Bewusstsein und Empfindungsfähigkeit verfügt.

Nun ist jedoch der Begriff des Wertes des Lebens in entscheidender Hinsicht *mehrdeutig*. Versteht man ihn so, dass er sich auf das *in Zukunft noch zu lebende* Leben des Individuums *L* bezieht, so ist das Prinzip (i) fraglos richtig. Denn Töten bedeutet, *L's* Leben zu beenden; wenn das *zukünftige* Leben von *L* aber keinen Wert mehr besitzt, erleidet *L* durch den Tod auch keinen Schaden. Deshalb darf man einerseits all solche Lebewesen ohne Skrupel töten, deren Leben aufgrund ihrer biologischen Konstitution in jedem Stadium ihrer Entwicklung nur ein wahrnehmungs- und empfindungsloses Dahinvegetieren bzw. eine Existenz ohne irgendwelche positiven Glücksempfindungen beinhaltet. Der intrinsische Wert ihres Lebens ist schlicht gleich Null. Andererseits ist auch das Töten von Menschen bzw. von höher entwickelten Tieren, deren biologische Konstitution ein positives, glückliches Leben an und für sich zulassen würde, immer dann moralisch *unbedenklich*, *wenn* in der konkreten Lebenssituation – in SCHOPENHAUERS (1902, S. 270) Worten – »die Schrecknisse des Lebens die Schrecknisse des Todes überwiegen«, d. h. wenn der Erwartungswert des zukünftigen Lebensabschnitts negativ ist.

Wenn die Verfechter der Fristenlösung jedoch darauf hinweisen, dass das Leben eines Embryos *noch* keinen Wert hat, weil der Embryo *noch* nicht über relevante Eigenschaften wie Empfindungsfähigkeit, Denkvermögen, Selbstbewusstsein etc. verfügt, dann haben sie offensichtlich nicht den (Erwartungs-)Wert des *zukünftigen* Lebens vor Augen, sondern den Wert bzw. die Qualität des *momentanen* Lebens des Embryos. Prämisse (ii) wäre also genauer im temporären Sinne wie folgt zu verstehen:

(ii)$_t$ – Das Leben eines Lebewesens *L* hat zum Zeitpunkt *t* einen positiven Wert genau dann, wenn *L* selber zu *t* über Bewusstsein und Empfindungsfähigkeit verfügt.

Das fragliche Pro-Abtreibungs-Argument wäre deshalb nur korrekt, wenn auch Prämisse (i) in der folgenden Fassung gelten würde:

(i)$_t$ – Einem Lebewesen *L* wird zum Zeitpunkt *t* durch Töten genau dann geschadet, wenn *L's* Leben zu *t* einen positiven (intrinsischen) Wert besitzt.

Dies ist jedoch offenkundig *nicht* der Fall. Wenn z. B. ein Erwachsener *vorübergehend* in einem Zustand des Komas bzw. tiefer Bewusstlosigkeit liegt, also während dieser Phase über keinerlei Wahrnehmungen und Empfindungen verfügt, dann ist der momentane Wert seines Lebens gleich Null. Wenn jedoch vorhersehbar ist, dass er *nachher* wieder ein normales, glückliches Leben führen kann, würde man ihm durch Töten (bzw. Nicht-am-Leben-erhalten) evidentermaßen einen großen Schaden zufügen. Entsprechend wäre es auch moralisch verwerflich, einen Menschen zu töten, der momentan so starke Schmerzen empfindet, dass sein Leben *vorübergehend* einen *nega-*

tiven Wert besitzt, bei dem das Ende des Leidens und die Rückkehr zu einem normalen, glücklichen Leben jedoch mit einiger Wahrscheinlichkeit zu erwarten ist.

Das Töten eines Embryos lässt sich also nicht – wie Bassen (1982, S. 325 f.) meinte – moralisch mit dem Töten bzw. Sterbenlassen eines irreversibel komatösen bzw. hirntoten Patienten gleichsetzen, bei dem jede Aussicht auf Empfindungsfähigkeit zerstört ist. Die angebliche Parallele, dass genauso, wie einem Hirntoten *nicht länger* geschadet werden kann, man einem Embryo *noch nicht* schaden könne, erweist sich bei näherer Betrachtung als unzutreffend. Obwohl das *momentane* Leben des Embryos ebenso wie das eines Hirntoten dem intrinsisch wertlosen Dahinvegetieren einer Pflanze gleicht, so ist doch der Erwartungswert des *zukünftigen* Lebens des Embryos in der Regel sehr groß, während der Wert des zukünftigen »Lebens« eines Hirntoten in alle Zukunft hinein gleich Null bleibt.

Ein entsprechender Denkfehler liegt auch den Ausführungen von Feinberg (1974, S. 54) zugrunde, der zunächst zu Recht bemerkte: »Weil Bäume keine bewussten Wünsche oder eigenen Ziele haben, kennen sie weder Befriedigung noch Enttäuschung, weder Schmerz noch Freude. [...] In dieser moralisch bedeutsamen Hinsicht unterscheiden sie sich von den höheren Tierarten.« Anschließend meint er, den gleichen moralischen Status auch menschlichen Föten zuschreiben zu dürfen, weil diese ebenfalls *(noch!)* nicht über bewusste Wünsche und Ziele verfügen bzw. *(noch!)* keine Schmerzen oder Freuden empfinden können. Dabei übersieht Feinberg jedoch, dass Bäume qua ihrer Natur *nie* die biologischen Merkmale aufweisen werden, die erforderlich wären, damit man ihnen durch Töten schaden könnte, während sich diese Merkmale beim menschlichen Embryo oder Fötus qua seiner Natur spätestens nach der Geburt entwickeln. Insgesamt muss man also Devine (1978, S. 21 ff.) zustimmen, dass man unabhängig vom *momentanen* Bewusstseinszustand »jedem Lebewesen, das Aussicht auf ein zukünftiges [lebenswertes] Leben hat, [...] schadet, wenn man ihm das Leben nimmt«.

4.5 Posthume Geburt

Im Herbst 1992 löste der Versuch der Universitätsklinik Erlangen, einem Fötus im vierten Monat das Überleben zu sichern, indem man eine hirntote Schwangere durch intensivmedizinische Maßnahmen am »Leben« erhielt, heftige Diskussionen aus. So meinte die prominente Feministin Alice Schwarzer (laut einem Bericht der Neuen Osnabrücker Zeitung vom 16. 10. 1992):

> »Ich finde es pervers. Ich denke, Kinder haben ein Recht auf lebendige Mütter, die sie gern haben, und Frauen haben ein Recht auf ihren eigenen Körper.«

Auch Politikerinnen zeigten sich entrüstet:

»Der Fall zeige, ›wie wenig die Menschenwürde einer toten Frau wert ist, wenn ihr Körper zwecks Austragung einer Schwangerschaft gebraucht wird [...].‹ Die frauenpolitische Sprecherin der SPD-Bundestagsfraktion, Hanna Wolf, kritisierte das Verhalten der Mediziner als eine Degradierung der Mutter zur ›Nährlösung‹. Das Lebensrecht des Ungeborenen rechtfertige nicht, die gestorbene Frau mit Hilfe der Apparatemedizin technisch weiter in Funktion zu halten.« (Neue Osnabrücker Zeitung vom 16.10.1992, S. 2)

Heftige Kritik beinhaltete auch ein Dossier der »Ärzte-Zeitung« vom 30. Oktober 1992. So polemisierte der als Protagonist aktiver Sterbehilfe bekannt gewordene Chirurg Hackethal:

»Die Patientin hat [...] zu keiner Zeit ihr Einverständnis [...] zur Intensivtherapie gegeben. Ihr Menschenrecht auf Würde [...] und auf Selbstbestimmung über Leben und körperliche Unversehrtheit [...] wird schwer verletzt. Das, was unter Verantwortung von Professor Scheele geschieht, ist rechtswidrige Körperverletzung und Vergiftung sowie Misshandlung Schutzbefohlener.«

Die Frauenrechtlerin Schwarzer verschärfte im gleichen Dossier ihre früheren Beschimpfungen wie folgt:

»Die Benutzung des toten Körpers einer Frau für das Experiment, einen drei Monate alten Feten zum lebensfähigen Kind heranwachsen zu lassen, erscheint mir als schwerer Verstoß gegen die Menschenwürde. Das grenzt an Leichenfledderei. Der Körper der Toten wird [...] zur Gebärmaschine degradiert.«

Nachdem sich die Wogen der Empörung längst geglättet haben, fällt es leicht, ein nüchternes Urteil über die Moralität derartiger Maßnahmen zu fällen. Als erstes ist zu überlegen, inwiefern einer »Toten«, die in gewisser Weise eben doch (noch) nicht völlig tot ist[4], überhaupt ein »Sterberecht« bzw. andere Rechte zukommen können. Um diese Frage zu beantworten, muss man sich zunächst klar machen, ob und warum man einem Lebewesen *L* dadurch, dass man *L* nicht (in Würde) sterben lässt, überhaupt *schaden* könnte. Denn ein Verstoß gegen das mutmaßliche »Sterberecht« läge gemäß dem Grundsatz *Neminem laedere* höchstens dann vor, wenn dadurch der Sterbenden ein Schaden zugefügt würde.

[4] Diese paradoxe Situation ist ein Grund dafür, dass sich im Folgenden die einschlägigen Anführungszeichen häufen. Jonas (1994, S. 23) macht zu Recht auf den »semantischen Willkürakt« aufmerksam, von einer »toten« Schwangeren zu reden; doch dies allein stellt natürlich noch keinen Grund für die Ablehnung der medizinischen Maßnahme dar. Auch seine weiter reichenden Bedenken gegen den Hirntod als Kriterium für die Zulässigkeit von Organexplantationen sind letztlich unhaltbar. Vergleiche dazu Birnbacher (1994) sowie die ausführliche Diskussion in Abschnitt 4.6.2 weiter unten.

Ganz allgemein gesprochen *schadet* die Handlung *H* dem Individuum *L*, wenn *H* *gegen die (wahren und legitimen) Interessen oder Wünsche von L verstößt*. Diese weite Definition umfasst nicht nur Fälle, wo *H* sich gegen die Interessen von Individuen richtet, die zum Zeitpunkt der Handlungsausführung *noch nicht* existieren. Sondern es sind auch Fälle denkbar, wo *H* gegen die Interessen von Individuen gerichtet ist, die zum Zeitpunkt der Handlungsausführung *nicht mehr* existieren[5]. Verstöße gegen den testamentarisch festgelegten letzten Willen des Verstorbenen wären ein paradigmatisches Beispiel hierfür. Falls also jemand wünscht, dass seine sterblichen Überreste nach einem eventuellen Hirntod möglichst bald bestattet werden, dann »zählt« dieser Wunsch des Toten, und entgegengesetzte medizinische Handlungen wären zumindest *prima facie* moralisch bedenklich. Damit kann man also ein moralisches Sterberecht im Sinne der gebotenen posthumen Rücksichtnahme auf die mutmaßlichen Wünsche des Verstorbenen begründen.

Diese Begründung ist jedenfalls wesentlich plausibler als die bloße Behauptung einer Verletzung der Menschenwürde, mit der ansonsten gerne argumentiert wird. So kann man es zwar mit Merkel (1992, S. 20) einigermaßen rätselhaft finden, wieso »es der Würde der toten Frau widersprechen soll, ihren Leichnam nicht sofort dem biologischen Verwesungsprozess zu überlassen, sondern zunächst als Existenzgrundlage ihres eigenen Kindes zu erhalten«. Trotzdem wird man vernünftigerweise annehmen dürfen, dass die Hirntote vor allem ein Interesse an körperlicher Unversehrtheit besitzt. Unter dieser Voraussetzung wäre dann – wie Eckart im bereits zitierten Dossier der *Ärzte-Zeitung* ausführte – eine Güterabwägung vorzunehmen, »und zwar hinsichtlich des Sterberechts der Patientin, die jetzt künstlich am Leben erhalten wird, und hinsichtlich des Lebensrechts des ungeborenen Kindes«. Dabei spricht vieles für Eckarts Ansicht, dass bei einem Nutzenvergleich das Leben des Fötus auf jeden Fall vorrangig, das Sterberecht der Patientin nachgeordnet ist bzw. dass – wie es der verantwortliche Arzt der chirurgischen Klinik in Erlangen formulierte – unter dem Gesichtspunkt der Verhältnismäßigkeit »der verstorbenen Mutter die Benutzung ihres Körpers zugunsten des Kindes sicherlich zumutbar« ist.

In Wirklichkeit werden die meisten Fälle einer posthumen Geburt sogar moralisch noch viel unproblematischer sein. Denn das mutmaßliche Interesse der Hirntoten an körperlicher Unversehrtheit wird in aller Regel nicht erst durch das – von manchen Leuten infrage gestellte – Lebensinteresse des Fötus ausgeglichen. Sondern die Schwangere dürfte normalerweise *selber* daran interessiert sein, dass ihr zukünftiges Baby überlebt. Der Versuch der Ärzte, den Fötus zu retten, liegt somit oft im *Gesamtinteresse* der »Toten«, sodass ihr durch die intensivmedizinische Behandlung überhaupt nicht geschadet wird. Deshalb lässt das ethische Grundprinzip *Neminem laedere* nur den

[5] Vgl. Merkel (1992, S. 20): »Selbstverständlich gibt es [...] postmortale Interessen, die den Tod ihres Inhabers überdauern. Das können aber nur solche sein, die diesem zu Lebzeiten bewusst waren und deren postmortale Verwirklichung er gewollt oder als selbstverständlich vorausgesetzt hat.«

einen Schluss zu: Versuche einer posthumen Geburt sind im Normalfall moralisch unbedenklich bzw. moralisch *erlaubt*.

Daraus folgt freilich nicht, dass sie in jedem Einzelfall moralisch *geboten* wären. Dieses Problem steht in engem Zusammenhang mit der Frage, welche medizinische Betreuung man extremen Frühgeburten zukommen lassen sollte. Auf der einen Seite sind die hierfür erforderlichen Maßnahmen mit hohem finanziellem und personellem Aufwand verbunden, der vielleicht nutzbringender für die Heilung oder Pflege anderer Patienten eingesetzt werden könnte. Auf der anderen Seite ist der zu erwartende Nutzen für das nach einer posthumen Schwangerschaft zur Welt gebrachte Kind deutlich geringer als bei einer normalen Geburt. Zum einen vermindert sich die Qualität bzw. der Wert des zukünftigen Lebens allein aufgrund der Tatsache, dass das Kind ohne die leibliche Mutter aufwachsen müsste[6]. Zum anderen ist die Überlebenswahrscheinlichkeit in frühen Schwangerschaftsstadien ohnehin recht niedrig, und bei einer posthumen Schwangerschaft muss mit zusätzlichen psychischen und gesundheitlichen Komplikationen für den Embryo gerechnet werden. So weist der Internist Schettler (Ärzte-Zeitung vom 30. 10. 1992) darauf hin:

> »Es [...] ist höchst unsicher, ob es mit künstlicher Ernährung gelingt, den Aufbau des Embryos in physiologischer Weise zu garantieren. [...] Mit der normalen Ausreifung im mütterlichen Organismus sind jedenfalls parenterale Infusionen nicht zu vergleichen. [...] Wer weiß im Übrigen, ob der Embryo durch den Unfall Schaden erlitten hat? Es ist doch wohl anzunehmen, dass die Unfallfolgen mit Schock usw., die letzten Endes zum Tod führten, nicht ohne Risiko für das werdende Leben waren. Gerade das frühe Stadium der Schwangerschaft ist es, das mich zu einer Ablehnung des Experimentes bewegt. In Spätstadien der Schwangerschaft mag es von Fall zu Fall gerechtfertigt sein, einen hirntoten Organismus zum Austragen des Kindes zu benutzen. [...] Je früher der Hirntod eingesetzt hat, das heißt je früher das Schwangerschaftsstadium liegt, umso problematischer wird die Situation.« (Für weitere Stellungnahmen vgl. Bockenheimer-Lucius & Seidler 1993)

Sein Pessimismus war berechtigt – das medizinische Experiment misslang. Am 17. November 1992 meldete die Neue Osnabrücker Zeitung lakonisch:

> »›Erlanger Baby‹ tot – Das als ›Erlanger Baby‹ bekanntgewordene ungeborene Kind einer hirntoten Schwangeren ist in der Nacht zum Montag gestorben. Die 18jährige Mutter erlitt in der Erlanger Universitätsklinik eine Fehlgeburt. Fünfeinhalb Wochen hatten die Ärzte des Krankenhauses die Mutter künstlich am Leben erhalten. Geplant war, das Kind in der 32. Schwangerschaftswoche als überlebensfähige Frühgeburt zur Welt zu bringen. Nach der Totgeburt wurde die künstliche Beatmung der Hirntoten eingestellt.«

[6] Nach Meinung von Schwarzer sei auch zu bedenken, ob es dem »zukünftigen Menschen zumutbar [ist], in einer Leiche herangewachsen zu sein«. Diese ist jedoch nicht sonderlich gravierend, denn es spricht wenig für die Annahme, dass ein posthum zur Welt gebrachtes Kind später einmal sagen würde: Ich wäre lieber *nicht*, als unter solchen Umständen geboren worden.

4.6 Ethische Probleme der Organtransplantation

Im vorherigen Abschnitt wurde die künstliche Aufrechterhaltung der vitalen Funktionen einer Schwangeren mit dem Ziel der posthumen Geburt diskutiert. Die hierfür entscheidenden ethischen Gesichtspunkte waren das mutmaßliche Interesse der Toten (bzw. eventuell auch der Angehörigen) an körperlicher *Unversehrtheit* auf der einen Seite und der Nutzen für das Leben des noch ungeborenen Kindes auf der anderen Seite. Ähnlich reduziert sich die ethische Problematik der Entnahme von transplantierbaren Organen hirntoter Unfallopfer weitgehend auf eine Abwägung zwischen dem Interesse an körperlicher Unversehrtheit und dem Nutzen für die Wiederherstellung der Gesundheit eines schwerkranken Menschen. Ein ethisch relevanter Unterschied zwischen posthumer Geburt und posthumer Organentnahme besteht jedoch darin, dass die hirntote Schwangere normalerweise *selber wünschte*, dass ihr heranwachsendes Kind weiterleben würde, während kaum generell davon ausgegangen werden kann, dass das Unfallopfer ein intrinsisches Interesse an der Wiederherstellung der Gesundheit eines Fremden hat. Im Folgenden sollen die beiden wichtigsten Bedingungen diskutiert werden, die über die moralische Akzeptierbarkeit einer posthumen Organentnahme[7] entscheiden: die Frage der *Einwilligung* durch den »Spender« bzw. durch seine Angehörigen sowie die Frage des richtigen *Zeitpunkts*. Ist ein Hirntoter »tot genug«, um ihm bedenkenlos Organe entnehmen und dadurch eventuell seinen letztendlichen Tod verursachen zu dürfen, oder handelt es sich, wie SEIFERT (1991, S. 185) meint, speziell bei der Herztransplantation um »legalisierten Totschlag«?[8]

4.6.1 *Explizite Einwilligung oder fehlender Widerspruch?*

Sieht man zunächst von der Problematik des Hirntodes ab, so muss man bezüglich der Einwilligung zur Organentnahme grundsätzlich drei Situationen unterscheiden: Wenn der Organspender sich (1) zu Lebzeiten explizit *für* eine Organentnahme ausgesprochen hat (und wenn davon ausgegangen werden darf, dass er seine diesbezügliche Meinung in der Zwischenzeit nicht geändert hat), dann liegt überhaupt kein Interessenkonflikt vor und das *Neminem laedere* gibt die einzig mögliche Auskunft: Es ist moralisch unbedenklich, ihm für Transplantationszwecke Organe zu entnehmen! Wenn das Unfallopfer sich jedoch *nicht explizit für* eine Spende ausgesprochen hatte, bleiben die beiden Unterfälle zu betrachten, dass er sich (2) explizit *dagegen* bzw. dass er sich (3) überhaupt nicht geäußert hat. Im Fall (2) wäre eine Organentnahme prima

[7] Auf Probleme der Organspende zu Lebzeiten, speziell den Aspekt eines möglichen Handels mit Organen, kann hier nicht eingegangen werden. Der interessierte Leser sei auf Abschnitt 2.6 von LENZEN (1999) verwiesen.

[8] HOFF und IN DER SCHMITTEN (1994, S. 170) sprechen noch polemischer von einer »Ausschlachtung und aktiven Tötung« der Menschen »im Dienste der Transplantationsmedizin und der durch sie profitierenden Patienten«.

facie natürlich abzulehnen, während es im Fall (3) sinnvoll erscheint, das mutmaßliche Interesse des Verstorbenen stellvertretend durch Dritte, vorzugsweise durch nahe Angehörige, in Erfahrung zu bringen. Dabei tauchen wieder die Unterfälle auf, dass die Angehörigen (3.i) der Organentnahme zustimmen oder (3.ii) sie ablehnen bzw. (3.iii) keine Meinung äußern. Obwohl es immer möglich ist, dass sich Außenstehende hinsichtlich der Präferenzen des Verstorbenen irren, dürfte eine Organentnahme im Fall (3.i) wiederum unbedenklich sein, während sie bei der Situation (3.ii) zumindest *prima facie* als moralisch verwerflich abzulehnen wäre. Trotzdem wird über eine denkbare Rechtfertigung der Organentnahme selbst gegen den expliziten Wunsch des Verstorbenen bzw. der Angehörigen später noch zu reden sein.

Betrachten wir nun den offenen Fall (3.iii): Man könnte hier entweder der vorsichtigen Devise folgend nur das tun, was ausdrücklich erlaubt wurde, oder aber einem riskanteren Grundsatz gemäß alles für erlaubt halten, was nicht ausdrücklich verboten wurde[9]. Die erste Vorgehensweise wäre durch das mutmaßliche Interesse des Verstorbenen an körperlicher Unversehrtheit motiviert, die zweite durch die Interessen bzw. Hoffnungen jener, die dringend auf Spenderorgane warten. Speziell aus utilitaristischer Perspektive würde man hier versuchen, beide Interessen gegeneinander abzuwägen. Dabei tauchen einige philosophisch interessante Detailprobleme auf.

Einerseits ist zu überlegen, inwiefern ein – dem Verstorbenen unterstelltes oder von ihm zu Lebzeiten bekundetes – Interesse an posthumer körperlicher Unversehrtheit überhaupt ein echtes bzw. *rationales* Interesse darstellt. Eigentlich könnte es jedem Menschen doch egal sein, ob seine Leiche mit oder ohne die fraglichen Organe beerdigt und der Verwesung preisgegeben wird. In der Tat scheint die Annahme plausibel, dass viele Leute eine posthume Organspende nicht deshalb ablehnen, weil es ihnen wichtig wäre, dass ihr Leichnam möglichst »schön« und unversehrt unter die Erde kommt, sondern einzig, weil sie befürchten, dass sie andernfalls nach einem Unfall vorzeitig für tot erklärt werden könnten. So wurde im Jahr 1994 ein Gesetzentwurf, demzufolge Organentnahmen gemäß der »modifizierten Widerspruchslösung« erlaubt werden sollten, durch den Justizminister von Rheinland-Pfalz mit der Begründung zurückgezogen, dass »Urängste des Menschen vor einer Ausschlachtung« unterschätzt worden seien (Neue Osnabrücker Zeitung vom 4. 8. 1994, S. 2). Setzt man jedoch einmal voraus, dass solche Ängste vollständig ausgeräumt werden könnten und dass die derzeit gültigen medizinischen Kriterien ohne jeden Zweifel das Stadium markieren, ab dem das »Leben« eines Hirntoten keinerlei intrinsischen Wert mehr besitzt, so bliebe die Frage, ob ein trotzdem geltend gemachter Wunsch nach körperlicher Unversehrtheit

[9] Oder man könnte drittens versuchen, die problematischen Fälle aus der Grauzone überhaupt zu verhindern, indem man die Menschen dazu bringt, ihre diesbezügliche Meinung zu Lebzeiten zu artikulieren. Wie Elsässer (1992, S. 26) betont, erscheint »angesichts der Not und dem Leid so vieler auf ein Spenderorgan Wartenden eine gesetzliche Regelung akzeptabel, die [...] dem einzelnen zumutet, sich der Entscheidung zu stellen und sein freies Ja oder Nein zur postmortalen Organentnahme zu erklären.«

überhaupt *rational verstehbar* wäre bzw. *wie stark* ein derartiges Interesse wohl sein könnte.

Nun, *wie viel* es der Person *P* wirklich wert ist, dass ihr Leichnam nach einem Unfall unversehrt bzw. ohne medizinische Eingriffe oder Organentnahmen bestattet wird, könnte man im Prinzip mit der gleichen Methode zu bestimmen versuchen, die in Abschnitt 2.2 von Lenzen (1999) zur Bestimmung des Wertes des Lebens skizziert wurde. So könnte man *P* auffordern, die Größe des subjektiven Schadens, der ihr durch die posthume Explantation z. B. einer Niere entstehen würde, durch Angabe jenes Geldbetrags zu präzisieren, den sie als angemessene Entschädigung hierfür betrachten würde. Um dabei zu einer realistischen Bewertung zu gelangen, sollte sie diesen Schaden insbesondere mit dem Schaden vergleichen, der ihr entstünde, wenn sie *zu Lebzeiten* durch Unfall oder Krankheit eine Niere verlieren würde. Ohne irgendwelche konkreten Zahlen ins Spiel bringen zu wollen, erscheint es ziemlich sicher, dass derartige – aufrichtig genannte – Geldbeträge weit hinter den Beträgen zurückbleiben würden, die Nierenkranke für die Wiederherstellung ihrer Gesundheit durch eine Transplantation zu zahlen bereit wären. Deshalb lässt sich *aus utilitaristischer Sichtweise* scheinbar sogar eine Organentnahme *gegen* den ausdrücklichen Wunsch des Verstorbenen rechtfertigen, denn die posthume Verletzung des Interesses an körperlicher Unversehrtheit wird in der Regel wesentlich weniger wiegen als der Nutzen für den Organempfänger.[10]

Andererseits muss überprüft werden, ob und inwieweit die Wünsche derer, die auf ein Spenderorgan warten, überhaupt *legitime* Interessen darstellen, die als solche in das (vor allem utilitaristische) Kalkül einer moralischen Abwägung einfließen dürfen. Manche Leute sehen in der Möglichkeit einer Organentnahme »eine moralische, auch religiöse Güterabwägung zwischen dem Recht des Toten auf seinen Körper und dem Recht [!] des Todgeweihten auf Überleben durch Organverpflanzung« (Neue Osnabrücker Zeitung vom 4. 8. 1994, S. 2). Dies ist aber, wörtlich verstanden, unhaltbar. Kein Mensch hat ein *Recht* auf Glück, Wohlergehen oder Gesundheit. Speziell kann ein Nierenkranker die mögliche Wiederherstellung seiner Gesundheit durch eine Organtransplantation nicht als *Recht* für sich reklamieren, sondern allenfalls als ein *Geschenk* betrachten, auf das er juristisch und moralisch ebenso wenig Anspruch hat wie z. B. ein Armer auf die Million, die ihm ein Reicher schenken könnte. Wenn der Arme dem Reichen das Geld *stehlen* würde, würde er *gegen* dessen legitime Interessen verstoßen. Hingegen verstößt der Reiche normalerweise weder gegen Gesetz noch gegen Moral, wenn er dem Armen das Geld *nicht schenkt*. Entsprechend handelt auch derjenige, der seine Einwilligung zur Organentnahme nach einem eventuellen Unfalltod verweigert, nicht im engeren Sinne *unmoralisch*, d. h. er verletzt nicht die legitimen Interessen des Kranken, der auf das Transplantat wartet; hingegen würde ein Kranker offenkundig die

[10] Gemäß der obigen Minimalethik des *Neminem laedere* wäre die Handlung hingegen bedenklich, denn auch der Schaden, den man einem Verstorbenen zufügt, »zählt« moralisch.

legitimen Interessen des »Spenders« verletzen, wenn er ihm gegen dessen Willen ein Organ – und sei es auch nur posthum – stiehlt.

Was sich auf den ersten Blick als einfacher Konflikt zwischen zwei scheinbar gleichberechtigten Interessen präsentierte, erweist sich also letztendlich als eine recht asymmetrische Situation, bei der ein relativ schwaches und zudem ziemlich irrationales, aber dennoch legitimes posthumes Interesse an körperlicher Unversehrtheit abgewogen werden muss gegen ein starkes und nachvollziehbares, aber moralisch nicht einklagbares Interesse an Wiederherstellung der Gesundheit des Schwerstkranken. Dies betont auch Hans Strenge, wenn er in Kapitel 3 von der Abwägung zwischen den »Persönlichkeitsrechten des Sterbenden und dem Wunsch eines unheilbar Kranken nach Behandlung durch eine Organverpflanzung« spricht. Wie diese Interessenabwägung im Einzelfall ausfallen sollte, vermag ich nicht allgemein zu sagen. In Übereinstimmung mit Elsässer (1992, S. 26) würde ich jedoch die politisch umstrittene modifizierte Widerspruchslösung tolerieren, »die eine Organentnahme dann als zulässig erklärt, wenn die Angehörigen eines Verstorbenen, der sich zu Lebzeiten nicht geäußert hat, über die geplante Explantation informiert worden sind und diesem Eingriff innerhalb einer angemessenen Frist nicht widersprochen haben.«[11]

4.6.2 *Zur Problematik des Hirntodes*

Bei aller semantischer Unschärfe, welche die Begriffe des Lebens, des Todes und des Sterbens als Übergang vom Leben zum Tod umgibt, dürfte Folgendes jedenfalls klar sein: Die Prädikate »leben« und »tot sein« bezeichnen – in Anwendung auf beliebige Lebewesen *L* – *logisch inkompatible* bzw. *konträr entgegengesetzte* Eigenschaften:

(1) Wenn – bzw. solange – *L* lebt, ist *L* nicht tot; und wenn – bzw. sobald – *L* tot ist, lebt *L* nicht (mehr).

Vor Beginn der *Existenz* bzw. vor der Zeugung eines Individuums *L* kann man weder sinnvoll vom Leben noch vom Tod *L's* sprechen, doch während der gesamten Phase von *L's* Existenz, d. h. zu jedem Zeitpunkt *t* ab der Zeugung von *L*, sind die Prädikate »lebendig« und »tot« *kontradiktorisch* entgegen gesetzt:

[11] Im Sommer 1997 wurde das Transplantationsgesetz vom Bundestag verabschiedet, dem zufolge – laut einem Bericht der »Neuen Osnabrücker Zeitung« vom 26. 06. 1997 – »die Angehörigen über eine Organentnahme bei Verstorbenen entscheiden [können], wenn der mögliche Spender zu Lebzeiten selbst keine Erklärung zur Organspende abgegeben hat. Dabei muss der ›mutmaßliche Wille‹ des Verstorbenen beachtet werden«. In einem Kommentar schrieb der Redakteur Wermser (S. 2) zu Recht, dass das stellvertretende Votum der Angehörigen nur eine Notlösung sein kann: »Das beste wäre, jeder Bürger würde sich unmissverständlich klar für oder gegen eine mögliche Entnahme seiner Organe aussprechen.«

(2) Wenn *L* nicht (mehr) lebt, so ist *L* tot; und solange *L* noch nicht tot ist, lebt *L* (noch).

Darüber hinaus ist das Leben *kontinuierlich*, also nicht durch Perioden des Nichtlebens unterbrochen; mit anderen Worten: Wer einmal »wirklich tot« ist, der wird nie wieder lebendig. Diese unkontroversen Sachverhalte lassen sich in einem Diagramm darstellen:

	t_1	t_6
Noch-nicht-Existenz	Existenz	
Weder Leben noch Tod	(biologisches) Leben	Tod

Hier markiert t_1 den Anfang der Existenz von *L*, der *cum grano salis* – also mit sachgemäß kritischer Einschätzung – auch als Beginn von *L's Leben* zumindest im *biologischen* Sinne angesehen werden darf. Zeitpunkt t_6 markiert entsprechend das biologische Lebensende von *L*, wobei man freilich auch *nach* t_6 noch von der Existenz des – nun nicht mehr lebendigen, sondern toten – Individuums *L* sprechen kann. Als *medizinisches Kriterium* für das *biologische* Lebensende bzw. den *klinischen* Tod eines Menschen bietet sich die folgende Definition von Seifert (1991, S. 202) an:

> »Der [...] Tod ist, soweit er medizinisch feststellbar ist, das vollständige und irreversible Erlöschen aller für den Organismus als Ganzen grundlegenden biologischen Lebensfunktionen inklusive und vor allem der Atmung und der Herztätigkeit sowie des gesamten Gehirns.«

Die heftigen, teilweise auch polemischen Diskussionen um den Hirntod resultieren wohl nicht zuletzt aus der anmaßenden Selbstsicherheit, mit der manche Mediziner oder Hirnforscher meinen behaupten zu dürfen, sie *wüssten*, welche Funktionen oder Teilsysteme des Gehirns (bzw. allgemeiner: des Organismus) darüber entscheiden, ob ein Mensch *»wirklich tot«* ist. So hieß es z. B. in einer Erklärung der Bundesärztekammer aus dem Jahr 1982 (zit. nach Hoff & in der Schmitten 1994, S. 167):

> »Mit dem Organtod sind die für jedes personale menschliche Leben unabdingbaren Voraussetzungen, ebenso aber auch alle für das eigenständige körperliche Leben erforderlichen Steuerungsvorgänge des Gehirns endgültig erloschen. Die Feststellung des Hirntodes bedeutet [!] damit die Feststellung des Todes des Menschen.«

Aus dem ersten Satz, dessen Gehalt klar in den Kompetenzbereich der Medizin fällt, folgt nicht automatisch der zweite Satz, der ja nicht mehr *rein deskriptive* Aussage ist, sondern auch anthropologische, moralische und normative Bedeutungselemente umfasst. Für eine klare und unmissverständliche Erörterung der Hirntod-Problematik soll im Folgenden – wie z. B. in Seifert (1991) oder in Kapitel 2 des vorliegenden Buches von Joachim Wittkowski – zwischen dem bloß *biologischen*, dem *psychologischen* bzw. *mentalen* und dem *personalen* Leben eines Menschen unterschieden werden. Logischerweise sind dann auch korrespondierende Konzepte eines biologischen, eines mentalen und eines personalen Todes in Betracht zu ziehen[12]. *Bewusstsein* als Grundlage aller mentaler Fähigkeiten bzw. Zustände setzt die Existenz eines funktionsfähigen Gehirns voraus, das sich beim menschlichen Embryo ungefähr ab dem dritten Schwangerschaftsmonat entwickelt. Das mentale Leben von *L* beginnt also zu einem Zeitpunkt t_2 (deutlich) *später* als t_1: $t_1 < t_2$, und endet zu einem Zeitpunkt t_5, der auf keinen Fall später als t_6, in Einzelfällen aber deutlich vorher liegen kann: $t_5 \leq t_6$. Außerdem ist das *mentale* im Gegensatz zum *biologischen* Leben nicht unbedingt kontinuierlich, was speziell durch den Zustand eines vorübergehenden Komas bedingt sein kann.

Der Begriff der *Person* ist in der philosophischen Literatur äußerst umstritten. Nach Ansicht von TOOLEY (1990, S. 187) wäre einem Menschen *erst dann* das Attribut einer Person zu verleihen, wenn *L* »über den Begriff des Selbst als eines fortdauernden Subjekts von Erfahrungen verfügt«.[13] Ähnlich sieht SINGER (1984) im *Selbstbewusstsein* eine unabdingbare Voraussetzung für den Status einer Person, den er freilich nicht nur geistig hinreichend entwickelten *Menschen*, sondern gegebenenfalls auch höheren Tieren zubilligen will. Aus diesem Betrachtungswinkel würde der Beginn des personalen Lebens, t_3, jedenfalls (deutlich) später als t_2 liegen: $t_2 < t_3$, während der personale Tod spätestens mit dem mentalen Tod eintritt: $t_4 \leq t_5$. Die Beziehungen zwischen den jeweiligen Zeitpunkten werden im folgenden Diagramm veranschaulicht:

$\mathbf{t_1}$ Beginn des biologischen Lebens	Ende des biologischen Lebens $\mathbf{t_6}$
$t_1 < \mathbf{t_2}$ Beginn des mentalen Lebens	Ende des mentalen Lebens $\mathbf{t_5} \leq t_6$
$t_1 < t_2 < \mathbf{t_3}$ Beginn des personalen Lebens	Ende des personalen Lebens $\mathbf{t_4} \leq t_5 \leq t_6$

Andere Philosophen meinen hingegen, dass einem menschlichen Embryo bereits zum Zeitpunkt der Verschmelzung von Ei- und Samenzelle der volle Status einer Person (inklusive Menschenwürde) zugebilligt werden müsse[14] und damit t_3 mit t_1 zusammenfallen würde. Konsequenterweise würden sie dann den personalen Tod nicht mit dem mentalen, sondern mit dem biologischen Tod gleichsetzen, also $t_4 = t_6$ postulieren. Auf die Kontroverse hinsichtlich des Anfangs personalen Lebens, speziell auf die Implikationen für die Frage der Zulässigkeit von Abtreibung, braucht hier nicht näher eingegangen zu werden. Wir wollen uns stattdessen auf das Ende personalen Lebens

[12] Gelegentlich wird zusätzlich noch die *soziale* Dimension des menschlichen (Zusammen-)Lebens und entsprechend der *soziale Tod* einer Person in Betracht gezogen. Für die hier anstehende Problematik spielt dies jedoch keine gravierende Rolle.

[13] Schon LOCKE hat den Begriff der Person in seinem »Versuch über den menschlichen Verstand« (1981, S. 419) folgendermaßen paraphrasiert: »ein denkendes, vernünftiges Wesen, das Vernunft und Überlegung besitzt und sich selbst als sich selbst betrachten kann«.

[14] Vergleiche z. B. den Versuch von SCHOCKENHOFF (2002), die »Würde« des menschlichen Embryos durch seine Zugehörigkeit zur Spezies Homo sapiens zu begründen.

konzentrieren und insbesondere die Frage erörtern, welchen moralischen Status ein Hirntoter besitzt. Dazu betrachten wir die Ausführungen von SEIFERT (1991).

Dieser beginnt mit einer fundierten Analyse der Ungenauigkeiten bzw. Widersprüche in der Definition des Hirntodes und will daraus anhand mehrerer Argumente herleiten, dass die Organentnahme bei einem Hirntoten eigentlich ein (moralisch unzulässiger) Totschlag ist. Sein erstes Argument stützt sich darauf, dass Embryonen schon vor der Entwicklung eines Hirns im biologischen Sinn leben. Deshalb »[...] darf das menschliche Leben nicht mit dem Funktionieren oder Nichtfunktionieren des Gehirns identifiziert werden. Was in den ersten Phasen des menschlichen Lebens gilt, gilt wohl auch für dessen letzte Phasen.« Also könne das Gehirn »nicht als ausschließlicher Sitz biologischen menschlichen Lebens betrachtet werden.« (SEIFERT 1991, S. 190) Dieser Einsicht wurde im obigen Diagramm dadurch Rechnung getragen, dass der Zeitpunkt t_2 des Beginns des *mentalen* Lebens (deutlich) nach dem Zeitpunkt t_1 des Beginns des *biologischen* Lebens liegt, und dass umgekehrt das mentale Leben eines Individuums *spätestens* mit dem biologischen Leben endet, $t_5 \leq t_6$.

Erleben – d.h. Fühlen, Empfinden, Denken und die gesamte Palette sonstiger mentaler Zustände – setzt eben ein funktionsfähiges Gehirn und *a fortiori* biologisches *Leben* voraus, und entsprechend kann geistiges Erleben verlöschen, bevor der biologische Tod eintritt. Geht man im Einklang mit allen medizinischen bzw. neurologischen Erkenntnissen davon aus, dass der Hirntod – definiert als »Zustand der irreversibel erloschenen Gesamtfunktion des Großhirns, des Kleinhirns und des Hirnstamms« (Wissenschaftlicher Beirat der Bundesärztekammer 1998, B1509) – ein endgültiges und unwiderrufliches Erlöschen jeglichen *Bewusstseins* nach sich zieht, so liegt der Hirntod also keinesfalls vor dem *mentalen* Tod[15], wohl aber – speziell bei Unfallopfern, deren Überleben durch intensivmedizinische Maßnahmen aufrecht erhalten wird – vor dem *biologischen* Tod! Hieraus folgt freilich nicht, wie SEIFERT (1991, S. 193) behauptet, dass das »irreversible Erlöschen der Hirnfunktionen [nicht] als Ende personalen [!] Lebens auf Erden« betrachtet werden dürfe. Aus mentalistischer Perspektive setzt *personales* Leben jedenfalls Geist und Bewusstsein voraus, und es bedürfte eines überzeugenden Arguments, um die entgegengesetzte Ansicht zu begründen, dass personales Leben auch in Abwesenheit jeglichen Bewusstseins und jeglichen Erlebens stattfinden kann.

Dabei ist zu beachten, dass mit dem Begriff des *personalen Lebens* recht Unterschiedliches gemeint sein könnte. Im hier zugrunde gelegten Verständnis handelt es sich um das Leben eines Menschen, der über gewisse geistige Fähigkeiten wie insbesondere Selbstbewusstsein und eventuell auch Kommunikationsfähigkeit verfügt, die es rechtfertigen, ihn als Person einzustufen bzw. zu behandeln. Das *Leben* dieses Individuums muss also gewisse qualitative Merkmale aufweisen. Alternativ könnte man un-

[15] Es mag Fälle geben (z.B. im Endstadium einer Alzheimer-Erkrankung oder bei Wachkoma), in denen das mentale Leben einer Person schon längere Zeit zu Ende gegangen ist, ohne dass ein Hirntod vorliegt.

ter dem Ausdruck »personales Leben« schlicht das *Leben einer Person* bzw. das Leben eines Menschen *unabhängig davon* verstehen, ob dieses Individuum noch die einschlägigen Bedingungen der Personalität erfüllt. Da im normalen, umgangssprachlichen Gebrauch des Wortes »Person« Menschen bis zum Lebensende, ja sogar noch darüber hinaus als *Personen* bezeichnet werden können, wäre es also durchaus möglich, einem Hirntoten personales Leben *im letzteren Sinne* zu attestieren, nämlich das (rein) *biologische* Weiterleben dieser Person, obwohl man ihr personales Leben *im ersteren Sinne*, welches ja bestimmte mentale Merkmale erfordert, klarerweise absprechen müsste.

Der ethisch entscheidende Punkt in der Kontroverse um den Hirntod liegt nun offenbar darin, nicht den medizinisch-biologischen und auch nicht den mental-personalen, sondern den *moralischen* Status eben solcher Individuen zu bestimmen. Darf man (insbesondere durch Organentnahme) das biologisch noch vorhandene Leben einer Person beenden, d. h. in gewisser Weise diesen Menschen töten, »nur« weil er mental bereits tot ist? Die oben entwickelte, auf dem Grundgedanken des *Neminem laedere* aufbauende Bioethik gibt eine klare, wenngleich für manche Leser vielleicht schockierende Antwort:

> NL 4 – Es ist moralisch *unbedenklich*, einen Menschen zu töten, dessen Leben aufgrund eines *vollständigen und irreversiblen* Verlusts des Bewusstseins intrinsisch wertlos geworden ist, denn hierdurch wird ihm[16] keinerlei Schaden zugefügt!

Dieses Prinzip hat natürlich weitreichende Konsequenzen bezüglich der heiß diskutierten Problematik der Sterbehilfe bzw. *Euthanasie*, bei deren moralischer Beurteilung zwei Gruppen von Betroffenen systematisch zu unterscheiden sind:

(a) Patienten, die – zumindest temporär – noch bei Bewusstsein sind und die aufgrund schwerster Leidenszustände ihrem Leben selber ein Ende machen möchten;
(b) Menschen, die vollständig und dauerhaft das Bewusstsein verloren haben, also nur noch im rein biologischen Sinn »dahinvegetieren«

Letztere dürfte man gemäß NL 4 in moralisch unbedenklicher Weise töten, weil sie mental bereits tot sind und ihr biologisches Weiterleben keinerlei *intrinsischen* Wert mehr besitzen kann. Dieses Urteil gilt vermutlich auch für Anencephale, d. h. für Kinder, die ohne Großhirn geboren wurden. *Wenn* diese Geschöpfe wegen der mangelnden Entwicklung eines Kortex zu keinerlei Empfindungen fähig sind, dann hat ihr Leben *für sie* keinerlei Wert. Dies steht nicht im Widerspruch dazu, dass das Leben von Anencephalen für *Eltern*, die ihr Kind liebevoll umhegen, durchaus einen großen Wert

[16] Freilich könnten *andere* Personen, vor allem enge Angehörige, den Tod als Verletzung ihrer Gefühle und Wünsche und somit als Schaden für sie selber ansehen; für *sie* könnte das biologische Weiterleben des Hirntoten durchaus einen Wert besitzen. Dieser Aspekt wurde zumindest indirekt bei der Erörterung der Zustimmungs- bzw. Widerspruchsfrist im vorhergehenden Abschnitt diskutiert.

besitzen kann – man lese z. B. die Erfahrungsberichte auf der Homepage der internationalen Organisation »Anencephalie-info«. Da Anencephale ihre Geburt ohnehin nur wenige Tage überleben, würden Eltern, die sich nach der Diagnose während der Schwangerschaft gegen eine Abtreibung entschieden haben, freilich kaum auf den Gedanken kommen, ihr Kind nach der Geburt zu töten bzw. töten zu lassen. Dennoch *wäre* gemäß NL 4 nicht nur ein Schwangerschaftsabbruch, sondern auch die Tötung eines anencephalen Neugeborenen moralisch unbedenklich, sofern die medizinische bzw. neurowissenschaftliche Hypothese zutrifft, dass diese Wesen zu keinerlei bewusstem Erleben fähig sind (vgl. jedoch die teilweise gegenteiligen Behauptungen in Ziegler 2004).

Bei Patienten der Fallgruppe (a) ist die moralische Bewertung komplizierter. Die Prämisse, dass *P* seinem Leiden selber ein Ende bereiten *will*, zeigt ja zunächst nur, dass *P* sein Leben *subjektiv* nicht mehr für lebenswert hält. Damit der Arzt in moralisch untadeliger Weise mithelfen darf, ein solches Leben zu beenden, muss er jedoch davon überzeugt sein, dass das Sterben für *P* tatsächlich keinen Schaden, sondern umgekehrt einen Nutzen bedeutet – d. h. dass nach bestem medizinischem Wissen *P's* weiteres Leben *objektiv* nicht lebenswert wäre, weil aufgrund seines Leidens »die Schrecknisse des Lebens die Schrecknisse des Todes überwiegen«. Eine gründliche Diskussion dieser Thematik setzt eine Klärung der ethischen Aspekte von Selbstmord und Beihilfe zum Selbstmord voraus, die den vorliegenden Rahmen sprengen würde. Der interessierte Leser sei auf die Abschnitte 3.1 und 3.2 von Lenzen (1999) verwiesen.

Kehren wir zur Problematik des Hirntodes zurück und betrachten ein paar weitere von Seifert (1991, S. 191 f.) vorgebrachte Einwände: Wenn ein dauerhaft fehlendes *Bewusstsein* das relevante Kriterium für die Zulässigkeit der Organentnahme darstelle, so weist er darauf hin, müsse man eigentlich den Tod des Neokortex und nicht des Hirnstamms zugrunde legen. Ähnlich argumentieren Hoff und in der Schmitten (1994b, S. 164 f.): Wer das Erlöschen des Bewusstseins für entscheidend halte, müsse sich konsequenterweise für ein »Teilhirntod«-Kriterium aussprechen und insbesondere Apalliker – d. h. irreversibel bewusstlose Patienten – »für tot erklären«, weil »ihre Großhirnrinde ausgefallen ist, während die vegetativen Funktionen des Hirnstamms noch erhalten sind«. Dies erscheint insofern zwingend, als unter der *Hypothese*, dass der vollständige Ausfall alleine schon des Neokortex den dauerhaften und unwiederbringlichen Verlust jeglichen Bewusstseins impliziert, ein Apalliker jedenfalls *mental* tot ist (für gewisse Einschränkungen bzw. Zweifel an dieser Hypothese vgl. Roth & Dicke 1994). Allerdings besteht keinerlei Notwendigkeit, den mentalen Tod mit dem »wirklichen«, letztendlichen Tod gleichzusetzen. Nicht jeder *mental* Tote ist – wie oben erläutert wurde – auch *biologisch* tot!

Als nächstes stellt Seifert (1991) aber gerade die Haltbarkeit der zuletzt erwähnten Hypothese infrage, indem er auf die Schwierigkeiten hinweist, die generell mit dem Versuch verbunden sind, präzise und sichere Kriterien für den irreversiblen Zusammenbruch personalen Bewusstseins anzugeben. In diesem Zusammenhang erwähnt er Fälle, in denen ein »Hirntoter« zu Unrecht als solcher deklariert wurde, dann jedoch noch bis zu 210 Tage (teilweise mit Bewusstsein) weiterlebte. Hierzu zwei Bemerkungen: Erstens sind *Fehldiagnosen* in der Medizin leider immer möglich. Wenn ein Individuum noch längere Zeit mit Bewusstsein leben konnte, dann war er eben *nicht* hirntot. Das ändert aber nichts an der Einsicht, dass man einem (wirklich) Hirntoten *(H)* in moralisch unbedenklicher Weise Organe entnehmen darf, weil wegen des dauerhaften und unwiederbringlichen Verlusts des Bewusstseins die Organentnahme – selbst wenn sie zu *H's* biologischem und damit letztendlichem Tod führt – für *H* keinen *Schaden* mehr bedeutet.

Zweitens ist es in gewisser Weise zwar richtig, dass der endgültige Verlust des Bewusstseins nicht mit »absoluter Sicherheit« objektiv festgestellt werden kann. Wie die philosophische Diskussion des sogenannten »problem of other minds« zeigt, gibt es keine im strengen Sinne *notwendigen* Zusammenhänge zwischen dem Vorliegen bzw. Nichtvorliegen *subjektiver* mentaler Zustände auf der einen und *objektiv* konstatierbarer Zustände oder Phänomene auf der anderen Seite. Auch wenn ein Mensch keine für Außenstehende zu beobachtenden Reaktionen zeigt, ist es *theoretisch* möglich, dass er Schmerzen verspürt, sich dringend etwas zu trinken wünscht oder irgendwelche sonstigen geistigen Zustände erlebt. Umgekehrt liefert äußerlich beobachtbares Verhalten wie Schmerzensschreie oder der Ausruf »Gib mir etwas zu trinken« keine *absolute* Garantie, dass das Subjekt wirklich etwas fühlt oder will.

In der Alltagspraxis können solche skeptischen Überlegungen jedoch normalerweise außer Acht gelassen werden. Wenn man nicht gerade ein cartesianischer Dualist ist und annimmt, dass die »Seele« bzw. der Geist eines Menschen völlig unabhängig von seinem Gehirn arbeiten kann, darf man mit praktischer Sicherheit davon ausgehen, dass jeder *mentale* Prozess mit irgendwelchen Aktivitäten des *Hirns* verbunden ist. Daraus folgt im Umkehrschluss, dass bei keinerlei mehr stattfindender Hirnaktivität auch kein mentales Leben bzw. Erleben mehr vorliegt. Die einzige kritische Frage läuft deshalb darauf hinaus, ob die etablierten diagnostischen Verfahren zur *Feststellung* des Hirntodes mit völliger Sicherheit garantieren können, dass die Funktionen des Hirns (und also auch das Bewusstsein) tatsächlich *dauerhaft erloschen* sind.

In diesem Zusammenhang wären die von SEIFERT (1991, S. 196) erwähnten Fälle von Hirnblutungen zu beachten, »bei denen der Hirnstamm irreversibel zerstört wird, nicht aber der mit dem Bewusstsein verbundene Neokortex«. Darunter fallen insbesondere Patienten mit »Locked-in-Syndrom«, das nach schwerem Schädeltrauma eintreten kann. Bei solchen »Scheintoten« sind laut Darstellung in HOFF und IN DER SCHMITTEN (1994, S. 165) die »vegetativen Hirnstammzentren zerstört, während die für Bewusstseinsleistungen erforderlichen ›höheren‹ Hirnstrukturen noch erhalten sind«. Einige dieser Patienten haben es sogar geschafft, ihre Gedanken und Gefühle mittels des einzig verbliebenen Kommunikationsmediums – des Hebens der Augenlider – anderen mitzuteilen. So liest man z. B. in TAVALARO und TAYSON (1998, S. 14 f.):

»Alles ist still. Dann erheben sich ringsum Stimmen, eine schriller als die übrigen. Eine Frauenstimme. Laut. Dicht bei mir. Beinahe dort, wo ich früher den Kopf hatte. […] Der

> Nebel verfliegt. Ich nehme nur ein Gefühl der Enge in meinem Körper wahr, eine Beklemmung. Etwas ist da ganz und gar nicht in Ordnung. [...] Ich gerate in Panik. Verzweifelt bemüht sich mein Verstand, schneller zu arbeiten. Ich versuche zu schreien. Wieder kann ich keinen Laut hervorbringen. Wo sind meine Schreie? [...] Dann dämmert es mir wie die Enthüllung in einem Alptraum: Ich bin tot.
> Ich versuche, die rechte Hand zu heben, aber sie ist steif, unbeweglich, an meine Brust gebunden wie bei einer Toten. Ich will meine linke Faust öffnen, aber sie ist hart und unnachgiebig wie Stein. Ich strenge mich an, die Füße zu bewegen – und kann es nicht. Einmal mehr versuche ich zu schreien, um mich selbst davon zu überzeugen, dass ich noch lebe. Es kommt kein Laut, und ich höre nur das Zähneknirschen in meinem Kopf.
> So muss sich der Tod anfühlen. Du schreist laut los, und niemand bemerkt es. Du versuchst den Arm zu heben, nur um feststellen zu müssen, dass du dich in Stein verwandelt hast. Unhörbar heulst du in die Stille. Niemand kommt. So geht es weiter bis in alle Ewigkeit.«

Klarerweise würde man einem solchen Patienten massiv *schaden*, wenn man ihn nicht mit allen medizinischen Mitteln am Leben erhielte. Allerdings ist die Gefahr, dass ein äußerlich lebloser »Scheintoter« fälschlicherweise als hirntot diagnostiziert wird, *heutzutage* (anders als zu Zeiten eines E. A. Poe) nur noch relativ gering. In jeder modernen Klinik kann man mittels EEG eindeutig feststellen, wann ein »Locked-in«-Patient wie Julia Tavalaro innerlich »erwacht« und das volle Bewusstsein wiedererlangt. Vor allem aber – und das ist ja für die Frage der moralischen Zulässigkeit einer Organentnahme einzig relevant – scheinen die in Deutschland vorgeschriebenen Untersuchungen, welche der Diagnose eines Hirntodes vorhergehen müssen – insbesondere die ergänzende Feststellung eines Null-Linien-EEGs[17] – den vollständigen und irreversiblen Verlust des Bewusstseins wenn nicht mit *logischer*, so doch zumindest mit *praktischer*, in jeder Hinsicht ausreichender Sicherheit zu garantieren.

Zum Abschluss dieser Betrachtungen gehen wir auf eine weitere Passage aus Seifert (1991, S. 196 f.) ein, in welcher der Autor noch einmal auf die »linguistischen und rhetorischen« Paradoxien hinweist, dass ein »Toter« durch medizinische Maßnahmen »am Leben erhalten« wird. In diesem Zusammenhang betont Seifert nachdrücklich, dass auch Komatöse, Anencephale und frühe Embryonen *leben*. Deshalb dürfe niemand »apodiktisch behaupten, der in vieler Hinsicht ganz eindeutig als lebend erfahrene ›Hirntote‹ sei tot« (ebd.). Dieser Einwand ist sicher berechtigt! Die oben getroffene Unterscheidung zwischen biologischem, mentalem und personalem Leben diente ja gerade dazu, den Widerspruch eines am »Leben« erhaltenen Hirntoten zu entschärfen. In vielen Fällen sind Hirntote *biologisch* noch keineswegs tot; wohl aber – und das ist für *ethische* Überlegungen allein entscheidend – sind Hirntote *mental* tot!

Seiferts darüber hinausgehender Versuch, durch die *Parallelisierung* von Hirntoten, Komatösen, Anencephalen und frühen Embryonen beim Leser zu suggerieren,

[17] Für weitere Einzelheiten vergleiche z. B. den Eintrag in Wikipedia: http://de.wikipedia.org/wiki/Hirntod.

man dürfe keinen Angehörigen dieser verschiedenen Fallgruppen *töten*, ist jedoch unschlüssig. Er übersieht die weiter oben betonte Asymmetrie zwischen dem *vorübergehenden* Fehlen des Bewusstseins eines Embryos oder eines reversibel Komatösen auf der einen Seite und dem *endgültigen* und irreversiblen Verlust bzw. Mangel an Bewusstsein beim Anencephalen und Hirntoten auf der anderen Seite. Abtreibung bzw. Töten *schadet* dem gesunden Embryo, denn dadurch raubt man ihm ein späteres, intrinsisch wertvolles Leben. Anders beim Anencephalen. Wenn er, wie man als plausibel voraussetzen darf, wegen des völligen Fehlens des Kortex über keinerlei Empfindungen oder Bewusstsein verfügt, dann wird ihm dadurch, dass man sein biologisches, rein vegetatives Leben beendet, *nicht geschadet*. Das Gleiche gilt für Hirntote. Obwohl sie in gewisser Weise noch leben – und obwohl sie noch als Personen betrachtet werden können – sind sie *mental tot*, und eben deshalb fügt man ihnen keinerlei Schaden zu, wenn man ihrem biologischen Leben – z. B. durch Organentnahme – ein Ende bereitet.

Die in Kapitel 3 des vorliegenden Buches von Hans Strenge aufgeworfenen Fragen: »Ist ein Hirntoter als lebendiger, nichtpersonaler menschlicher Organismus aufzufassen? Kann ein Hirntoter sterben oder ist er bereits gestorben?« wären also abschließend wie folgt zu beantworten:

- Ein *Hirntoter* ist (bei intensivmedizinischer Aufrechterhaltung der vitalen Funktionen) ein im Sinne des rein biologischen Lebens durchaus noch *lebendiger menschlicher Organismus*.
- Dieser Organismus ist jedoch *mental tot* und verfügt deshalb auch nicht mehr über die Merkmale *personalen Lebens* (im weiter oben erläuterten Sinne).
- Da *Sterben* den Übergang vom Leben zum Tod bezeichnet, ist ein Hirntoter *mental und personal bereits gestorben* und kann nur noch im biologischen Sinn weiter sterben, bis alle »für den Organismus als Ganzen grundlegenden [...] Lebensfunktionen inklusive und vor allem der Atmung und der Herztätigkeit sowie des gesamten Gehirns« erloschen sind (Seifert 1991, S. 202).

Literatur

Bassen, P. (1982): Present Sakes and Future Prospects: The Status of Early Abortion. *In: Philosophy & Public Affairs 11*, S. 314–337.

Beauchamp, T. L., Childress, J. F. (1978): *Principles of Biomedical Ethics*. New York: Oxford University Press.

Birnbacher, D. (1994): Einige Gründe, das Hirntodkriterium zu akzeptieren. In: Hoff, J., Schmitten, J. in der (Hrsg.): *Wann ist der Mensch tot? Organverpflanzung und Hirntodkriterium*. Reinbek b. Hamburg: Rowohlt, S. 28–40.

Bockenheimer-Lucius, G., Seidler, E. (Hrsg.) (1993): *Hirntod und Schwangerschaft – Dokumentation einer Diskussionsveranstaltung der Akademie für Ethik in der Medizin zum »Erlanger Fall«*. Stuttgart: Thieme.

Clouser, K. D., Gert, B. (1990): A critique of principlism. *In: The Journal of Medicine and Philosophy 15*, S. 219–236.

Czaniera, U. (2004): Therapeutisches Klonen aus ethischer Sicht. In: Lenzen, W. (Hrsg.): *Wie bestimmt man den ›moralischen Status‹ von Embryonen?* Paderborn: mentis, S. 94–122.

Devine, P. (1978): *The Ethics of Homicide*. Ithaca/NY: Cornell University Press.

Elsässer, A. (1992): Transplantationsgesetz ist längst überfällig – Moraltheologische Überlegungen zur Diskussion um das Gesetzesvorhaben. *In: Niedersächsisches Ärzteblatt 23*, S. 22–26.

Epikur (1923): Brief an Menoikeus. In: Nestle, W. (Hrsg.): *Die griechischen Philosophen. Dritter Band: Die Nachsokratiker*. Jena: Diedrichs.

Feinberg, J. (1974): Rights of Animals and Unborn Generations. In: Blackstone, W. T. (Hrsg.): *Philosophy and Environmental Crisis*. Athens/GA: University of Georgia Press, S. 43–68.

Hare, R. (1990): Abtreibung und die Goldene Regel. In: Leist, A. (Hrsg.): *Um Leben und Tod – Moralische Probleme bei Abtreibung, künstlicher Befruchtung, Euthanasie und Selbstmord*. Frankfurt/M.: Suhrkamp, S. 132–156.

Hoerster, N. (1989): Forum: Ein Lebensrecht für die menschliche Leibesfrucht? *In: Juristische Schulung 89*, S. 172–178.

Hoff, J., Schmitten, J. in der (1994): Kritik der »Hirntod«-Konzeption – Plädoyer für ein menschenwürdiges Todeskriterium. In: Hoff, J., Schmitten, J. in der (Hrsg.): *Wann ist der Mensch tot? Organverpflanzung und Hirntodkriterium*. Reinbek b. Hamburg: Rowohlt, S. 153–252.

Jonas, H. (1994): Brief an Hans-Bernhard Wuermeling. In: Hoff, J., Schmitten, J. in der (Hrsg.): *Wann ist der Mensch tot? Organverpflanzung und Hirntodkriterium*. Reinbek b. Hamburg: Rowohlt, S. 21–25.

Lamb, D. (1988): *Down the Slippery Slope – Arguing in Applied Ethics*. London: Routledge.

Leist, A. (1990): *Eine Frage des Lebens – Ethik der Abtreibung und künstlichen Befruchtung*. Frankfurt/M.: Campus.

Lenzen, W. (1999): *Liebe, Leben, Tod – Eine moralphilosophische Studie*. Stuttgart: Reclam.

Lenzen, W. (2003): On the origin of the utilitarian maximization requirement. *In: Philosophiegeschichte und logische Analyse 6*, S. 151–165.

Locke, J. (1981): Versuch über den menschlichen Verstand. Hamburg: Meiner.

Merkel, R. (1992): Teilnahme am Suizid – Tötung auf Verlangen – Euthanasie. Fragen an die Strafrechtsdogmatik. In: Hegselmann, R., Merkel, R. (Hrsg.): *Zur Debatte über Euthanasie*. Frankfurt/M.: Suhrkamp, S. 71–127.

Nida-Rümelin, J. (2005): Theoretische und angewandte Ethik: Paradigmen; Begründungen, Bereiche. In: Nida-Rümelin, J. (Hrsg.): *Angewandte Ethik – Die Bereichsethiken und ihre theoretische Fundierung*. 2. Aufl., Stuttgart: Kröner, S. 2–87.

Roth, G., Dicke, U. (1994): Das Hirntodproblem aus der Sicht der Hirnforschung. In: Hoff, J., Schmitten, J. in der (Hrsg.): *Wann ist der Mensch tot? Organverpflanzung und Hirntodkriterium*. Reinbek b. Hamburg: Rowohlt, S. 51–60.

Schockenhoff, E. (2002): Zum moralischen und ontologischen Status des Embryos. In: Damschen, G., Schönecker, D. (Hrsg.): *Der moralische Status menschlicher Embryonen*. Berlin: de Gruyter, S. 11–33.

Schöne-Seifert, B. (1996): Medizinethik. In: Nida-Rümelin, J. (Hrsg.): *Angewandte Ethik – Die Bereichsethiken und ihre theoretische Fundierung*. Stuttgart: Kröner, S. 552–648.

Schopenhauer, A. (1902): Ueber den Selbstmord. In: Schopenhauer, A.: *Parerga und Paralipomena II*. Kap. XIII; zitiert nach der Ausgabe *Arthur Schopenhauers sämtliche Werke*, hrsg. von M. Köhler, Berlin: A. Weichert, Bd. 5, S. 267–271.

Seifert, J. (1991): Definition des Todes als Hirntod – Neue wissenschaftliche Entdeckung oder Instrument für die Legalisierung von Totschlag? In: Greinert, R., Wuttke, G. (Hrsg.): *Organspende – Kritische Ansichten zur Transplantationsmedizin*. Göttingen: Lamuv, S. 185–208.

Singer, P. (1984): *Praktische Ethik*. 2. erw. Aufl., Stuttgart: Reclam.

Tavalaro, J., Tayson, R. (1998): *Bis auf den Grund des Ozeans – »Sechs Jahre galt ich als hirntot. Aber ich bekam alles mit«*. Freiburg i. Br.: Herder.

Tooley, M. (1990): Abtreibung und Kindstötung. In: Leist, A. (Hrsg.): *Um Leben und Tod – Moralische Probleme bei Abtreibung, künstlicher Befruchtung, Euthanasie und Selbstmord.* Frankfurt/M.: Suhrkamp, S. 157–195.

Trapp, R. (2004): Vom Wert des (Er)lebens – Wie beurteilt eine dementsprechende Ethik den Embryonenverbrauch zu Forschungszwecken? In: Lenzen, W. (Hrsg.): *Wie bestimmt man den ›moralischen Status‹ von Embryonen?* Paderborn: mentis, S. 250–292.

Wissenschaftlicher Beirat der Bundesärztekammer (1998): Richtlinien zur Feststellung des Hirntodes. Dritte Fortschreibung 1997 mit Ergänzungen gemäß Transplantationsgesetz (TPG). *In: Deutsches Ärzteblatt 95*, B1509–1516.

Zieger, A. (2004): *Wieviel Gehirn braucht ein Mensch? – Anmerkungen zum Anencephalie-Problem aus beziehungsmedizinischer Sicht. Vortrag zu einer Tagung in Erfurt.* Internet: http://www.a-zieger.de/Dateien/Publikationen-Downloads/Statement_Erfurt_2004.pdf (Zugriff: Mai 2010).

Kapitel 5: Fragwürdiges zu Leben, Sterben und Tod. Psychologische, medizinische und philosophische Perspektiven

Wolfgang Lenzen, Hans Strenge und Joachim Wittkowski

Die nachfolgenden Fragen zu fünf thematischen Bereichen sind eine Auswahl aus einer umfangreicheren Sammlung, welche durch die drei Autoren zusammengetragen wurde. Die Antworten kamen im Umlaufverfahren zustande, sind also nicht das Produkt einer gemeinsamen Diskussion. Am Beginn einer jeden Stellungnahme kennzeichnen Buchstaben den jeweils antwortenden Autor. In der Regel antwortet derjenige als erster, dessen Kapitel mit der betreffenden Frage angesprochen wird und dem deshalb die größte Kompetenz zugebilligt werden kann. Im Titel des Kapitels erscheinen die Autoren in alphabetischer Reihenfolge.

5.1 Allgemeine Aspekte

(1) Muss man eigentlich alles definieren, sogar den Tod? (zu Kapitel 3)

(S) Als Arzt hat man gelernt, was sichere Todeszeichen sind, und es war von jeher eine ärztliche Aufgabe, den Tod festzustellen und zu dokumentieren. Häufig ging es darum, Scheintote zu identifizieren. Auch Lebensversicherungen interessieren sich für den Tod und seine Ursachen. Im Zeitalter begrenzter Ressourcen spielt die Frage nach der aufwendigen intensivmedizinischen Betreuung von dauerbewusstlosen Menschen eine immer größere Rolle und die Frage nach dem Ende des Lebens gerät auf die Tagesordnung. Wenn Chirurgen einen Patienten aufschneiden und ihm Gewebe und lebenswichtige Organe entnehmen wollen, dann muss sichergestellt sein, dass dieser Patient wirklich tot ist.
(L) Bei so einer »vitalen« Frage, ob jemand (schon) tot ist, *muss* man sich *genauestens* Gedanken machen, was der Begriff bedeutet und wie er gegebenenfalls – in diesem und jenen konkreten Kontext – neu zu definieren bzw. zu präzisieren ist.
(W) Man muss es nicht, man sollte es aber – jedenfalls dann, wenn man nicht bloß Konversation betreibt. Begriffsbestimmungen haben die wichtige Funktion, Orientierung beim Denken herzustellen. Gerade bei abstrakten Sachverhalten, die oft mehrdeutig sind, tragen Definitionen dazu bei, Missverständnisse zu vermeiden oder auch unterschiedliche Positionen deutlich zu machen.

(2) Inwieweit sind fachwissenschaftliche Definitionen (auch) das Ergebnis einer Konsensbildung innerhalb bestimmter gesellschaftlicher Gruppen und spiegeln insofern gesellschaftliche Interessen wider? (zu Kapitel 3)

(S) Obwohl die Definition des Hirntodes sich in den Kreisen der Neurochirurgen unabhängig vom technischen Stand der Organverpflanzung entwickelte, hat die Transplantationsmedizin diese Festlegung bereitwillig aufgegriffen und wie einen Schatz gehütet. Sie ist im deutschen Transplantationsgesetz von 1997 zur Geschäftsgrundlage für postmortale, d. h. nach dem Tod des Spenders stattfindende Organverpflanzungen geworden. Ohne diese Festlegung müssten die Ärzte in Deutschland mit der Transplantation aufhören. Bei diesem Szenario ist unschwer zu erkennen, dass Profit- und Profilierungsinteressen ebenso betroffen sein können wie die Angst vor dem Verlust des Arbeitsplatzes. In der Regel werden diese Aspekte eher selten offen thematisiert. Stattdessen wird ein unter Ärzten beliebtes Argument gegenüber Kritikern in die Debatte eingebracht: Recht hat, wer heilt oder das Heilen befördert. Hier treffen konkurrierende moralische Prinzipien aufeinander, die im Zweifelsfall einer politischen Regulierung bedürfen. Zu vielfältig sind die Begehrlichkeiten der Mediziner hinsichtlich der großen Organe und kommerziell verwertbarer Gewebe einer Leiche, als dass man ohne juristisch eindeutige Todesdefinition dem Verlangen nach frischen Körperteilen nachgeben könnte.

(W) Fachwissenschaftliche Definitionen sind das Resultat der Meinungsbildung innerhalb der Angehörigen des betreffenden Fachgebietes; hier gibt es in der Regel Meinungsführer. Inwieweit dabei gesellschaftliche Interessen – etwa die Position einer bestimmten politischen Partei oder diejenige der christlichen Kirchen – einfließen, wäre von Fall zu Fall zu prüfen. Grundsätzlich ist dies möglich.

(3) Die medizinisch-somatische Konzeption des Hirntodes als »Tod des Menschen« bzw. »personaler Tod« schließt auch psychologische (Erleben) und soziale Aspekte (Kommunikation mit anderen) ein. Überschreitet die Medizin damit nicht ihren Kompetenzbereich? (zu Kapitel 3)

(S) Die Medizin war von jeher in ihrem Verständnis auch eine Beziehungsmedizin, die sich nicht nur auf psychiatrische und psychosomatische Fachärzte beschränkte. Als psychotherapeutisch tätiger Arzt habe ich die Erfahrung gemacht, dass nicht wenige Patienten darunter leiden, dass unzureichend ausgebildete oder überlastete Ärzte den zwischenmenschlichen Bereich vernachlässigen. Selbst wenn fachlich korrekt eine Überweisung an die psychiatrischen oder psychologischen Experten erfolgt, kann dies – wenn es ohne wertschätzende Absprachen geschieht – dem Patienten das Gefühl vermitteln weggeschickt zu werden, und dass Leib und Seele nur in besonderen Fachdisziplinen richtig aufgehoben sind. Der notwendigen Kompetenzerweiterung in Sachen Integration wird neuerdings durch eine stärkere psychosomatische Komponente auch innerhalb der Facharztausbildung Rechnung getragen.

(W) Die Medizin erhebt zu Recht den Anspruch, den ganzen Menschen im Blick zu haben und nicht bloß physiologische und biochemische Vorgänge. Dazu gehören dann auch das Erleben und das Verhalten als Gemeinschaftswesen. Eine Überschreitung ihres Kompetenzbereichs vermag ich daher nicht zu erkennen. Dies schließt freilich nicht aus, dass im 20. Jahrhundert Wissenschaften wie Psychologie und Soziologie für bestimmte Aspekte des menschlichen Lebens eine höhere Kompetenz erworben haben, als sie die Medizin besitzt.

5.2 Leben

(1) Ist der Hirntote im klassischen Sinne lebendig? Was für eine Art Leben wäre das? – Wie viele Arten oder Qualitäten von Leben gibt es? (zu Kapitel 3)

(S) Die Existenz des Hirntoten findet ohne zukünftige bewusste Erfahrungen statt, weil das Gehirn als der dafür zuständige Teil unwiderruflich ausgefallen ist. Vieles spricht dafür, dass auch keine Empfindungen vorhanden sind. Aus der Folgerung, dass die Sprache des Geistes für immer erloschen ist, leitet der Gesetzgeber ab, dem Betroffenen den Status einer Person abzuerkennen, ihn personal als Menschen für tot zu erklären. Das »personale Leben« mit der Möglichkeit zur Selbstreflexion und das »soziale Leben« in Beziehung zu anderen Menschen enden an dieser Stelle. Leben findet aber noch in vielen Organsystemen, auch im Immunsystem, statt und kann auch noch sichtbare Wachstumsprozesse in Gang halten. Für den Zeitraum zwischen Hirntod und Absterben der letzten Körperzelle wird auch die Bezeichnung »intermediäres Leben« verwendet. Während man früher postulierte, dass diese Lebensinseln im menschlichen Organismus völlig ohne Ordnung nebeneinanderher existieren, scheint es nach neueren Erkenntnissen doch einen inneren Zusammenhalt, einen Informationsfluss zwischen den einzelnen Teile zu geben, der unabhängig vom bereits erloschenen Gehirn stattfindet.
(L) Ein Hirntoter »lebt« nur noch im Sinne eines organischen Funktionierens – also ein Leben ohne Erleben bzw. ein Leben ohne jegliches Bewusstsein oder Empfinden. Von daher hat sein Leben keinerlei positiven intrinsischen Wert.
(W) »Leben« ist hier durch bestimmte Vitalfunktionen definiert, auch wenn diese nur durch apparative Unterstützung aufrechterhalten werden. Es handelt sich also um organismisches bzw. biologisches Leben. – Dem könnte man ein personales (Selbstreflexion und Selbstbestimmung) sowie ein soziales Leben (Interaktion mit anderen) hinzufügen. Ob dies alle denkbaren Aspekte menschlichen Lebens sind, vermag ich nicht zu sagen.

(2) Ist der Wert des Lebens eines Sterbenden unterschiedlich, je nachdem, wie weit er von seinem natürlicherweise zu erwartenden Tod (= Lebensende) entfernt ist? (zu Kapitel 4, Abschnitt 4.3)

(L) Um Missverständnisse zu vermeiden, sei noch einmal darauf hingewiesen, dass der Begriff des Wertes des Lebens (einer Person P) zwei grundsätzlich verschiedene Interpre-

tationen gestattet: (1) der Wert des *bereits gelebten* Lebens und (2) der (voraussichtliche) Wert des *noch zu lebenden* Lebens. Ersterer hängt natürlich stark (aber keineswegs ausschließlich) von P's Lebensalter ab; letzterer hingegen nicht, denn er ist quasi definiert als Produkt der noch ausstehenden Dauer des Lebens und der momentanen Lebensqualität. *Indirekt* kann dieser Wert jedoch dadurch beeinflusst sein, wie jung bzw. wie alt P ist. Wenn jemand etwa in jungen Jahren durch Unfall oder eine schwere Erkrankung sein Leben verliert, wird er vielleicht mit seinem Schicksal stärker hadern als ein älterer Mensch. Seine Enttäuschung, Frustration, eventuell auch Wut reduziert dann die Qualität seines noch verbleibenden Lebens.
(W) Die Frage ist falsch gestellt. Es geht hier nicht um den Wert des noch verbleibenden Lebens eines Sterbenden, sondern darum, dass im einen Fall die zu erwartende Lebensspanne weitgehend ausgeschöpft (»verbraucht«, »verlebt«) ist, im anderen Fall nicht. Das mag der junge Sterbende als tragisch, ungerecht o.ä., der alte Sterbende als tröstlich empfinden.
(S) Die Beobachtung, dass man auf den Tod von Kindern, die ja noch ihr ganzes Leben vor sich gehabt hätten, häufiger entsetzt und sogar mit Anflügen von Groll reagiert als auf das Sterben eines hochbetagten Menschen, ist bekannt. Dennoch ist für mich eine Bemessung des Lebenswerts nach großer und geringer Lebenserwartung undenkbar, nicht nur weil diese im Einzelfall gar nicht feststeht. Der Gedanke, so zu verfahren, kann bei zunehmend beschränkten Ressourcen im Gesundheitswesen attraktiv sein, aber nur für Helfer und das nicht benachteiligte Opfer. Die Debatte über die ethischen Aspekte einer Sichtung von kranken Menschen mit dem Ziel einer Patientensortierung für den Fall begrenzter Ressourcen hält unter den Ärzten unvermindert an.

(3) Wenn mit größter Wahrscheinlichkeit abzuschätzen ist, dass das verbleibende Leben eines Menschen nur Kummer und Mühsal sein wird, hat sein Leben dann keinen Wert (mehr)? (zu Kapitel 4, Abschnitte 4.3 und 4.4)

(L) Als weitere Erläuterung (zusätzlich zu Frage 2): Man muss unterscheiden zwischen dem Wert, den das Lebens einer Person P *für P selber* besitzt (das ist der *intrinsische* Wert) und dem »extrinsischen« Wert, den P's Leben *für andere* besitzen mag. Wenn das verbleibende Leben für P tatsächlich »*nur* Kummer und Mühsal« bereithält – bzw. auch dann, wenn die negativen Erlebnisse (Schmerzen, Verzweiflung, Kummer, Leid) eventuell noch vorhandene bzw. mögliche positive Erlebnisse *deutlich dominieren* – dann hat P's Leben intrinsisch betrachtet nicht bloß »keinen (positiven) Wert« bzw. den Wert Null, sondern sogar einen negativen Wert kleiner als Null.
(W) Hier muss man zwischen Binnenperspektive und Außenperspektive unterscheiden. Aus Sicht des Betroffenen kann sein eigenes zukünftiges Leben wenig wert sein (weshalb er z.B. gesundheitliche Risiken eingehen mag). Aus Sicht anderer und der Gesellschaft insgesamt ist sein verbleibendes Leben wertvoll in dem Sinne, dass es schützens- und erhaltenswert ist.
(S) Dies ist zunächst eine Frage, die der betroffene Mensch für sich selbst beantworten

muss. Leiden wird individuell unterschiedlich verarbeitet und eingeschätzt und wird für manche Menschen gar als Chance für inneres Wachstum begriffen. Auch in unserer aufgeklärten Zeit gibt es in dieser Hinsicht noch Entdeckungen zu machen. So fanden sich neuerdings Hinweise, dass die Lebensqualität von Patienten im Wachkoma wahrscheinlich höher ist, als man lange Zeit von außen vermutet hatte. Die Außenperspektive der anderen bleibt aber wichtig, weil sie in der Praxis darüber mitentscheidet, in welchem Umfang medizinische Maßnahmen bei Krankheit und am Lebensende ergriffen werden. Durch eine Patientenverfügung kann die innere Einstellung des Individuums auch nach außen hin deutlich sichtbar werden und bleiben, gerade in den Situationen, in denen sich der Betroffene nicht mehr äußern kann.

(4) Ein Mensch bestimmt den Wert seines (restlichen) Lebens selbst, denn nur er kann beurteilen, ob sein zukünftiges Leben lebenswert sein wird. Gibt es unhintergehbare Kriterien für »lebenswertes Leben«? Inwiefern besteht hier die Gefahr eines uferlosen Relativismus und Subjektivismus der Wertmaßstäbe? (zu Kapitel 4)

(L) Versteht man die Frage nach »unhintergehbaren Kriterien« für ein lebenswertes Leben als Frage nach *allgemeingültigen, objektiven Bedingungen* bzw. Voraussetzungen, die jemand erfüllen muss, um ein solches Leben führen zu können, so tendiere ich zu einer negativen Antwort. Egal, welche Handicaps man sich vorstellen mag – Krankheiten, Armut, gesellschaftliche Isolation usw. – so erscheint es doch immer möglich, dass der Betroffene sein Leben dennoch als wertvoll bzw. lebenswert ansieht.
(W) Eindeutig gültige Kriterien für »lebenswertes zukünftiges Leben« gibt es meines Ermessens nicht. Auch hier steht die subjektive Bewertung des Individuums der quasi-objektiven Sicht der Außenstehenden gegenüber. Die Gesellschaft und ihre Rechtsordnung müssen menschliches Leben grundsätzlich als schützens- und erhaltenswert betrachten. Ob aber der Einzelne sein bereits gelebtes und sein noch zu lebendes Leben als wertvoll erachtet, ist seine Sache. Niemand kann vorschreiben, dass ein Mensch sein zukünftiges Leben als wertvoll anzusehen hat.
(S) Unhintergehbare Kriterien bei der Entscheidung, ob ein Leben lebenswert ist, gibt es aus meiner Sicht nicht. Die Frage lautet vielmehr: Was ist es mir wert? Oder: Was ist es anderen wert? Woran sich aber der Wert bemisst, ist sehr unterschiedlich.

(5) Inwiefern können Personen, die zu keinerlei Empfindungen mehr fähig sind, für die Gesellschaft einen Wert haben, sodass ihr biologisches Leben schützenswert ist? (zu Kapitel 4, Abschnitt 4.6.2)

(L) Man muss schon ziemlich seine Phantasie anstrengen, um sich Szenarien auszudenken, in denen das rein biologische Weiterleben einer Person, die zu keinerlei Empfindungen mehr fähig ist, dennoch »für die Gesellschaft« einen positiven Wert haben kann. Wenn etwa Notfallmediziner es geschafft hätten, die hirntote Lady Di nach ihrem tragischen Unfall biologisch am Leben zu erhalten, sodass sie noch über Monate hinweg von ihren

Anhängern hätte besucht, betrachtet oder gar berührt werden können, so hätte dies zumindest für einen Teil der »Gesellschaft«, nämlich für die Fangemeinde, einen großen Nutzen bedeutet.
(W) Es geht hier nicht darum, ob das Leben von Menschen mit bestimmten Defiziten einen Nutzen für die Gesellschaft hat. Es geht vielmehr darum, ob ein Mensch grundsätzlich die Möglichkeit hat, aus einem gegenwärtigen und zukünftigen Leben einen positiven Ertrag zu ziehen. Bei einem mental Toten ist das nicht der Fall. Daher fügt man einem solchen Menschen keinen Schaden zu, wenn man ihn tötet. – Davon unabhängig ist die Übereinkunft eines Gemeinwesens, menschliches Leben grundsätzlich einfach aufgrund seiner Existenz, mit oder ohne Gott als Schöpfer, als wertvoll und schützenswert zu betrachten.
(S) Diese Frage erinnert mich an Beispiele aus dem politischen Leben, in denen der endgültige Abschied von einer Führungsgröße aus parteiinternen Interessen nach einem Zeitplan so reguliert wird, dass kein Machtvakuum entsteht und der Außenstehende nicht sicher weiß, ob die Person noch existiert. Das noch erhaltene biologische Leben kann unter diesen Umständen sogar medienwirksam wertvoll sein. Bei einem Hirntoten kann das biologische oder sogenannte intermediäre Leben bei erklärter Zustimmung zu einer Organ- oder Gewebespende für die Gesellschaft durchaus sehr wertvoll und schützenswert sein. Ist der nicht hirntote Mensch mit schwerster Schädigung des Gehirns gemeint, dann ist unsere Außensicht über die subjektive Situation eines anderen Menschen immer noch unvollkommen. Unabhängig von den komplexen ethischen Fragen, welche die Forschung mit schutzbedürftigen und nicht einwilligungsfähigen Menschen aufwirft, erscheint auch die gezielte wissenschaftliche Suche nach neuen Erkenntnissen über kommunikative Restfunktionen des Gehirns ein wertvoller Beitrag für die Gesellschaft.

(6) Ist entsprechend des »Erwartungswertes des Restlebens« eines Sterbenden in Zeiten der begrenzten Organangebote nicht auch der vermutliche Erwartungswert des Lebens beim künftigen Empfänger ein Thema? (zu Kapitel 4)

(L) Fragen der »richtigen« (zugleich »effizienten« und »gerechten«) Allokation von Spenderorganen sind nicht leicht zu beantworten. Meiner Ansicht nach sollte es (neben den Aspekten der Gewebeverträglichkeit, der Dringlichkeit usw.) durchaus eine Rolle spielen, wie groß der zu erwartende Nutzen für den Organempfänger sein wird. Deshalb darf es – aus moralphilosophischer Perspektive – durchaus eine Rolle spielen, wie verantwortungsvoll der potenzielle Empfänger mit dem Spendeorgan umgehen wird.
(W) Ich halte diese Frage für berechtigt. Wenn das Spendeorgan ein knappes Gut ist (d. h. nicht alle Bedürftigen können eines bekommen), ergibt sich daraus die moralische Verpflichtung, es wirksam zu verwenden bzw. es nicht zu verschwenden. Das Organ würde derjenige erhalten, dessen zukünftiges Leben eine gewisse Gewähr dafür bietet, davon zu profitieren. Der Maßstab an »Lebensqualität« könnte dabei aber nicht allzu hoch sein.
(S) Es ist außerordentlich schwierig, im Einzelfall eine Lebenswertanalyse beim Empfänger anzustellen. Wenn dieser beispielsweise an mehreren Erkrankungen leidet, zu denen auch eine Alkoholabhängigkeit gehört, ist das für eine Lebertransplantation keine gute Aus-

gangsposition. Deshalb ist die medizinische Indikation schon sehr früh im Vorfeld einer Organspendeüberlegung zu stellen, noch bevor falsche Hoffnungen beim schwerkranken Patienten geweckt werden.

(7) Ist eine Verlängerung der Sterbephase durch den behandelnden Arzt moralisch zu vertreten, wenn der Sterbende noch den Besuch von Angehörigen abwarten möchte? (zu Kapitel 4)

(L) Jede Verlängerung der Sterbephase, die der Sterbende selber wünscht, ist moralisch erlaubt, ja sogar moralisch geboten!
(W) Ja, unbedingt. – In diesem Szenario dürfte die Verlängerung seines Lebens, das identisch mit seinem Sterben ist, dem Wollen des Sterbenden entsprechen. Allein aus diesem Grund wäre eine Verlängerung der Sterbephase durch den Arzt nicht nur moralisch vertretbar, sondern ausdrücklich geboten.

5.3 Sterben

(1) Sind die Ärzte mit ihrem somatisch akzentuierten Verständnis von Sterben betriebsblind? Tragen sie Scheuklappen? (zu Kapitel 2, Abschnitt 2.3.4.2)

(W) »Betriebsblind« wäre überspitzt und vielleicht auch polemisch formuliert. Die Mediziner haben eben jene Facette des Sterbens besonders im Auge, die in ihrem Fachgebiet besonders dominiert: die körperlichen Vorgänge.
(S) Sterben hat immer einen sozialen Aspekt, dem ein bestimmtes Tempo angemessen ist. Dies gilt es wahrzunehmen und zu berücksichtigen. Besonders schwierig wird diese Balance allerdings, wenn transplantationsmedizinische Belange eine bestimmte Zeitstruktur und ein zielbewusstes Handeln einfordern, die anderen Gesetzmäßigkeiten folgen.

(2) Wer bestimmt eigentlich den Beginn des Sterbens? Gibt es dabei so etwas wie Machtanspruch oder Herrschaftswissen? (zu Kapitel 2)

(W) Feldstudien sprechen dafür, dass es Derartiges gibt – insbesondere unter Ärzten der älteren Generation. Das Verhalten solcher Ärzte im Umgang mit Pflegekräften, die ja den engsten Kontakt zum Sterbenden haben, ist dann nicht partnerschaftlich auf Informationsaustausch ausgerichtet, sondern von der überlegenen Position in einer beruflichen Hierarchie bestimmt.
(S) Im Hinblick auf die Intensivmedizin ist eine Zusammenarbeit von Psychologen und Ärzten an dieser Nahtstelle zwischen Leben und Tod nicht selbstverständlich. Eine Sonderstellung bei der Todesbestimmung erhalten natürlich jene Ärzte, die aufgrund ihrer Spezialisierung klinisch und apparativ die Diagnose eines totalen Gehirnausfalls stellen können.

Durch die Hirntod-Feststellung geben sie ein verbindliches Steuerungssignal und schaffen die Geschäftsgrundlage für alle weiteren Aktionen einer Organspendemaßnahme.

(3) Welches sind die Interessenlagen, welche die verschiedenen gesellschaftlichen Gruppierungen bzw. Subkulturen (Mediziner vs. Hospizbetreuer und Palliativmediziner) bezüglich Sterben und Tod haben (können)? (zu Kapitel 2, Abschnitt 2.3.4.2)

(W) Da kann man nur spekulieren. Als Motive kommen in Frage: Die Umsetzung einer Weltanschauung; der Nachweis der eigenen Daseinsberechtigung als Berufsgruppe oder gesellschaftliche Gruppierung; Erhalt bzw. Erwerb von Macht und Einfluss; finanzielle Interessen eines Berufsstandes.
(S) Dazu macht es Sinn, die Verlautbarungen einzelner gesellschaftlicher Gruppierungen oder Standesvertreter zu studieren, die einen Eindruck vermitteln von der Vielfalt der Definitionen des Sterbens und von den praktischen Konsequenzen, beispielsweise in der Palliativmedizin oder Transplantationsmedizin. Die große Zurückhaltung in der Bevölkerung gegenüber der Organspende eines herztoten Menschen hat sicherlich auch mit der unübersichtlichen Interessenlage zu tun.

(4) Der zweimal Sterbende kann nicht nur derjenige sein, der seinen Suizidgedanken aufgibt; häufiger werden die Patienten auch nach missglücktem Suizidversuch gerettet. Wenn diese nicht schon zuvor die Absicht hatten, gerettet zu werden, sind diese bereits einmal gestorben? (zu Kapitel 2)

(W) Es geht hier nicht darum, ob jemand »bereits einmal gestorben« ist (denn dann wäre er ja tot), sondern darum, ob jemand bereits einmal ein Sterbender war. Im Fall eines Suizidversuchs ohne kompromisslose Absicht der Selbsttötung ist der Suizidant aus psychologischer Sicht kein Sterbender, sondern eine Art Spieler, der aus seiner subjektiven Sicht ein mehr oder weniger hohes Risiko eingeht, seinen möglichen Tod also billigend in Kauf nimmt.
(S) Diese Menschen haben ihr Lebensende im psychologischen Sinne als Möglichkeit reflektiert, häufig nicht in aller Freiheit, sondern eingeengt durch bestimmte Gefühlszustände. Wenn dies aus äußeren Gründen nun nicht eintritt, so hat bei dem echten Wunsch auf Lebensbeendigung die innere Beschäftigung tatsächlich stattgefunden. Sicherlich gibt es unterschiedliche Grade der Auseinandersetzung mit dem letzten Lebensabschnitt, die abhängig sind von der Beeinflussung durch Medikamente, von anderen Substanzen oder Gefühlen, die das Denken einengen. Man könnte sagen, die Person ist im psychologischen Sinne bereits einmal gestorben.

(5) Ist ein Mensch mit Locked-in-Syndrom als Sterbender im Sinne der Definition des Kapitels 2 anzusehen? (zu Kapitel 2)

(W) Dies ist ein Fall, der durch die Definition nicht abgedeckt wird. Weder sind konkrete und objektiv nachweisbare Voraussetzungen dafür gegeben, dass ein Mensch mit Locked-in-Syndrom in einem konkret eingrenzbaren Zeitraum tot sein wird, noch lässt sich feststellen, wie er seine Situation erlebt.
(S) Ein Mensch mit einem Locked-in-Syndrom – d. h. jemand, der aufgrund einer Hirnschädigung vollkommen bewegungsunfähig, aber geistig voll da ist – kann mit Unterstützung der Intensivmedizin lange leben und sich sogar mitteilen. Der französische Journalist Bauby, der noch als Schlaganfallpatient mit einem Locked-in-Syndrom ein ganzes Buch diktierte, das später unter dem Titel »Schmetterling und Taucherglocke« verfilmt wurde, ist ein gleichsam beredtes Beispiel für einen lebendigen Menschen mit diesem Syndrom. Er starb nur drei Tage nach Erscheinen seines Buches. Aus dieser Perspektive könnte man ihn psychologisch durchaus als Sterbenden bezeichnen, umso mehr, wenn er sich seines todkranken Zustands bewusst gewesen ist.

(6) Gibt es moralische Dilemmata, die sich aus der Definition des Sterbens einerseits oder seiner Vexierbildhaftigkeit andererseits ergeben? (zu Kapitel 4, Abschnitt 4.2)

(W) Aus den verschiedenen Aspekten des Sterbens – biologisch, psychologisch, sozial, personal – ergeben sich unterschiedliche Arten von Schäden (z. B. körperliche Schmerzen, seelische Schmerzen, eingeschränkte soziale Interaktion). Dies könnte zu der heiklen Frage führen, wie solche unterschiedlichen Schadensarten vergleichend zu bewerten sind. Solange sich allerdings der Betroffene selbst dazu klar äußert, stellt sich diese Aufgabe nicht.
(S) Mit der neurologischen Diagnose eines Hirntodes endet definitionsgemäß die Existenz der menschlichen Person. Der im Intensivbett liegende Mensch ist seit unbekannter Zeit tot, der Neurologe erklärt ihn aufgrund seiner Befunde jetzt zur Leiche, ohne selbst zu wissen, seit wann dieser Zustand bereits existiert. Für die Hinterbliebenen und Helfer hat eine Sterbebegleitung gemäß den eigenen Vorstellungen gar nicht stattfinden können, einige fühlen sich um die Chance der Sterbebegleitung betrogen, zu ungewöhnlich waren die äußeren Umstände. Diese sind auch weiterhin fremd, wenn nun bei einem potenziellen Organspender die Ernährung wie bei einem lebenden Menschen fortgeführt wird, um die wertvollen Körperteile therapeutisch verwerten zu können. An dieser Stelle erscheint es wichtig, dass das altruistische Vermächtnis des Spenders ins Bewusstsein der pflegenden Personen tritt, damit das Projekt ohne moralische Dilemmata und ohne Boykottierung durch das Unterbewusste gut gelingt. Dies ist aber nur möglich, wenn jeder und jede Beteiligte sich ehrlich Rechenschaft ablegt über die eigene Einstellung zur postmortalen Organspende.

(7) Was können die Interessen eines Sterbenden sein? In welcher Weise können seine Interessen verletzt und kann ihm damit geschadet werden? (Kapitel 4, Abschnitt 4.2)

(L) Im Gegensatz zu einem Hirntoten kann ein Sterbender noch vielfältige Wünsche und Interessen haben (und diese normalerweise auch artikulieren). Die meisten betreffen vermutlich das eigene, zu Ende gehende Leben und sind somit kurzfristiger Natur. Langfristige Wünsche richten sich hingegen normalerweise auf Zustände nach dem Ableben und werfen dann das Problem auf, inwiefern solche posthumen Interessen noch »zählen«. Während jede Verletzung der Interessen des Sterbenden, sofern sie sich auf die Phase seines Noch-Lebens und Noch-Erlebens beziehen, moralisch bedenklich erscheint, könnte man die Ansicht vertreten, dass es unter Umständen moralisch unbedenklich wäre, sich über gewisse, z. B. »skurrile«, posthume Wünsche hinwegzusetzen.
(W) Eine Leitkategorie dürfte »Selbstbestimmung vs. Fremdbestimmung« sein. Ein Sterbender, für den Autonomie sein Leben lang von großer Bedeutung war, hat ein elementares Interesse daran, auch über die Art und Weise seines Sterbens zu bestimmen. Wenn seine Vorstellungen von Angehörigen und/oder Betreuern nicht umgesetzt werden, werden seine Interessen verletzt. Anders liegen die Dinge bei einem Sterbenden, der alle Entscheidungen in die Hände seiner Betreuer legt. Dieser Mensch möchte nicht selbst bestimmen. In der Praxis kommt es darauf an herauszufinden, in welche Kategorie ein bestimmter Sterbender fällt.

5.4 Tod

(1) Inwiefern bleibt die Definition des Todes trotz aller Bemühungen mehrdeutig, vexierbildhaft? – Ist demnach auch die Definition von »Leben« mehrdeutig mit einem medizinisch-somatischen, einem psychischen und einem sozialen Aspekt? (zu Kapitel 3 und Kapitel 4)

(S) Weil unterschiedliche Perspektiven zu einem unterschiedlichen Urteil führen, gibt es keine eindeutige Festlegung. Diese Perspektiven sind kulturbedingt und auch Auswirkungen des medizinischen Fortschritts. Wie ein Vexierbild bestimmte Aspekte in den Vordergrund stellt, so ist der Begriff »Tod« bei Verwendung des Personenbegriffs völlig anders als der Tod, der abgestorbenes Gewebe meint. Unser Blick entscheidet, ob wir jemanden für tot erklären, weil die Kommunikationsfähigkeit zum Erliegen kommt oder die Bewegung des Organismus. Da alles, was nicht tot ist, lebt, ist auch die Definition von Leben betroffen. Ist der Tod das Negativ von Leben? Nein, Tod und Leben können gleichzeitig existieren, und zwar auf unterschiedlichen Ebenen. Überspitzt gesagt: Ein Hirntoter hat intermediäres Leben in seinem Körper. Hier kommen wir ganz schnell zu Kategorienverschiebungen, die sich sprachlich nur schwer auf einen kurzen Nenner bringen lassen.
(L) Jeder Differenzierung des Todesbegriffs entspricht rein logisch auch eine Differenzie-

rung des Begriffs des Lebens, und es ist sicher interessant, über die von mir unterschiedenen drei Begriffe des biologischen, mentalen und personalen Lebens (bzw. Todes) hinausgehend nach weiteren relevanten Unterscheidungen zu suchen, z. B. durch Berücksichtigung des sozialen Aspekts. Wie sollte man aber genau den Begriff des »sozialen Lebens« verstehen? Ist dafür notwendig, dass der Betreffende selber aktiv mit anderen kommuniziert, oder reicht es aus, wenn die anderen aktiv Kontakte mit ihm aufzubauen versuchen?
(W) Die Facettenhaftigkeit ergibt sich aus den verschiedenen Fachgebieten, von denen aus man den Tod betrachten kann. Theologie, Medizin, Psychologie und Soziologie definieren den Tod entsprechend dem Erkenntnisinteresse ihrer jeweiligen Wissenschaft.

(2) Wie unterscheidet sich ein Mensch im Wachkoma von einem Hirntoten? (zu Kapitel 3, Abschnitt 3.3.2)

(S) Ein Mensch in einem Wachkoma-Zustand lebt und Teile seines Gehirns, zum Beispiel im Bereich des Zwischenhirns und Hirnstamms, sowie das Rückenmark funktionieren. Die Betroffenen sind tagsüber wach, reagieren trotz geöffneter Augen auf äußere Reize nicht willkürlich oder sinnvoll und haben kein Sprachverständnis. Neuere Befunde weisen darauf hin, dass ein geringes Bewusstsein für sich selbst oder die Umgebung besteht und gewisse nonverbale kommunikative Fähigkeiten existieren. All diese Funktionen sind bei einem hirntoten Patienten definitionsgemäß nicht vorhanden. Ansonsten würden sie darauf hinweisen, dass gar kein Hirntod-Syndrom vorliegt.

(3) Wenn der Wachkoma-Patient im verhaltenswissenschaftlichen Sinne tot ist und er gesundet wieder, gibt es »eine Auferstehung von den Toten«? (zu Kapitel 2)

(W) Ja, das könnte man so sagen.
(L) Als medizinischer Laie sehe ich nur einen wesentlichen Unterschied zwischen Wachkoma und Hirntod: Letzterer geht mit einem, nach Aussage der Experten, *irreversiblen* Verlust *jeglichen* Bewusstseins einher; der erstere Zustand hingegen *kann* sich in gewissem Maße zurückbilden. Ob es jemals zu einer wirklichen »Gesundung« kommt, sei dahingestellt. Wenn man in einem solchen Fall den religiös geprägten Begriff der »Auferstehung« verwenden will, könnte man etwas genauer sagen: Eine »Auferstehung« aus dem Bereich der personal bzw. auch der (scheinbar) mental Toten ist möglich; aus dem Bereich der Hirntoten hingegen gibt es keinerlei »Auferstehung«.
(S) Diese Frage ist natürlich nicht im körperlichen Sinne korrekt gestellt. Aber sozial gesehen kann die Umwelt tatsächlich wie bei einem Wunder reagieren, wenn nach langem Schweigen auf einmal eine normale Kommunikation möglich ist. Das Wahrnehmen der Wiederbelebung angesichts einer nicht erwarteten Besserung erscheint wunderbar und erhält schnell Eintritt in Spalten der Tageszeitung. Solche Fälle sind aber äußerst selten. Die Überraschung ist umso größer, je stärker die Umwelt den Patienten schon abgeschrieben hatte, d. h. ihn sozial bereits hat sterben lassen.

(4) Welche Bedeutung hat die Einführung des Begriffs »letztendlicher Tod«? (zu Kapitel 4)

(L) Auch wenn der von mir vorgeschlagene Ausdruck des »letztendlichen« (quasi »hundertprozentigen«) Todes suggeriert, es gäbe verschiedene *Grade* des Totseins, möchte ich die Unterscheidung zwischen personalem Tod, mentalem Tod und biologischem Tod nicht als eine wirkliche Gradabstufung verstanden wissen.
(W) Dies wirft die Frage auf, ob sich aus qualitativ unterschiedlichen Todeszuständen (quantitative) Intensitätsabstufungen des Totseins ableiten lassen. Auf die Spitze getrieben: Ein bisschen schwanger ist nicht möglich, ein bisschen Totsein aber schon?
(S) Der Begriff macht deutlich, dass wir eine sprachliche Ausdrucksform benötigen, wenn wir für den prozesshaften Charakter des Todesgeschehens auf seinen verschiedenen Ebenen (personal, organisch) eine Abstufung definieren wollen.

(5) Was hat es mit der subjektiven Todesdefinition auf sich? (zu Kapitel 3, Abschnitt 3.7)

(S) Eine subjektive Todesdefinition, wie sie im Bezug auf die Transplantationsmedizin auftaucht, würde bedeuten, dass jeder Mensch seine eigenen Vorstellungen zum Thema Tod für sich realisieren darf. Dies würde auf der Mikroebene ein Einvernehmen mit dem betreuenden Arzt erforderlich machen. Der Sterbende fühlte sich nicht gebunden an den akademischen Streit über den Hirntod, sondern hätte die Freiheit, unter bestimmten Bedingungen der Vorbereitung seines Körpers zur Explantation von Organen zuzustimmen. Dies würde aber dem Trend einer Institutionalisierung der Medizinethik und einer Klärung ethischer Fragen durch Gerichtsurteile und Gesetzgebung zuwiderlaufen. Angesichts des großen ungestillten Organhungers der Transplantationsmedizin ist allerdings auch die Gefahr eines Missbrauchs bei dieser Regelung durch den dann größer werdenden Handlungskorridor nicht zu unterschätzen.
(W) Unausgesprochen dürfte ohnehin jeder seine eigene, ganz persönliche Vorstellung vom Tod haben, die dann in Gestalt von bildhaften Vorstellungen seine subjektive Todesdefinition ausmacht. Diese vorwissenschaftliche Definition des Todes, die innerhalb eines bestimmten Kulturkreises eine gewisse Ähnlichkeit zwischen Individuen aufweist, leitet Entscheidungen der Menschen, soweit sie den Tod betreffen.

(6) Sollte die Definition des Todes zur weltanschaulich motivierten Wahlleistung einer modernen Klinik werden? (zu Kapitel 3, Abschnitt 3.9)

(S) Weltanschauliche Unterschiede könnten auf diesem sensiblen Sektor zu einer Vielfalt und zu Auswahlmöglichkeiten führen, die jedem das Sterben ermöglichen, das ihm oder ihr gemäß ist. Dies würde wahrscheinlich zu einem Wildwuchs führen und garantiert auch kriminelle Machenschaften des Organhandels fördern. Bereits heute existiert trotz klarer Vorgaben des Gesetzes eine Vielfalt von Verhaltensweisen innerhalb der Kliniklandschaft.

Bei klaren und veränderten juristischen Vorgaben, die einen gesellschaftlichen Konsens repräsentieren, würde sich dann wie bei der aktiven Sterbehilfe ein Tourismus etablieren, wobei angesichts der kriminellen Energie der in diesem Bereich tätigen Personen sofort mit neuen Strukturen von Gewebe- und Organhandel zu rechnen wäre. Dies ist aber kein Argument gegen eine offenere Diskussion auch der »Dead donor rule«.
(W) Ob es wünschenswert ist, dass jeder sein eigenes Verständnis von Tod und Totsein zur Grundlage seiner Entscheidungen macht und es eine Reihe verschiedener subjektiver Todesdefinitionen gibt, weiß ich nicht. Tatsächlich wird sich diese Individualisierung nicht verhindern lassen, und Ärzte und Pflegepersonal werden sich darauf einstellen müssen.

(7) Ist die Definition des Hirntodes auf Betreiben der Transplantationsmediziner entstanden? – Was sind die Interessen der Transplantationsmediziner? (zu Kapitel 3, Abschnitt 3.7)

(S) Das Konzept des Hirntodes entwickelte sich in der Intensivmedizin unabhängig von der Transplantationsmedizin. Bereits zu Beginn des letzten Jahrhunderts wurde beobachtet, dass ein erhöhter Druck im Schädel zu einem Atemstillstand ohne Herzstillstand führen kann. In den 1950er-Jahren konnten schwedische Radiologen bei Patienten mit Hirndrucksteigerung einen zum Tode führenden Kreislaufstillstand im Gehirn nachweisen, und in der Folgezeit beschrieben französische Neurochirurgen mehrfach Zustände von Koma mit Atemstillstand ohne jegliche Gehirnfunktion und ohne Erholung, sodass sie dafür den Begriff »Tod des Nervensystems« prägten. 1963 wurde erstmals eine direkte Brücke zur Transplantationsmedizin geschlagen, als sich der belgische Chirurg Alexandre entschloss, einem hirntoten Spender eine Niere zur Transplantation zu entnehmen. Im Jahr 1968 gaben gezielte Empfehlungen im Harvard Committee Report zur Hirntod-Diagnostik den Startschuss, um dieses Konzept weltweit salonfähig zu machen. Aus verständlichen Gründen betonen Transplantationsmediziner immer wieder, dass die Einführung des Hirntod-Begriffs zeitlich unabhängig von den Konzepten der Organverpflanzung entstanden ist und nicht entwickelt wurde, um die Entnahme von Organen zu erleichtern. Tatsache ist aber auch, dass diese Definition erst die rechtliche Basis für die weltweite Tätigkeit der Transplantationschirurgen geschaffen hat und deshalb wie ein Schatz gehütet wird.

(8) Der Hirntod wird an einem Organ festgemacht, das man nicht ohne Weiteres sehen kann. Die klassischen Zeichen des Todes sind hingegen unmittelbar sichtbar. Welche Auswirkungen hat dies für Pflegende und Angehörige? (zu Kapitel 3)

(S) Wie der Philosoph Kuhlmann treffend formulierte, schaffen Hirntod-Diagnostik und Organspenden eine Sphäre zwischen Leben und Tod. Alle Beteiligten müssen von dem, was sie sehen, abstrahieren und sich sagen, dass der Patient nichts mehr empfindet. Nicht jeder ist von dieser Sicht überzeugt und will oder kann seine Gefühle derart im Zaum halten. Das geht so weit, dass selbst Mediziner dafür plädieren, dass jeder die Möglichkeit

haben sollte, in seinem Organspendeausweis zu wählen, ob er die Entnahme seiner Organe in Vollnarkose wünscht.
Interessanterweise werden diese Zweifel aus Sicht des Berufsstandes der Narkoseärzte als völlig abwegig angesehen. Deshalb erklären sie in ihren Leitlinien auch unmissverständlich, dass eine Vollnarkose bei der Organentnahme einzig und allein dem Zweck dienen würde, die überlebenden Spenderorgane besser zu schützen. Jeglicher Verdacht, die Narkose könnte nur im Entferntesten mit erkenntnistheoretischen Zweifeln über den inneren Zustand eines Hirntoten in Zusammenhang stehen, soll schon im Keim erstickt werden.
(W) Der unmittelbare, intuitiv begründete Eindruck, welchen der Patient auf den Betrachter macht, weicht von dem ab, was der Betrachter über den Zustand des Patienten weiß (bzw. wissen kann). Dies macht es schwieriger, einen Hirntoten als Toten zu betrachten und ihn auch gefühlsmäßig als solchen zu akzeptieren. Fallbeispiel Nr. 5 aus Kapitel 3 illustriert die damit verbundenen Paradoxien anschaulich.

(9) Ist es aus philosophischer Sicht ethisch bedenklich, die Vitalfunktionen bei einem Menschen aufrecht zu erhalten, dessen Hirntod feststeht? (zu Kapitel 3, Abschnitt 3.5)

(S) Diese Frage ist nicht einfach zu beantworten. Akzeptiert man die Hirntod-Definition als personalen Tod des Menschen, so ist lediglich bei erklärtem Organspendewunsch des Sterbenden der medizinische Behandlungsauftrag teilweise zu erweitern, z.B. im Dienste der Rettung lebenswichtiger Organe. In seltenen Fällen mögen Angehörige für die Zeit des Abschieds eine Einspruchmöglichkeit haben. Wird die Diagnose des Hirntodes nicht akzeptiert, so handelt es sich um einen Sterbenden, der wie alle anderen Sterbenden auch klinisch ausreichend versorgt wird.
(L) Wie auch im Zusammenhang mit den ethischen Fragestellungen erläutert wird (s. u.), ist es – zumindest prima facie und mit Blick auf den Hirntoten selber – moralisch unbedenklich, seine Vitalfunktionen »künstlich« aufrecht zu erhalten, denn ihm wird dadurch gewiss nicht geschadet. Höchstens im Hinblick auf die Wünsche von Angehörigen (bzw. gegebenenfalls auf die posthumen Wünsche des Hirntoten) könnten Bedenken entstehen.
(W) Die Frage ist, ob man dem Patienten mit einer künstlichen Aufrechterhaltung der Vitalfunktionen schadet. Das wird man für sein aktuelles Befinden verneinen können, weil er zu einem Erleben nicht mehr in der Lage ist.

(10) Ist es philosophisch-ethisch vertretbar, eine Leiche als Allgemeingut zu betrachten, das beliebig verwertet werden kann? (zu Kapitel 3, Abschnitt 3.7)

(S) Die Begriffe »Beliebigkeit« und »Verwertung« in der Frage irritieren mich sehr, ebenso wie die Mitteilungen in der Presse vom verschwiegenen und lukrativen Milliarden-Geschäft mit Leichenteilen. Grundsätzlich ist die Transplantation von Organen geeignet, bedrohtes Leben zu retten, und damit die Frage erlaubt, welches Rechtsgut beim toten Spender durch die Explantation berührt wird. Aus juristischer Sicht findet der Wille eines Menschen an

seinem Ende aber keine absolute Grenze, weil auch nach seinem Tod ein zuvor gebildeter Wille als postmortales Persönlichkeitsrecht Geltung hat. Dass wir in unseren Definitionszusammenhängen schon wieder in einen sprachlichen Spagat geraten, weil dem Hirntoten ja gerade die Personennatur aberkannt wurde, macht die Sache für mein Verständnis nicht leichter. Einigt man sich auf den Hirntod als Tod des Menschen, so ist im Weiteren von einer Leiche auszugehen und die gewünschte altruistische Organspende möglich. Die Frage berührt aber auch die Gewebeentnahme, die zumeist nicht als lebensrettende Tat durchgeführt wird, sondern bei Zulassung als Fertigarzneimittel für die Behebung von Defiziten mit kommerziellem Hintergrund.
Dieses Thema ist eine große Herausforderung für die Zukunft, weil es unterschiedliche Interessen gibt. Könnten Leichen in beliebiger Weise verwertet werden, so würden sie zum Tummelplatz von kriminellen und machtgierigen Organisationen. Potenzielle Spender müssten frei entscheiden dürfen, ob sie nach dem Tod große Organe und/oder Gewebe spenden wollen und dies in einem Ausweis dokumentieren. Eine Klärung auch auf der organisatorischen Seite der Transplantationsmedizin scheint überfällig, weil eine lukrative Meldung zur Gewebespende dazu führen kann, dass die Meldung desselben Patienten für eine altruistische Organspende unterbleibt. Es ist interessant, dass derzeit die Unterlassung der Meldepflicht zur Organspende nicht sanktioniert wird. Eine Vermengung unterschiedlichster, kaum identifizierbarer Interessen macht es ohne verbindliche Regelungen fast unmöglich, zu einer ethisch verträglichen Lösung zu gelangen.

(L) Mit Leichen darf man gewiss nicht »beliebig« umgehen. Ethisch relevante Gesichtspunkte sind – neben den Gefühlen und Wünschen von Angehörigen sowie gegebenenfalls dem Vermächtnis des Verstorbenen selber – auch allgemeine gesellschaftliche Normen über den pietätvollen Umgang mit Toten.

(W) Auch hier ist zu fragen, welcher Schaden einem Toten entsteht, wenn man Teile seines Körpers anderweitig verwendet. Kann man einem Toten überhaupt noch Schaden zufügen? – Andererseits gibt es in unserer Rechtsordnung die »Ehrfurcht vor den Toten« und den »Schutz der Totenruhe«, deren Verletzung, etwa in Form von Grabschändung, ein Straftatbestand ist. Dies betrifft allerdings nur jene Toten, die bereits bestattet sind.

5.5 Ethische Aspekte

(1) Wie ist Organentnahme philosophisch-ethisch zu bewerten? (zu Kapitel 3)

(S) Die Entnahme eines gesunden Organs, um einem todkranken Patienten das Überleben zu ermöglichen, erscheint mir als gute altruistische Tat. Dabei sollte sichergestellt sein, dass der Spender keinen Schaden nimmt und bei einer Spende nach dem Tod das Persönlichkeitsrecht des Spenders gewahrt bleibt. Sollte eine Gewebeentnahme mit kommerziellem Hintergrund erfolgen, so ist dieser Aspekt allen Beteiligten, also Gebern und Nehmern, offenzulegen und der freien Entscheidung aller Beteiligter zu überlassen. Inwieweit ein gesellschaftlicher Konsens auch die Bezahlung für eine Organspende toleriert, bleibt abzu-

warten. Dass mit Geweben Geschäfte gemacht werden, ist Realität; ob dies dem Spender immer bekannt ist oder er selbst davon profitiert, ist offen. Eines besonderen Schutzes der Gesellschaft bedürfen Kinder und finanziell Abhängige.
(L) Im Kontext der Organtransplantation gibt es eine ganze Reihe von moralischen Problemen, die man nicht einfach knapp in einem Satz beantworten kann. Zur Kernfrage der (bloßen) Entnahme eines Organs reicht jedoch der Hinweis: Einem Hirntoten wird – unter Voraussetzung seines mutmaßlichen Einverständnisses – durch die Organentnahme in keiner erkennbaren Weise geschadet; also ist sie moralisch unbedenklich.
(W) Solange sicher gestellt ist, dass niemandem gegen seinen Willen ein Organ entnommen wird, ist die Organentnahme ethisch unbedenklich. Jeder Mensch kann Sachen oder Güter, die sein Eigentum sind, verschenken. Der Mensch ist Eigentümer seiner Organe. So gesehen ist Organentnahme bei entsprechendem Willen des Spenders ein Geschenk wie viele andere (z. B. Schmuck) auch.

(2) Wie ist aus ethisch-moralischer Sicht die Selbstschädigung zu bewerten? (zu Kapitel 4, NL 1)

(L) Der Begriff der Selbstschädigung bzw. des Handelns gegen die eigenen Interessen ist zwar sinnvoll und verständlich, aber – spätestens auf den zweiten Blick – doch recht problematisch. Denn wenn eine Person P bewusst etwas tut, was den (»primären«) eigenen Interessen zuwider läuft (z. B. weil es einen Verlust an Geld oder Gesundheit nach sich zieht), dann könnte man einwenden: Dass P sich – in Kenntnis der für sie negativen Folgen – dennoch für die Handlung entschieden hat, zeigt, dass diese letztendlich *in* ihrem (zumindest »sekundären«) Interesse liegt. Also hat sie sich selber nicht *wirklich* geschadet.
Im Übrigen betont das Grundprinzip »Neminem laedere« die *Asymmetrie* zwischen eigenen Interessen und den Interessen anderer. Gegen die legitimen Interessen *anderer* zu handeln, ist in aller Regel moralisch verwerflich; gegen die *eigenen* Interessen zu handeln mag *unvernünftig* sein, *unmoralisch* hingegen ist es *nicht*.
(W) Es ist nicht unmoralisch, da man die Fähigkeit zu freier Selbstbestimmung grundsätzlich annehmen kann und muss. Wäre das nicht so, würde unser Rechtssystem im Bereich des Bürgerlichen Rechts und damit das Geschäftsleben (z. B. Kaufverträge) zusammenbrechen.

(3) Wie sind Eigen- und Fremdnutzen sowie die Interessenkonflikte beim Transplantationsvorhaben moralisch zu bewerten? (zu Kapitel 4, NL 2)

(L) Dass der transplantierende Arzt, der potenzielle Spender und der potenzielle Empfänger sich aus ihren jeweiligen Perspektiven unterschiedliche Fragen stellen, eventuell auch ein und dieselbe Maßnahme unterschiedlich bewerten, stellt philosophisch kein echtes Problem dar. Ich sehe zumindest nicht, dass diese verschiedenen Perspektiven in einer bestimmten Situation ein einheitliches moralisches Urteil unmöglich machen würden.

(4) Wie ist es moralisch einzuschätzen, wenn ein sterbender Patient mit erklärter Organspendebereitschaft einen potenziell lebensverkürzenden Eingriff oder eine Medikamentengabe zulässt, die einzig dazu dienen, die Funktionstüchtigkeit seiner Organe für die Transplantation zu erhalten? (zu Kapitel 4, NL 2)

(L) Die Einnahme eines Medikaments, das dem zukünftigen Empfänger eines meiner Organe helfen, mir aber insofern schaden würde, als es mein eigenes Sterberisiko erhöht, wäre eine altruistische, zum *Wohle anderer* erfolgende Handlung, also *moralisch gut* und a fortiori *erlaubt*. Sie ist aber keinesfalls *geboten*, d.h. es ist selbstverständlich auch erlaubt, das Medikament *nicht* einzunehmen, um sich keinem erhöhten Sterberisiko auszusetzen!
(W) Das ist zulässig, wenn es der erklärte Wille des betroffenen Patienten ist.

(5) Handelt der Sterbende, der die Behandlung für die Überlebensfähigkeit seiner Organe zulässt, »besser« als derjenige, der diese Maßnahmen ablehnt? (zu Kapitel 4, NL 2)

(L) Vergleicht man beide Optionen, so gilt in der Tat: Die erste, altruistische dient *in höherem Maße* dem Wohle anderer, ist also moralisch (noch) besser als die Entscheidung, posthum meine Organe zur Transplantation freizugeben, ohne vorher die potenziell lebensverkürzenden Medikamente zu nehmen.
(W) Das hängt davon ab, ob man Altruismus moralisch höher bewertet als Eigennutz. Man kann das tun, es gibt aber auch Gründe, es nicht zu tun.

(6) Wie ist das moralische Handeln eines Arztes einzuschätzen, welcher die vom Sterbenden gewünschten Maßnahmen (Kanülierung, Heparingabe) verweigert mit der Begründung, ihm kein zusätzliches Risiko zumuten zu wollen, obwohl der Sterbende aus altruistischer Überlegung darum bittet? (zu Kapitel 4)

(L) In der geschilderten Situation sehe ich die primäre Aufgabe des Arztes darin, den Patienten P (d.h. den Sterbenden, der zugleich ein potenzieller Organspender ist) genauesten über die Risiken aufzuklären, die mit der fraglichen Maßnahme für ihn verbunden sind. Wenn P sich dann dennoch für diese Maßnahme entscheidet, ergibt sich für den Arzt ein moralisches Dilemma. Einerseits sollte er ja in P's »wahrem« Interesse handeln, ihm also kein zusätzliches Risiko zumuten; andererseits aber P's autonomen Wunsch respektieren. – Zur *juristischen* Beurteilung dieser kniffligen Situation müsste man einen Fachmann fragen.
(W) Voluntas aegroti suprema lex – Der Wille des Kranken ist oberstes Gesetz.

(7) Muss sich ein Mediziner bei erklärtem Organspendewunsch eines Sterbenden moralisch verpflichtet fühlen, alles medizinisch Erdenkliche zur Erhaltung der Organe zu unternehmen, um den späteren Organempfänger nicht zu gefährden, unabhängig vom Restrisiko für den Sterbenden? (zu Kapitel 4, NL 3)

(L) Hier wäre auf eine weitere *Asymmetrie* hinzuweisen: Die Interessen des Organempfängers (E) »zählen« gewissermaßen nicht in der gleichen Weise wie die des Organspenders (S). Wenn S sich *nicht* für die bei Frage 6 diskutierte Maßnahme entscheidet, weil er kein weiteres Risiko für sich selber eingehen möchte, dann sollte man dies nicht als eine Entscheidung bewerten, durch die E ein moralisch zu disqualifizierender *Schaden* zugefügt würde.
Man betrachte folgende Analogie: Jemand, der weiß, dass er innerhalb der nächsten sechs Monate sterben wird, erfüllt sich noch den Traum einer Mittelmeerkreuzfahrt, die sein Vermögen – und damit das Erbe für seine Angehörigen – um ein paar Tausend Euro verringert. Man würde hier ja wohl kaum urteilen, dass S seinen Erben *geschadet* habe, obgleich man im umgekehrten Fall – wenn er aus altruistischen Gründe auf die Kreuzfahrt verzichtet hätte – sagen würde, mit dieser Handlung habe er den Fremdnutzen erhöht.
Deshalb sollte man die zur Debatte stehende Entscheidung des Organspenders wie folgt analysieren: Wenn er sich für die Handlung H entscheidet, die dem zukünftigen Empfänger E zu einem (zusätzlichen) Vorteil gereicht, dann ist dies – wie schon bei den Fragen 4 und 5 betont wurde – moralisch (noch) *besser* als »nur« die Bereitschaft zur Organspende; aber eine im Eigeninteresse erfolgende Entscheidung gegen H wäre moralisch *untadelig* und sollte deshalb nicht so interpretiert werden, als würde durch sie E *geschadet*. Der *Nutzen* für E fällt lediglich *geringer* aus, als wenn zusätzlich auch noch H getan würde.
Diese Asymmetrie müsste auch aus der Perspektive des Transplantationsarztes berücksichtigt werden. Einerseits sollte er sich davor hüten, sein Verhalten zu stark von utilitaristischen Erwägungen leiten zu lassen; andererseits sollte er die verschiedenen Optionen – auch jene, bei denen S sich aus altruistischen Überlegungen freiwillig für die für ihn riskante Maßnahme H entscheidet – stets nur unter dem Aspekt des unterschiedlichen *Nutzens* für E, niemals aber unter dem eines Schadens beurteilen.

(8) Wenn ein todkranker Organspender sich explizit für eine eigene Spende ausgesprochen hat, die nach Eintritt seines Herztodes erfolgen soll, darf er dann seinen frühzeitigeren Tod durch mögliche medizinische Nebenwirkungen einer Vorbereitung zur optimalen Organerhaltung in Kauf nehmen? Und darf er sich selbst diese Schädigung zumuten bzw. von anderen verlangen, dass sie seinem Wunsch nach optimaler Vorbereitung seiner Organe für das Transplantationsunternehmen nachkommen? (zu Kapitel 4)

(L) Die meisten Teilfragen wurden schon oben beantwortet. Zur Abrundung nur Folgendes: Wenn der Arzt wirklich Indizien dafür haben sollte, dass der potenzielle Organspender S sich aus »neurotischen« Überlegungen heraus zu einer Maßnahme M entscheiden möchte, die sein Leben deutlich verkürzen könnte, dann ist es umso dringlicher, S noch einmal umfassend über die Konsequenzen von M aufzuklären. Bleibt S trotzdem bei der Entscheidung für M, so entsteht für den Arzt das oben erwähnte Dilemma in besonders brisanter Form: Soll er die (autonome?) Entscheidung respektieren oder sie als nicht authentisch,

weil auf »neurotischen« Überlegungen beruhend, deuten und sich dann paternalistisch – im mutmaßlich »*wahren* Interesse« von S – gegen M entscheiden?
(W) Ja, das darf er. Maßgebend ist der Wille des Patienten, wobei Geschäftsfähigkeit unterstellt wird. Seine Motive spielen dabei keine Rolle. Der Arzt ist dann moralisch gar nicht im Spiel. Allerdings hat er die Möglichkeit, eine medizinische Maßnahme aus Gewissensgründen abzulehnen, so wie ein Anwalt die Möglichkeit hat, ein Mandat abzulehnen oder ein bestehendes Mandat niederzulegen. – Eine andere Frage ist, ob es vielen Ärzten missfallen wird, lediglich als »Dienstleister« oder gar »Handlanger« behandelt zu werden.
(S) Ähnlich wie bei einer Lebendspende ist im Vorfeld zu prüfen, welche Motive für einen potenziellen Spender vorliegen, der bereit ist, noch als Sterbender durch zusätzliche medizinische Maßnahmen zum Gelingen des Organspendeprojekts beizutragen. Dabei ist auch darauf zu achten, dass der Betroffene zum Zeitpunkt seiner Absichtserklärung an keiner psychischen Krankheit leidet, welche die Freiheit seiner Entscheidung beeinträchtigt. Um zu vermeiden, dass dadurch familiäre Verwicklungen entstehen oder sogar beabsichtigt sind, ist auch die Reaktion im Familienumfeld zu bedenken. Die angesprochene Situation gerät in die Nähe aktiver Sterbehilfe, wenn medizinische Maßnahmen zum Wohl der Organe eindeutig den Tod eher herbeiführen. Überspitzt formuliert wären wohl die Lebendspende eines Sterbenden oder die postmortale Spende eines Toten erlaubt, nicht aber eine zum Tode führende Lebendspende.

(9) Gibt es analog dem Lebensrecht aus ethisch-moralischer Sicht auch den Begriff des »Sterberechts«? Und ist dies in allen Phasen des Ablebens, d. h. auch bei einem Hirntoten, in gleicher Weise zu bewerten? Immerhin wartet beim »Nutzenvergleich« ein potenzieller Organempfänger auf seine Lebensrettung. (zu Kapitel 4)

(L) (a) Aus moralphilosophischer Perspektive hat jeder Mensch zumindest in dem Sinne ein »Sterberecht«, als er selber entscheiden darf, ob in einer konkreten Lebens- bzw. Leidenssituation intensivmedizinische Maßnahmen abgebrochen werden sollen. Wie die aktuelle Debatte um Patientenverfügungen zeigt, wird ein solches Recht zunehmend auch von juristischer bzw. politisch-gesellschaftlicher Seite aus akzeptiert. Umgekehrt hat aber der Patient auch das moralische Recht, seine Sterbephase *nicht* abzukürzen bzw. im Extremfall sogar über seinen mentalen Tod (»Zeitpunkt t_5«) hinaus künstlich zu verlängern. Ein solcher Wunsch würde primär im Hinblick auf andere motiviert sein; das Weiterleben eines Hirntoten hat ja für ihn selber keinen intrinsischen Wert mehr, höchstens einen »extrinsischen« Wert für die trauernden Angehörigen, usw.
(b) Jede »Manipulation« des Sterbeverlaufs eines Hirntoten, der unmissverständlich seine Bereitschaft zur Organspende erklärt hat, erscheint moralisch unbedenklich und dürfte wohl kaum mit dem unter (a) eingeräumten Sterberecht kollidieren. Man vergleiche in diesem Zusammenhang auch die in Abschnitt 4.5 diskutierte Situation einer »posthumen Geburt«, bei der in aller Regel auch kein echter Konflikt zwischen den Interessen der hirntoten Schwangeren besteht.
(c) Die »Dead donor rule« besagt, dass die Entnahme eines Organs für Transplantations-

zwecke »nicht den Tod des Spenders verursachen« darf. Hier muss freilich präzisiert werden, welchen Todesbegriff man vor Augen hat. Offenkundig würde man einem Menschen schaden, wenn man seinen *personalen* oder seinen *mentalen* Tod verursacht. Ist der mentale Tod jedoch schon eingetreten, so schadet man dem Hirntoten nicht (mehr), wenn man seinen »letztendlichen«, biologischen Tod vorzeitig herbeiführt.
(W) Nur zum ersten, allgemeinen Teil der Frage: Sterben ist der letzte Lebensabschnitt und gehört folglich zum Leben. Wenn es ein Recht auf Leben, d. h. auf die Art und Weise der Lebensführung, gibt, muss es auch ein Recht auf »Sterbensführung« geben. Darüber hinaus gibt es ein Recht auf Nicht-mehr-Leben, d. h. auf den Tod bzw. das Totsein.

(10) Wie weit ist die Entscheidung über den »intrinsischen Wert« des Lebens abhängig von der Gesellschaft? (zu Kapitel 4)

(W) Die Entscheidung über den »intrinsischen Wert des Lebens« ist ganz und gar von der Gesellschaft abhängig, in der dies erörtert wird. Denn es sind die Angehörigen eines gegebenen Gemeinwesens, die eine Bewertung des Lebens vornehmen. Auch die Begründungen für diese Bewertungen (z. B. die Aussagen einer Religion) stammen ja von den Menschen. Woher sollten sie auch sonst kommen?
(S) Bei der Bewertung schwerer Erkrankungen in der Außenansicht der Gesunden hat sich wiederholt gezeigt, dass das angenommene Leid des Betrachters gar nicht der Innenperspektive und dem subjektiven Empfinden der Kranken entspricht. Beispielsweise haben Untersuchungen von Menschen mit fortschreitenden Nervenlähmungen ergeben, dass sie ihre eigene Lebensqualität deutlich höher einschätzen als die Gesellschaft vorschnell vermutet hatte. Die individuelle Fürsorge für den Patienten steht häufig im Schatten einer propagierten Vorsorge für die Allgemeinheit. Wenn das von außen zugeschriebene Leid nicht dem subjektiven Empfinden des Betroffenen entspricht, entscheidet womöglich auch die Mehrheitsmeinung über den intrinsischen Wert des Lebens.

(11) Wie ist das moralische Urteil zu fällen über einen Arzt, der es verpasst, rechtzeitig den Hirntod festzustellen bei einem Patienten, der einen Organspendeausweis bei sich trug? Gibt es das moralische »Recht« des Sterbenden auf die Behandlung in der Sterbephase derart, dass seinem zu Lebzeiten geäußerten Wunsch nach Organverpflanzung auch medizinisch Rechnung getragen wird? Besteht eine moralische Verpflichtung des Arztes, dem auch nachzukommen? (zu Kapitel 4)

(L) (a) Ob man einem Arzt, der es »verpasst«, bei einem Patienten, der einen Organspendeausweis bei sich trug, rechtzeitig den Hirntod festzustellen, moralisch einen Vorwurf machen will, hängt stark von den jeweiligen Umständen ab. Einem »normalen« Hausarzt, der vielleicht fernab der nächsten Transplantationsklinik praktiziert, würde man kaum ein Versäumnis vorwerfen wollen, wohl aber einem ausgebildeten Notfallmediziner.
(b) Unter Absehung der weiter oben diskutierten Probleme denke ich schon, dass es ein (nicht nur) *moralisches Recht* eines Unfallopfers bzw. sonstigen Sterbenden gibt, so behan-

delt oder versorgt zu werden, dass dem explizit erklärten Wunsch einer Organspende Rechnung getragen wird. Und aus einem solchen moralischen Recht ergibt sich in der Tat eine korrespondierende moralische Pflicht des Arztes.
(W) Ja, ein solches moralisches Recht des Sterbenden und eine moralische Pflicht des Arztes gibt es, und beides sollte in der Praxis auch umgesetzt werden.
(S) Der medizinische Fortschritt hält heutzutage viele Kranke am Leben, die früher gestorben wären. Die Gesellschaft wird dadurch im Endeffekt kränker und produziert selbst einen unersättlichen Ressourcenbedarf. Man kann es als Pflicht jedes Einzelnen in dieser Gemeinschaft ansehen, dass er oder sie sich auch mit den Konsequenzen des Organmangels auseinandersetzt und danach eine Entscheidung für oder gegen einen Organspendeausweis trifft. Der Ärztetag hat deshalb auch schon den Vorschlag gemacht, dass jeder Führerscheinbewerber mit dieser Frage konfrontiert werden sollte.
Für die Ärzte gilt, dass es Teil ihres Behandlungsauftrags ist, alle Möglichkeiten auszuschöpfen, um potenzielle Organspender zu identifizieren. Die Einhaltung einer Meldepflicht wird derzeit aber nicht überprüft und der Verstoß wird nicht sanktioniert. Es wäre ethisch angemessen, dass derjenige oder diejenige, die sich am falschen Arbeitsplatz fühlt, weil die Anforderungen den inneren Wertüberzeugungen widersprechen, praktische Konsequenzen daraus zieht und den anderen die Möglichkeit gibt, ihren Arbeitsablauf ungehindert zu vollziehen. Dazu gehört der Respekt vor der Meinungsvielfalt im Umkreis der Organspende, sodass andere Einstellungen nicht tabuisiert oder versteckt werden müssen.

Kapitel 6: Zeitgemäße Choreographien bei der Begegnung mit Leben und Tod

Hans Strenge und Joachim Wittkowski

»*Und wenn sie nicht gestorben sind … dann leben sie noch heute!*« Mit dieser Formel enden zahlreiche Märchen der Gebrüder Grimm. »Und wenn sie doch gestorben sind, dann sind sie nicht mehr am Leben«, könnte man ohne Umschweife hinzufügen, denn die zeitlichen Bezüge von Leben, Sterben und Tod sind im tradierten Volksgut unzweifelhaft verankert.

Wie in Kapitel 2 dargestellt, lässt sich das Sterben aus psychologischer und verhaltenswissenschaftlicher Sicht als besondere mentale Leistung, nämlich als Reflexion der eigenen Endlichkeit und des nahenden Todes, begreifen. So gesehen kann die Sterbephase je nach Bewusstseinszustand und Funktionstüchtigkeit des Gehirns in ihrer Ausdehnung sehr schwanken. Bei langsam fortschreitender Erkrankung kann sie sich über viele Jahre erstrecken, im Fall eines unerwarteten Unfalltodes ist sie praktisch nicht vorhanden, der Mensch scheidet ohne Sterben aus dem Leben. Die Grimmsche Formel würde ihre klassische Form verlieren und sehr vage werden: »*Und wenn sie nicht gestorben sind, dann leben sie vielleicht noch heute oder sind schon tot.*«

Die Bemühungen in Kapitel 2 um eine umfassende, ganz und gar stimmige und allgemein zutreffende Definition des Sterbens haben sich als vergeblich erwiesen. Zwar lässt sich die Berechtigung einer verhaltenswissenschaftlichen Kennzeichnung des Sterbeprozesses gut untermauern, gleichwohl bleibt die Erkenntnis, dass es je nach Standpunkt des Betrachters mehrere Auffassungen vom Sterben geben kann: die enge medizinisch-somatische Perspektive (kurz und hinsichtlich des Beginns anhand körperlicher Symptome bestimmbar), den weiten psychologisch-verhaltenswissenschaftlichen Blickwinkel mit Affinität zur Sichtweise der Palliativmedizin (lang und hinsichtlich des Beginns aufgrund der Mitteilung intrapsychischer Vorgänge bestimmbar) und den soziologischen Standpunkt, von dem aus Sterben das Ergebnis eines gesellschaftlichen Vorgangs der Zuschreibung und damit von den Zeitläuften abhängig ist – in Abschnitt 2.4.2 von Kapitel 2 wurde darauf bereits hingewiesen. Die Suche unseres Jugendlichen am Anfang von Kapitel 1 nach einer zweifelsfrei »richtigen«, unumstößlichen »Wahrheit« erweist sich also mit Blick auf das Sterben als vergeblich.

Das gilt nicht minder für den Tod. Kastenbaum und Aisenberg (1972, S. 191) nennen als mögliche gegensätzliche Bedeutungen, welche der Tod für den Menschen haben kann:

- eine biologische Tatsache ohne jegliche Bedeutung oder die alles überwölbende, sinngebende Bedingung unserer Existenz;

- die alle Werte zerstörende Kraft oder jenes Prinzip, das Werte erst schafft;
- die archaische Angst vor der Vernichtung der eigenen Existenz oder die Unfähigkeit, diesem unausweichlichen Schicksal ins Auge zu sehen.

In den Kapiteln 3 und 4 wird eine handlungsorientierte, aus der Intensivmedizin kommende Sichtweise vorgestellt, die den Hirntod als das Ende des menschlichen Lebens definiert. Dieses Konzept besteht aus zwei Teilen mit unterschiedlichen Argumentationsebenen: ein naturwissenschaftlich begründeter Befund, der aufgrund bestimmter Untersuchungsergebnisse den Totalausfall des Gehirns postuliert, und eine philosophisch-ethische Schlussfolgerung, die das Ende der menschlichen Person deklariert. Die Hirntod-Feststellung bedeutet die soziale Etikettierung als »tot« und dient gleichzeitig als Geschäftsgrundlage für sämtliche Aktionen der postmortalen Transplantation lebenswichtiger Organe. Aber selbst diese vielschichtige Konzeption hat sich nicht unwidersprochen als anerkannte »gesellschaftliche Verabredung« etablieren können. Bis heute erregen ihre Grundannahmen die Gemüter und führen auch unter ärztlichen Fachvertretern zu heftigen Debatten (Evans 2009; Miller & Truog 2009; Potts 2009). Es bleiben also Mehrdeutigkeiten auch beim Versuch, den Tod konzeptionell zu fassen – der Gegenstand der Betrachtung erweist sich einmal mehr als Vexierbild.

Bedeutet dies nun, dass das Verständnis von Sterben und Tod der Beliebigkeit anheimgestellt ist? Kann oder soll womöglich jeder seinen eigenen, gleichsam privaten Begriff vom Sterben haben? Innerhalb des Spektrums, das von völliger Beliebigkeit am einen Pol bis zu exakter Festlegung am anderen Pol reicht, lässt sich eine mittlere Position relativer Eindeutigkeit (oder Mehrdeutigkeit) bestimmen, gemäß welcher die Definition des Sterbens und des Todes zu allen Zeiten kulturell vermittelt war und daher auch heute gesellschaftlich bedingt ist (Feldmann 1997, S. 7). Mit dieser Aussage machen wir uns zum Abschluss unserer Betrachtungen eine soziologische Sichtweise zu eigen, die in diesem Buch neben der medizinischen, der psychologischen und der philosophischen Perspektive bisher kaum zur Geltung kam – eine Sichtweise, die sich nicht für die Sachverhalte der exakten Naturwissenschaften eignet, umso mehr hingegen für jene der Bio- und Verhaltenswissenschaften. Eine relative Eindeutigkeit der Begriffsbestimmung besteht insofern, als über sehr lange Zeitspannen – gewissermaßen sub specie aeternitatis, unter dem Gesichtspunkt der Ewigkeit – Veränderungen stattfinden, innerhalb eines großen geschichtlichen Zeitabschnitts jedoch eine gewisse Übereinkunft auf der gesellschaftlichen Ebene herrscht. Wie aber vollzieht sich der gesellschaftlich vermittelte Deutungsprozess des Sterbens in der Gegenwart?

Mit diesem abschließenden Kapitel soll gezeigt werden, dass die Wahrnehmung von Sterben und Tod kulturell vermittelt ist, und es soll deutlich gemacht werden, durch welche Faktoren dieser Vermittlungsprozess im Einzelnen bedingt werden kann. Im Folgenden werden die Rolle des Staates bei der Befriedigung des Sicherheitsbedürfnisses seiner Bürger, die Bedeutung der gesellschaftlichen Strukturen für die kollektive Wahrnehmung von Sterben und Tod sowie der Einfluss von Interessengruppen auf die Deutung von Sterben und Tod behandelt. Ein knappes Resümee und ein Ausblick auf zukünftige Entwicklungen schließen Kapitel und Buch ab.

6.1 Der Staat als Lieferant kollektiver Sicherheit und die Endlichkeit des Lebens

In Fortführung der anthropologischen Prämissen und der Merkmale des modernen Weltbildes, die wir in Kapitel 1 skizziert haben, ergibt sich als ein (weiteres) wesentliches Kennzeichen der westlichen Kultur der Gegenwart das Streben nach Sicherheit. Psychologisch ist dies eng verwandt mit Vertrauen. Giddens (1996, S. 129 ff.) nennt vier Kontexte des Vertrauens, die in vormodernen Kulturen wirksam waren:
(a) das Verwandtschaftssystem;
(b) die örtliche Gemeinschaft;
(c) religiöse Überzeugungen;
(d) Traditionen, d.h. die Organisation von Überzeugungen in rituellen Praktiken.

Alle diese Kontexte haben in der heutigen Zeit an Einfluss verloren. War in früheren Zeiten bis zum Auftreten der Pest die Religion diejenige Instanz, die durch das Erleben des Glaubens an Gott Daseinsangst zu mindern und ontologische Sicherheit zu vermitteln vermochte, so richten sich im Zeitalter des Glaubens an die technische Beherrschbarkeit der Natur und aller Lebensbereiche die Erwartungen der Menschen und ihre Forderungen nach der Abwehr von Bedrohungen an den Staat und seine Repräsentanten.

Beispiele für staatlich verordnete oder angebotene Sicherungsmaßnahmen gegen Lebensrisiken sind die Pflicht zur Benutzung des Sicherheitsgurtes bei der Fahrt mit einem Personenkraftwagen, die Impfung gegen eine Pandemie sowie die Einführung von sogenannten Körperscannern für Flugreisende. Dem Bedürfnis nach Sicherheit trägt auch das irrationale Versprechen mancher Versicherungsunternehmen Rechnung, das dem Kunden einen Schutz vor Schaden (z.B. einem Sportunfall) suggeriert, obwohl es tatsächlich lediglich um die Erstattung der materiellen Kosten nach Eintritt eines Schadensfalls gehen kann. Die Berücksichtigung von Sicherheitsbegehren durch den Staat erinnert bei Gronemeyer (1993, S. 33) an Huxleys (1932/1985) »Schöne neue Welt«:

> »*Sicherheit* soll künftig die Furcht *objektiv* erübrigen. […] Am Ende steht eine Welt in Aussicht, in der es nichts zu fürchten gibt, weil die Anlässe der Furcht samt und sonders ausgeschaltet oder unter Kontrolle gebracht wurden. […] Fortschritt ist in seinem harten Kern nichts anderes als die Optimierung von Sicherheit, d.h. die sukzessive Minimierung von Unsicherheit, Gefahr und Unvorhersehbarkeit […].« (Hervorhebungen im Original)

Für die Zwecke unserer Erörterung ist nun wichtig, dass angesichts der Vielzahl und Verschiedenartigkeit wahrgenommener (»gefühlter«) Bedrohungen nur noch die politisch Verantwortlichen (»der Staat«, »die Politik«) umfassenden Schutz vor diesen bieten können, sei es durch Verordnungen oder Gesetze, sei es durch die Bereitstellung finanzieller Mittel zum Aufbau von Organisationsstrukturen. Indem er dies tut und sein Handeln öffentlichkeitswirksam in den Medien dargestellt wird, wird der Staat für viele zu *der* sinngebenden und Schutz bietenden Instanz (Kearl 1995) der Neuzeit.

Es liegt auf der Hand, dass sich die Herstellung von Sicherheit durch staatliche Institutionen nicht auf alle Lebensbereiche erstrecken kann. Gegen den Tod ist nun mal kein Kraut gewachsen, und so lässt sich Sterben prinzipiell nicht verhindern. Für den allmächtigen schützenden Staat und seine Schutz gewährenden Repräsentanten scheint dies aber eine ungeheuere Blamage, die er nicht einfach auf sich sitzen lassen kann. Gronemeyer (1993, S. 15) hat dies wie folgt ausgedrückt:

> »Der Gedanke, daß das grandiose Unternehmen der vernunftgemäßen Weltgestaltung ein Reflex auf die demütigende Todesverfallenheit des Menschen sein soll, ist seinerseits so kränkend und erniedrigend, daß die Gesellschaftstheorie sich ihm versagt hat.«

Die logische Folge ist, dass man Sterben und Tod aus dem gesellschaftlichen Leben so weit wie möglich ausgliedert, und wo dies nicht möglich ist, sie in einer Weise deutet – d. h. in öffentlichen Verlautbarungen darstellt – die den Menschen den Eindruck vermittelt, der Staat könne sie auch vor dem Tod bewahren. »Sterbedefinitionen sind somit Ergebnisse von Kommunikationsprozessen, wobei es verschiedene Formen der Vermittlung, des Verschweigens, der Lüge und der Zurücknahme gibt« (Feldmann 1997, S. 9).

In diesem kommunikativen Prozess offizieller Deutungen von Sterben und Tod spielen auch die strukturellen Merkmale des politischen Systems eine befördernde Rolle. Bagatellisierungen und die Verwendung von Euphemismen (z. B. »Schwerstkranker« statt »Sterbender«; »Verluste« statt »gefallene Soldaten«; »robuster Einsatz« anstelle von »Töten feindlicher Soldaten«) gestatten dem Staat, sich als Institution darzustellen, die vor dem Sterben zu schützen vermag und die selbst nicht an Tötungshandlungen beteiligt ist. Indem er so einem wichtigen Interesse seiner Wähler nachkommt, sichern sich die Politiker ihre (Wieder-)Wahl und je nach politischer Konstellation den demokratischen Erhalt oder Neugewinn der Macht. *Und wenn sie nicht gestorben sind, dann deuten sie noch heute.*

6.2 Die Bedeutung der politischen Strukturen für die Wahrnehmung von Sterben und Tod

Ein zentrales Merkmal aller politischen Systeme, seien sie demokratisch oder nicht demokratisch verfasst, besteht darin, dass sich die Regierenden um die Zustimmung der Bevölkerung bemühen müssen. In einer Demokratie sind die Akteure gezwungen, sich so zu verhalten, dass sie den Wahlberechtigten attraktiv erscheinen und daher von ihnen gewählt werden. In einem nicht demokratischen System mit Einheitspartei spielt das Wahlergebnis zwar eine untergeordnete Rolle, wichtig ist aber auch hier das Ansehen, das die Führungspersonen bei den Menschen genießen.

Mit Blick auf unser Thema stellt sich die Frage, ob und gegebenenfalls welches öffentliche Interesse daran besteht, einerseits das Sterben als letzten Lebensabschnitt und andererseits den Tod als Zustand einigermaßen exakt zu bestimmen. Feldmann (1997, S. 9) hat darauf hingewiesen, dass das öffentliche Interesse sehr unterschiedlich ist, je nachdem, ob es um das Sterben oder um den Tod geht. An der *Feststellung des Todes* eines Menschen bestand von jeher Interesse. Dies erschließt sich aus der großen Bedeutung, welche das Ausscheiden eines Menschen aus dem Familienverband und der erweiterten Lebensgemeinschaft früherer Zeiten hatte. Mit der Entwicklung eines formalisierten Erbrechts wurde die förmliche Feststellung des Todes durch eine Person, die dazu legitimiert war, nämlich den Arzt, notwendig. Auch die genaue Bestimmung des Zeitpunkts, zu dem der Tod eingetreten ist, konnte für Erbschaftsfragen von Bedeutung sein; man denke hier an die »juristische Minute«, die beim Tod eines Ehepaars durch Unfall über die Nachlassregelung entscheidet. Je nachdem, welcher der Partner früher tot war und somit den jeweils anderen Partner beerbt hat, können andere Personen zu Erben werden. Im Bereich der Strafverfolgung spielt die Aufklärung der Todesumstände durch Rechtsmediziner eine große Rolle für die Aufklärung von Kapitalverbrechen. In jüngerer Zeit ist die Feststellung des Todeszeitpunkts für die Entnahme von Organen zum Zweck ihrer Transplantation von großer Bedeutung, wie in Kapitel 3 ausführlich dargelegt wurde.

Man kann also sagen, dass an der Feststellung des *Todes*, später auch des Zeitpunkts seines Eintritts, ein öffentliches Interesse bestand und nach wie vor besteht. Die Gesellschaft benötigt Sicherheit, was den Umgang mit den Toten (z. B. bezüglich des Begräbnisrituals) und mit den Folgen eines Todesfalls (Erbschaftsregelung, medizinische Verwendung von Organen, Strafverfolgung) betrifft. Was nun das *Sterben* angeht, so lässt sich ein solches öffentliches Interesse nicht feststellen. Dies ist unschwer damit zu erklären, dass Sterbende logisch wie juristisch Lebende sind, und sich daher Fragen wie jene, die soeben mit Blick auf den Tod erörtert wurden, gar nicht stellen. Und solange man eine sehr kurze Sterbephase im Sinne der traditionellen medizinisch-somatischen Auffassung vor Augen hatte, gab es kaum die Notwendigkeit für eine politische Einflussnahme (Veatch 1995). Erst die lange Zeitspanne zwischen dem Bekanntwerden einer todbringenden Krankheit und dem Eintritt des Todes, die aufgrund neuerer medizinischer Diagnose- und Behandlungsmethoden häufiger wurde, lenkte das Augenmerk auf das Sterben als Lebensabschnitt mit einer eigenen Qualität. Öffentliches Interesse besteht allenfalls an einer kostengünstigen Betreuung von Sterbenden, kaum hingegen an der begrifflichen Festlegung des Sterbens.

Die Interessen der Angehörigen eines Gemeinwesens werden in der Regel von seinem Führungspersonal wahrgenommen – sei dies nun demokratisch legitimiert oder nicht. Konkret erfolgt dies hauptsächlich in Form von Gesetzen sowie der Bereitstellung finanzieller Mittel, was wiederum Einfluss auf das Handeln der Menschen in ihren jeweiligen Lebensbezügen hat. Für unser Thema bedeutet dies, dass die Art und Weise, wie Sterben und Tod von den politischen Funktionsträgern gedeutet und interpretiert werden, die Ausübung politischer Macht darstellt. In dieser soziologischen Perspektive kann man die Definition des Sterbens einerseits und des Todes andererseits durch politische Institutionen als Instrument der sozialen Kontrolle bzw. als Herrschaftsmittel bezeichnen (Feldmann 1997; Kearl 1995).

In freiheitlich-demokratischen Staaten ist es allerdings weniger so, dass eine bestimmte Sichtweise von oben als verbindlich vorgegeben wird. Vielmehr vollzieht sich meist ein langwieriger Prozess der gesellschaftlichen Meinungsbildung, in dessen Verlauf ganz unterschiedliche Vorstellungen zur Sprache kommen und zunächst gleichberechtigt nebeneinander stehen. Dies ist eine Erklärung für die heutige Mehrdeutigkeit, das Vexierbildhafte der Begriffe »Sterben« und »Tod«.

Der weltanschauliche Pluralismus führt im Themenbereich von Tod und Sterben bisweilen zu langwierigen Abstimmungsprozessen, wie die über 20-jährige wechselvolle Entstehungsgeschichte des deutschen Transplantationsgesetzes zeigt. Der gesetzlichen Regelung über die Spende, Entnahme und Übertragung von Organen gingen unzählige Entwürfe und Anträge bei Landes- und Bundesparlament voraus, bevor sie 1997 mit 449 zu 151 Stimmen zugunsten einer »erweiterten Zustimmungslösung« festgeschrieben wurde (Klinkhammer 2002). Das bedeutet, dass nicht nur der potenzielle Organspender, sondern bei Fehlen seiner Meinungsäußerung auch die Angehörigen über eine Organentnahme mitentscheiden. Anders als bei der Widerspruchslösung lässt sich das Schweigen oder die Nichtäußerung in keinem Fall als Zustimmung für eine Spende interpretieren. Ohne offizielles Jawort der Betroffenen läuft gar nichts. Für unser Thema ist von Interesse, dass im Parlament auch über das Hirntod-Konzept abgestimmt wurde: 424 Abgeordnete waren dafür, 201 dagegen. Es liegt in der Natur der Sache, dass bei unterschiedlichen, tief verwurzelten Werthaltungen in der Bevölkerung konsensfähige Beschlüsse Zeit erfordern und häufig nur die Schnittmenge eines Minimalkonsens darstellen. Bemerkenswert ist, dass trotz der langen Diskussionsphase jeder dritte Parlamentarier nicht vom Hirntod-Konzept überzeugt war.

Die *Feststellung der Kriterien* für den Eintritt des Todes ist Sache der Vertreter der (medizinischen) Wissenschaft. Das *Todeskonzept* hingegen, das den Kriterien zugrunde gelegt wird, ist eine Angelegenheit der gesellschaftlichen Meinungsbildung (Veatch 1995). Es ist also die Gesellschaft, die entscheiden muss, welche körperlichen Merkmale es akzeptabel machen, ein Individuum als Toten zu betrachten, und wie dann mit ihm umzugehen ist. Analoges gilt für das Sterben. Hier geht es um das (subjektive) Erleben des Betroffenen und dessen Einschätzung durch die Gesellschaft. Kapitel 2 stellt einen Beitrag dar, diesen Prozess der Meinungsbildung auf einer möglichst rationalen Grundlage zu befördern. Und indem durch gesellschaftliche Übereinkunft festgelegt wird, was unter »Sterben« und »Tod« verstanden werden soll, wird zugleich auch das Konzept »Leben« als allgemein verbindlich bestimmt.

Im Folgenden soll dies schlaglichtartig erläutert werden. Die Verheißung eines »natürlichen Todes« in Verbindung mit einem »gesunden Alter« – gemeint ist wohl ein »natürliches Sterben« im hohen Alter – macht den Staat für seine Bürger attraktiv. Wer wünschte sich nicht ein langes Leben in guter körperlicher und geistiger Verfassung? Und allein »der moderne, reiche Industriestaat [vermag] seinen leistungsorientierten konformen Bürgern den massenhaften ›natürlichen Tod‹ [zu] liefern [...]« (Feldmann 1997, S. 79). Hier wird das Sterben also als etwas Natürliches propagiert. Eine andere Deutung vermeidet den ominösen Begriff und stellt stattdessen auf »Leben« ab. Aus dem »Sterben« wird flugs das »Ende des Lebens« oder auch die »letzte Lebensphase«. »Dieses ›Lebensende‹ meint aber etwas spezifisch anderes als die Macht *Tod* der früheren Zeiten, nämlich etwas, das nur mehr zum Leben gehört und das keinen Eigennamen mehr hat. Ein solches Ende kann gleichsam nur noch als die Abwesenheit von Leben registriert werden, per Konvention heute: die Abwesenheit von Hirnaktivität. Es ist etwas, das in gewisser Weise keine Gestalt mehr hat« (Gehring et al. 2007, S. 9; Hervorhebung im Original). Andere Zeiten, andere Deutungen.

Kearl (1995, S. 11) weist auf die Dekonstruktion der Sterblichkeit in modernen Staatswesen hin. Indem der unabwendbare Tod von politischen Meinungsführern in die Problembereiche »Sicherheit« und »Krankheit« umgewandelt würde, werde beim Publikum der Eindruck erweckt, als handele es sich bei der Sterblichkeit des Menschen um eines von vielen Problemen, die prinzipiell lösbar seien. Auch sonst wird der Tod nach Kearl (1995) vielfach als eine Art Feind dargestellt, den man mit militärischen Mitteln bekämpfen könne (»war against death«, S. 21).

6.3 Der Einfluss deutungsmächtiger Interessengruppen auf die Kennzeichnung von Sterben und Tod

In Kapitel 2 wurde der Frage nachgegangen, wann das Sterben beginne, und nach einer ausführlichen Erörterung wurde eine begründbare Antwort aus psychologisch-verhaltenswissenschaftlicher Sicht gegeben. An dieser Stelle und vom Standpunkt der Soziologie aus erscheint diese Fragestellung beinahe naiv. Die wichtige Frage lautet demnach nicht: »Wann beginnt das Sterben?«, sondern: »Wer bestimmt den Beginn des Sterbens?« (Feldmann 1997, S. 8 f.). Als Personengruppen, die sich zu einer Antwort berufen fühlen, kommen in Betracht: Ärzte, Priester und in jüngerer Zeit die Hospizbewegung. Juristen interessieren sich traditionell mehr für den Zeitpunkt, an dem der Tod eintritt, als für den Beginn des Sterbens. Und wenn sie sich doch mit dem Sterben befassen, dann geht es um rechtliche und ethische Fragen im Kontext der Tötung auf Verlangen bzw. des ärztlich assistierten Suizids (siehe Ankermann 2004). Innerhalb der Ärzteschaft sind Differenzierungen notwendig, etwa mit Blick auf Palliativmediziner einerseits und Transplantationsmediziner andererseits.

Was das Sterben betrifft, so kann man einen Streit um die »richtige« Deutung zwischen Ärzten (ohne die Palliativmediziner) und den Angehörigen der Hospizbewegung feststellen. Traditionell ausgebildete und orientierte Ärzte neigen dazu, das Sterben als Krankheit zu sehen und mit Sterbenden folglich so umzugehen, wie sie es auch mit anderen Kranken tun. Dies ist in der Tat naheliegend, denn die meisten Menschen westlicher Industriestaaten dürften an den Folgen einer Krankheit sterben und sich zu deren Behandlung im Krankenhaus aufhalten. Da Ärzte in der Regel nicht für den

Umgang mit Sterbenden ausgebildet sind, bietet es sich für sie geradezu an, einen unheilbar Kranken als »schwerkranken Patienten« und nicht als »Sterbenden« zu definieren mit allen Konsequenzen bezüglich des Verhaltens ihm gegenüber (Anselm & van Oorschot 2007; Feldmann 1997, S. 61 u. 67; Schröder & Wittkowski 2008).

Was die Definition des Todes betrifft, so hat die mittlerweile über Jahrzehnte geführte Diskussion gezeigt, dass weder biologische noch philosophische Argumente zur Einigkeit darüber führen, wie der Tod für den Einzelnen zu definieren sei (Veatch 1995). Seine Vielschichtigkeit hat den australischen Soziologen Kellehear (2008, S. 1540) zu der Feststellung veranlasst: »Death is not decided by appeals to biology but by a social mix of medical, legal and family consensus.« Also: Medizin, Rechtsprechung und Familie sind sozial verträglich beteiligt.

In der Hochleistungsmedizin zählen zu den neuen professionellen Akteuren im Umfeld des Todes (siehe auch die Darstellung zum Todessystem in Kapitel 1) sowohl die Transplantationsmediziner als auch die mehr im Hintergrund agierenden Gewebemediziner, beide mit vollen Auftragsbüchern. Da sie intakte Körperteile zum Überleben eines Sterbenden oder zum Wohl eines kranken Lebenden gewinnen wollen, haben sie ein besonderes Interesse an der behördlichen Genehmigung ihres Betätigungsfeldes. Das offizielle Zeichen des eingetretenen Todes wird für sie zum Startsignal für postmortale Aktivitäten. Aber auch das betroffene Verwandtschaftssystem, in dem sich der Einzelne häufig vertrauensvoll aufgenommen fühlt, möchte bei den existentiellen Fragen von Sterben und Tod nicht einfach übergangen werden. Dies zeigt sich besonders außerhalb des westlichen Kulturkreises, gewinnt aber auch in unseren Breiten zunehmend an Bedeutung.

6.3.1 *Der Tod und die leise Hintergrundaktivität der Gewebemedizin*

Obwohl sie im allgemeinen Bewusstsein immer noch im Schatten ihrer großen Schwester, der Transplantationsmedizin mit Verpflanzung lebenswichtiger, solider Organe steht, führt die Gewebemedizin bereits seit Langem ein stabiles Eigenleben. Von ihr profitieren viele kranke und viele gesunde Menschen. Wie aus einer anderen Welt wirken aktuelle Mitteilungen in seriösen Presseorganen mit dem Titel »Operation Unsterblichkeit«. Sie beziehen sich auf die erfolgreiche Forschung im Bereich der sogenannten protein-induzierten pluripotenten Stammzellen (Bahnsen 2009). Auf die Grimm'sche Formel gebracht: »*Und wenn sie nicht (ab-)gestorben sind, dann leben sie ewig.*«

Was haben diese Nachrichten über das unendliche Leben von Geweben mit den Konzepten von Sterben und Tod zu tun? Schon vor längerer Zeit erschien das Buch eines Hirnforschers und Neurophysiologen mit dem Titel »Hirnverpflanzung. Die erste Unsterblichkeit auf Erden« (Linke 1996). In der Öffentlichkeit nicht so bekannt wie die Verpflanzung großer Organe ist das langjährige Bemühen der Mediziner, Patienten mit einer Parkinsonerkrankung durch eine Hirngewebstransplantation zu neuer Beweglichkeit zu verhelfen (Braak & Del Tredici 2008). Für unsere Betrachtung ist von Bedeutung, dass dazu gesunde Nervenzellen aus dem Mittelhirn von menschlichen Feten benötigt werden. Definitionsgemäß beginnt die Fetalperiode des Menschen mit der neunten Entwicklungswoche der Schwangerschaft, in der sich auch erste Gehirnzellen ausbilden, und sie endet mit der Geburt. Die Entnahme von Zellen und Gewebe aus einem abgetriebenen oder spontan abgegangenen Fetus setzt die Feststellung des Todes dieses Fetus voraus (Zentrale Ethikkommission bei der Bundesärztekammer 1998). Aus juristischer Sicht gelten als Todeskriterien das Fehlen von Spontanatmung und Herzschlag nach Ausschluss reversibler Einflüsse; für Frühgeburten gelten die Kriterien des Hirntodes (Brewe 2006, S. 121).

Linke (1996, S. 116) hat auf einen wichtigen Umstand aufmerksam gemacht, nämlich dass

> »die Vereinbarung des Hirntodkonzepts in eklatantem Widerspruch zu der Unbekümmertheit steht, mit der man Hirngewebeverpflanzung akzeptiert, wo sie doch das Leben desjenigen Spenderorgans voraussetzt, an dem in diesem Fall gerade der Tod festgemacht werden soll. […] Oder hat man darüber nicht nachgedacht, dass Hirngewebespende das Leben jenes Organs voraussetzt, das abgestorben sein müsste, damit Organspende nicht zu einer Form partieller Reanimation des Verstorbenen wird?«

Bei der Todesfeststellung eines menschlichen Fetus ist man unausgesprochen aber eindeutig zum Kriterium des *Teilhirntodes* übergegangen. Denn nur mit funktionstüchtigem Gehirngewebe macht eine therapeutische Verpflanzung Sinn. Gelten diese Kriterien von Herztod und Teilhirntod nur beim ganz jungen Fetus? Unversehens geraten wir mit den Fragen in einen Zwischenbereich am Beginn der menschlichen Lebensspanne, in dem bereits zahlreiche Mediziner in aller Stille tätig sind.

Der Medizinethiker Veatch (1995) gibt zu bedenken, dass äußerst unsicheres Terrain betreten wird, sobald man sich von der strikten Voraussetzung eines Totalausfalls des Gehirns als menschlicher Todesdefinition entfernt. Wer vermag dann eine exakte Grenze hirnbiologischer Funktionsausfälle zu bestimmen, die als soziale Etikettierung des Todeseintritts Gültigkeit hat? Ist dann noch überschaubar, welche Interessengruppen in welcher Weise Einfluss nehmen wollen? Schon heute existieren innerhalb des Medizinsystems der Altruismus der Gebenden (Organe) und das Profitdenken der Nehmenden (Gewebe) Seite an Seite, ohne dass dies für *beide* Parteien deutlich erkennbar wäre (Richter-Kuhlmann 2008). Nicht nur die Todesdefinitionen, sondern auch die wirtschaftlichen Verflechtungen gilt es der Öffentlichkeit vorzustellen, damit jeder zu Lebzeiten im Vollbesitz aller Kräfte und mit allen wesentlichen Informationen ausgestattet selbst entscheiden kann, ob er Organe und / oder Gewebe spenden möchte oder nicht (Grill & Keller 2009).

6.3.2 *Der Tod und die machtvolle Einflussnahme des Verwandtschaftssystems*

Die Verabschiedung von einem sterbenden Familienmitglied und die staatlich organisierte Rettungsaktion für todkranke Organempfänger gehören zwei völlig unterschiedlichen Sphären an. Beide kommen am Sterbebett sehr konkret miteinander in Berührung, nämlich dann, wenn ein Sterbender medizinisch als potenzieller Organspender identifiziert wird. Diese Zuschreibung vonseiten der Ärzte bedeutet, dass ab sofort einer bestimmten Logistik – nämlich jener der Gewebe- und Organmedizin mit der ihr eigenen zeitlichen Dynamik – Folge zu leisten ist. Nicht nur die sozial-emotionalen Bedürfnisse der Angehörigen, sondern Angebot, Nachfrage und Überlebensfähigkeit von gesunden Organen und Geweben und nicht zuletzt intensivmedizinische Kosten-Nutzen-Aspekte diktieren das Zeitmanagement an der Grenze zwischen Leben und Tod. Die so entstehenden vielschichtigen, sich überlagernden Zeitläufte erfordern eine zeitliche Gleichschaltung. Aus der Beobachtung komplexer Gesellschaften weiß man, dass die »Eigenzeit der Gruppe« über die des Individuums dominiert. Dies führt für den Einzelnen zu einem »zeitlich-technischen Anschlusszwang« (Nowotny 1989, S. 35).

Auch am Sterbebett können unter dem Planungshorizont einer Lebensrettung durch eine postmortale Organspende Zeitkonflikte und zeitliche Asymmetrien auftreten. Die autoritäre Festlegung von Prioritäten durch institutionelle Mechanismen führt hier selten zu einer Lösung. Sie bewirkt eher eine Verweigerung der Kooperation vonseiten der Angehörigen. Deswegen besteht die Notwendigkeit, ohne sozialen Zwang eine »gefühlte« Gleichzeitigkeit zwischen den Bedürfnissen der Verwandtschaft und den Ansprüchen der Überlebensakteure herzustellen. Dazu bedarf es allerdings eines besonderen choreografischen Geschicks. Nicht von ungefähr wird deshalb angestrebt, erfahrene Koordinatoren der Transplantationszentren, gleichsam wie geschulte Missionare im Dienst einer guten Sache, an den Gesprächen mit den trauernden Hinterbliebenen zu beteiligen. Bei ihrer Anwesenheit, so zeigen aktuelle Statistiken, liegen die Zustimmungsraten der Angehörigen deutlich höher, als wenn lediglich der sterbebetreuende Arzt das Gespräch führt (Siegmund-Schultze 2009).

Die Zeitnot der Lebensretter und die Medikalisierung des Sterbens, ein Kennzeichen der modernen Gesellschaft (vgl. Kapitel 1), haben in dieser Situation noch einen ganz konkreten Grund. Die Ärzte haben die leidvolle Erfahrung machen müssen, dass selbst nach erklärtem Hirntod und Einverständnis aller Beteiligten nicht automatisch alles zum Guten steht: Das absterbende Gehirn kann über autonome Mechanismen mit Blutdruckerhöhungen oder Entzündungen die für eine Verpflanzung vorgesehenen gesunden Organe ernsthaft gefährden (Chamorro et al. 2009). Dem gilt es mit bestimmten Medikamenten möglichst frühzeitig gegenzusteuern. Will man den Begriff »gutes Sterben« benutzen, so erhält er hier eine völlig neue Bedeutung. Aus Sicht der Lebensretter meint er das »nebenwirkungsfreie Absterben« des Gehirns ohne Schaden für die kostbaren Spendeorgane. Dafür ist in dieser Phase im Interesse Dritter Sorge zu tragen. Das Ende des Menschen, das Absterben des Gehirns und das intermediäre

Leben der Spenderorgane bedürfen einer genauen medizinischen Überwachung. Sterben und Tod sind ab jetzt keine Privatsache mehr, aber die Zustimmung der Angehörigen muss in der aktuellen Situation von Sterbeszene und akuter Trauerreaktion gesichert sein.

Auf die besondere Bedeutung des Verwandtschaftssystems und der religiösen Überzeugungen als Vertrauensfundus in vormodernen Kulturen wurde bereits in Abschnitt 6.1 hingewiesen (Giddens 1996). Als aktuelles Beispiel mag der Vordere Orient gelten: Interessanterweise hat sich trotz offiziell anerkannter Hirntod-Konzeption in keinem Staat des Nahen und Mittleren Ostens eine erfolgreiche Struktur zur Förderung postmortaler Organspenden bilden können. Unsicherheiten in der Bevölkerung und mangelndes Verständnis des Hirntod-Konstrukts bei den medizinischen Fachkräften haben dies bislang verhindert, aber auch Ängste vor negativen Reaktionen des lokalen Imams oder des erweiterten Familienklans (Shaheen et al. 2004). In Saudi-Arabien ist überdies die vorherige Zustimmung der Familienangehörigen zur Organspende zwingend (Shaheen & Souqiyyeh 2004).

Dieses Beispiel zeigt, dass unabhängig vom politischen System mit Gesetzesvorgaben allein keine Akzeptanz bei Todesdefinition zu erzielen ist. Bei den Fragen von Sterben und Tod zeigt sich bislang keine Angleichung der normativen Horizonte in der Bevölkerung. Gerade das Anliegen der postmortalen Organspende macht deutlich, wie verschieden und wie langlebig die Auffassungen weltweit sind.

Die alten Kontexte des Vertrauens (siehe Abschnitt 6.1) scheinen durch die Aktivierung verschiedener Sichtweisen eher noch eine Renaissance zu erleben. Die Familie, das Verwandtschaftssystem oder die religiösen Gemeinschaften müssen als Partner für das Überlebensprojekt Organspende gewonnen werden. Die Prozesse der Globalisierung führen zwar zu grenzüberschreitenden sozialen Netzwerken und zu transnationalen Vergesellschaftungen (Mau 2007), die sich in Form von Internetforen für bestimmte Austauschinteressen und als transnationaler Raum mit Organspendeangeboten aus verschiedenen Ländern (Stiftung »Eurotransplant«) manifestieren. Eine übergreifende Sterbe- und Todeskultur jedoch ist nicht in Sicht. Wenn der Staat an seinem Vorhaben festhält, zum mächtigsten Verbündeten gegen den Tod zu werden, dann erfordert das ein kollektives Bemühen und eine Kooperation mit den gesellschaftlichen Subgruppen. *»Und wenn sie gestorben sind, dann leben sie noch weiter in der Tradition ihres Verwandtschaftssystems bis heute.«*

6.3.3 *Das Sterben in Hospizarbeit und Palliativmedizin*

Nicht nur der Tod, auch das Sterben kann in den Fokus von bestimmten Interessengruppen geraten. Die Hospizarbeit, begründet von Elisabeth Kübler-Ross, Cicely Saunders und Florence Wald, ist das Ergebnis einer gemeindenahen Gegenbewegung zur konventionellen medizinischen Versorgung Sterbender, die von Krankenschwestern, einigen progressiven Ärzten, ehrenamtlichen Helfern und Angehörigen von Kirchengemeinden als ganzheitlicher Ansatz propagiert wurde und wird (Connor 1998). Vom Standpunkt der traditionellen medizinischen Versorgung aus kam die Hospizbewegung daher von außen, gleichsam als eine von Frauen angeführte Bürgerbewegung. Vielleicht ist dies einer der Gründe, warum sie von jeher eine starke ideologische Komponente beinhaltete. So betont die Hospizbewegung im Rahmen ihres ganzheitlichen Betreuungsansatzes die Spiritualität des Sterbenden (Corless & Nichols 2003, S. 190; Zimmerman 1986). Ferner strebt sie ein »gutes Sterben« an, dessen wichtigstes Kennzeichen sie in »Sterbebewusstheit« aufseiten des Sterbenden sieht (Connor 1998; Dreßke 2005, S. 100). Schließlich erhebt die Hospizbewegung den Anspruch, das gesellschaftliche Bewusstsein bezüglich Sterben, Tod und Trauern zu verändern. Ein selbstkritischer Vertreter der (US-amerikanischen) Hospizszene weist auf eine Tendenz zur Arroganz hin; hier und da gebe es ein Sendungsbewusstsein, aufgrund dessen man zu wissen glaube, was das Beste für den Sterbenden sei (Connor 1998, S. 111 f.).

Dies ist die Grundlage, auf der das Sterben durch die Angehörigen der Hospizbewegung gedeutet wird. Sterben ist demnach ein Lebensabschnitt des persönlichen Wachstums und der Bereicherung in erster Linie für den Sterbenden, mittelbar aber auch für jene Personen, die ihn begleiten (Corr et al., 1999; Parker-Oliver 1999–2000). Für Kastenbaum (1993) beschreiben die bekannten fünf Phasen des Sterbens nach Kübler-Ross alles mögliche, nur nicht körperlichen Verfall. Es gibt Grund zu der Annahme, dass hier das »gute« und »richtige« Sterben von einer Interessengruppe zunächst gedanklich konstruiert und sodann durch die eigene Betreuungspraxis als Realität bestätigt wird (siehe Dreßke, 2005, S. 100) – ein Vorgang, der durchaus zum Wohl des betreuten Sterbenden sein kann.

Wenngleich palliativmedizinische Betreuung heute vielfach mit Hospizarbeit gleichgesetzt wird und beide unter dem Oberbegriff »Palliative Care« firmieren, gibt es doch Unterscheidungsmerkmale. Die Palliativmedizin ist eine Reaktion auf das Versagen des Gesundheitssystems in einem spezifischen Bereich infolge der Überalterung der Gesellschaft (Gronemeyer et al., 2004). Die Palliativmedizin hat ihren Ursprung somit innerhalb des medizinischen Versorgungssystems, sie entwickelte sich von innen. Entsprechend stark ist die Betonung des körperlichen Aspekts, etwa in Form der Symptomkontrolle (siehe z. B. Husebö & Klaschik 1998).

Dies hat Auswirkungen auf die Art und Weise, wie das Sterben und die Betreuung der Sterbenden gedeutet werden. Die palliativmedizinische Betreuung ist wenig ideologisch, sondern im Rahmen eines ganzheitlichen Ansatzes pragmatisch an den Bedürfnissen der Sterbenden orientiert mit dem Ziel, dem Sterbenden zu bestmöglicher Lebensqualität zu verhelfen (Aulbert 1997; Vollmann 2001, S. 8). Spiritualität und Werthaftigkeit werden hier weniger betont (Corless & Nichols 2003, S. 190), die Kommunikation zwischen dem Sterbenden und seinen Betreuungspersonen im Allgemeinen und die Frage der partizipativen Entscheidungsfindung nehmen hingegen einen vergleichsweise breiten Raum ein (siehe z. B. Schmeling-Kludas 2006; van Oorschot & Anselm 2007).

Bei aller Gemeinsamkeit in Grundverständnis und Zielen führen die hier skizzierten unterschiedlichen Sichtweisen auch zu einer gewissen Konkurrenz um die Deutungshoheit bezüglich der Betreuung Sterbender. Letzten Endes geht es um die Ausübung sozialer Kontrolle sowie um den Erwerb oder Erhalt sozialer Macht.

> »Die Hospizbewegung ist unter anderem ein Versuch, den Ärzten einen Teil der Kontrolle über das Sterben zu entreißen und eine Gruppenkontrolle durch die sterbende Person bzw. ihre Bezugspersonen und eine Helfergruppe zu installieren, wobei andere Professionelle wie z.B. Priester, Krankenpflegepersonal oder Sozialarbeiter in diesem Prozeß zusätzliche Steuerungschancen erhalten [...].« (Feldmann 1997, S. 72)

Es ist daher nicht verwunderlich, dass man von palliativmedizinischer Seite auf eine stärkere Position des Arztes in der Hospizarbeit dringt (Vollmann 2001, S. 13). So hat jede Seite ihr eigenes Revier, und jede Seite sucht ihren Einfluss zu bewahren, wenn nicht gar zu verstärken, um ihre Daseinsberechtigung hervorzuheben und letztlich ihr gruppenspezifisches Selbstwertgefühl zu stärken.

6.4 Fazit und Ausblick

Aus Sicht der Verhaltenswissenschaft lässt sich das *Sterben* eines Menschen als Lebensabschnitt mit besonderer Einstellung, nämlich der bewussten Erwartung des kommenden Todes, kennzeichnen. Mit der Betonung des subjektiven Erlebens als Kriterium für »Sterben« wird der Sterbende zum Bezugsrahmen; es handelt sich somit um eine »personale Definition« mit einem minimalen Anteil an »Fremddefinition« (Feldmann 1997, S. 86). Dies verweist auf jene dem Menschen eigene und ihm angemessene Möglichkeit, nach eigenen Vorstellungen Abschied vom Leben zu nehmen, und zwar auch ohne Einschränkung durch Krankheit und Zeitnot. Entsprechend dieser Sicht sind Aussagen erlaubt, die der Alltagserfahrung zu widersprechen scheinen: Sterben kann man überleben, und aus dem Leben scheiden kann man ohne zu sterben (siehe Kapitel 2). Durch die moderne Intensivmedizin wurde dem *Tod* mit dem Hirntod-Konzept ein zusätzliches, neues Antlitz verliehen: Es ist nicht mehr wichtig, was ich sehe, sondern was Experten messen. Diese Fremddefinition allein entscheidet über Leben, Tod und Personalität, Sterben ist dabei kein Thema. Diese Regelung führt in der Transplantationsmedizin zu unterschiedlichen emotionalen Reaktionen, Verhaltensweisen und Interessenkonflikten (vgl. Kapitel 3). Aus philosophischer Sicht, die dem bioethischen Grundgedanken der Schadensvermeidung folgt, stellt sich für das Hirntod-Konzept die entscheidende Frage: Was ist der moralische Status eines Verstorbenen? Zum entscheidenden Kriterium wird die Feststellung des mentalen Todes. Daraus folgt, dass einem mental toten Individuum durch Beendigung des biologischen Lebens, beispielsweise durch Entnahme von gesunden Organen, keinerlei Schaden mehr zugefügt wird, und dies unabhängig vom vieldeutigen Personenstatus (siehe Kapitel 4).

Die Konzepte von Sterben und Tod sind wie Vexierbilder wechselhaft, reflektieren sie doch nur das, was die Gesellschaft und ihre Experten als solches bezeichnen. In der heutigen Zeit lässt sich das vexierbildhafte Erscheinungsbild von Sterben und Tod damit erklären, dass traditionelle und moderne Vorstellungen nebeneinander bestehen. Weniger der Vermengung unterschiedlicher Lebensformen ausgesetzt, erscheint da die Einschätzung aus philosophischer Sicht. Auch wenn ein allgemein akzeptiertes Axiomsystem von ethischen Prinzipien nicht existiert, so fühlt sich die philosophische Betrachtungsweise auch überparteilich aussagenlogischen Argumenten verpflichtet. Innerhalb bestimmter ethischer Prinzipien wie beispielsweise dem des »Neminem laedere« (siehe Kapitel 4) oder des Utilitarismus bleibt die Stringenz der Bewertung und Argumente nachvollziehbar und durchgängig erhalten (Lenzen 1999). So wird man auf der Suche nach festem Boden unter den Füßen auf dem Terrain der Philosophie offenbar eher fündig als auf jenem der Sozial- und Verhaltenswissenschaften einerseits und der Medizin andererseits.

Wie wird, wie kann die Zukunft speziell im Hinblick auf den Umgang mit Sterben und Tod aussehen? Sogenannte Megatrends, von denen einige bereits in Kapitel 1 angesprochen wurden, können die Grundlage für eine Prognose bieten.

(1) *Ökonomisierung:* Im Rahmen einer »Biopolitik« (Schirrmacher 2005) werden die Kosten betrachtet, die ein Mensch durch seine Existenz im Allgemeinen und durch sein Sterben im Speziellen verursacht. Aus volkswirtschaftlicher Sicht wird sich die Notwendigkeit ergeben, kostengünstig zu sterben. Eine »medizinisch-administrative Ordnung des Sterbens« (Gronemeyer 2008, S. 303) zeichnet sich ab.

(2) *Technisch-apparativer Fortschritt:* Mit der Verfügbarkeit von immer mehr Geräten tritt der Mensch als diagnostizierender und behandelnder Arzt sowie als Pflegender in den Hintergrund mit der Folge, dass menschliche Zuwendung abnimmt (»high tech – low touch«; Naisbitt 1982).

(3) *Individualisierung und Pluralismus:* Traditionelle und moderne Vorstellungen von Sterben, Tod und Trauer bestehen nebeneinander. Dies bedeutet nie gekannte Wahlmöglichkeiten und Gestaltungsfreiraum für den Einzelnen, kann aber auch zu Desorientiertheit führen. Eine Auflehnung gegen Experten und vermeintliche Autoritäten geht Hand in Hand mit der Inszenierung des Sterbens und der Verabschiedung von Toten nach jeweils eigenen Vorstellungen (Walter 1994).

(4) *Professionalisierung:* Als »eine unmittelbare Folge der gesellschaftlichen Verdrängung« (Nassehi 1992, S. 23) und in Fortführung eines bereits verbreiteten Leistungsdenkens (»Qualitätssicherung«) werden die Betreuung Sterbender und die Begleitung Trauernder vermehrt von Spezialisten übernommen. Ähnlich wie dies für Schwangere und ihre Partner bereits praktiziert wird, wird man Vorbereitungskurse einführen (»Sterben für Anfänger«).

(5) *Verbergen und Verschleiern:* Die unästhetischen und furchterregenden Aspekte von Sterbenden und von Leichen werden durch die Betonung intrapsychischer Vorgänge (z. B. die Phasen des Sterbens und des Trauerns) verdeckt. Die Tendenz geht zum Sterben ohne Sterbende, zum Tod ohne Tote. Sterben und Tod werden in

gefühlsneutrale oder gar positiv besetzte Konzepte verwandelt (»Sterben« ist nunmehr »Fortgehen«; »Sterbebegleitung« wird zu »Betreuung am Lebensende«; aus dem »Toten« wird der »Verewigte«) und verschwinden als originäre Konzepte (Kastenbaum 1993).

(6) *Politisch-administrative Gleichschaltung:* Ausgehend von den Belangen der Transplantationsmedizin werden in der Europäischen Union bestehende (informelle) Konzepte von Leben, Sterben und Tod formell, d. h. durch Gesetz, einheitlich etabliert (Lilie 2009). Man kann darin das Entstehen einer »oligarchische[n] Kollektivethik« (Feldmann 2010, S. 38) sehen.

Zwischen diesen zukünftigen Entwicklungslinien bestehen mannigfache Beziehungen, und sie können auch neue Tendenzen auslösen. So besteht ein enger wechselseitiger Zusammenhang zwischen der kostensparenden Gestaltung von Arbeitsabläufen und der Entwicklung (verbesserter) technischer Geräte. Die verstärkte Technisierung und Professionalisierung im Umgang mit Sterbenden, ihren Angehörigen und den Hinterbliebenen Verstorbener mag zu einer Gegenbewegung im Sinne eines »Zurück zum Natürlichen« führen, wie sie im Wunsch nach dem Aufleben der Ars moriendi (»Kunst des Sterbens«) früherer Jahrhunderte bereits erkennbar ist. Mit diesem Ausblick haben wir versucht, einige Strömungen zu skizzieren, die für den zukünftigen Umgang des Menschen mit Sterben und Tod maßgebend sein können. Mit Überraschungen ist zu rechnen.

Während sich meteorologisch eine globale Klimaerwärmung abzeichnet, könnte es beim gesellschaftlichen Klima zu einer Abkühlung kommen. Die kostensparende Verwendung von technischen Neuerungen (Internet, Call Center, Fahrkartenautomaten etc.), die aber auch den unmittelbaren Umgang zwischen den Menschen ersetzt oder gar verhindert, lässt die sozial-emotionalen Bedürfnisse der Menschen unbefriedigt. Naturwissenschaftlich-technische Forschung vermag ihrem Wesen nach weder die ewige Frage nach dem Sinn des Lebens zu beantworten noch Werte zu vermitteln. Erkenntnisgewinnung ist wertfrei, und technische Neuerungen per se sind weder gut noch schlecht. Worauf es indes ankommt, ist die Art und Weise ihrer Verwendung. In diesem Sinne wünschen wir uns einen Wandel im gesellschaftlichen Bewusstsein bezogen auf das Leben im Allgemeinen und auf Sterben und Tod im Besonderen. Was Naisbitt (2007, S. 306) für die Keimbahntechnologie und den Lebensanfang prophezeit, könnte aus unserer Sicht auch für den Umgang mit Sterben und Tod gelten:

> »Denn was die Wissenschaft nicht in den Händen hält, ist der Schlüssel zu unserer Seele, zu unserem geistigen Sein, an das wir uns klammern und das wir verteidigen. Und so wird es der Geist der Vergangenheit sein, der die bedeutendste Frage dieses neuen Jahrhunderts stellen wird: Was bedeutet es, ein Mensch zu sein?«

Literatur

Ankermann, E. (2004): *Sterben zulassen. Selbstbestimmung und ärztliche Hilfe am Ende des Lebens.* München: Reinhardt.

Anselm, R., Oorschot, B. van (2007): Fazit und Perspektiven für die Weiterarbeit. In: Oorschot, B. van, Anselm, R. (Hrsg.): *Mitgestalten am Lebensende. Handeln und Behandeln Sterbenskranker.* Göttingen: Vandenhoeck & Ruprecht, S. 164–177.

Aulbert, E. (1997): Lebensqualität bei inkurablen Krankheiten in der Palliativmedizin. In: Aulbert, E., Zech, D. (Hrsg.): *Lehrbuch der Palliativmedizin.* Stuttgart: Schattauer, S. 82–98.

Bahnsen, U. (2009): Operation Unsterblichkeit. In: *DIE ZEIT Nr. 24 vom 4. 6. 2009.*

Braak, H., Del Tredici, K. (2008): Assessing fetal nerve cell grafts in Parkinson's disease. *In: Nature Medicine 14*, S. 483–485.

Brewe, M. (2006): *Embryonenschutz und Stammzellgesetz. Rechtliche Aspekte der Forschung mit embryonalen Stammzellen.* Berlin: Springer.

Chamorro, C., Falcón, J. A., Michelena, J. C. (2009): Controversial points in organ donor management. *In: Transplantation Proceedings 41*, S. 3473–3475.

Connor, S. R. (1998): *Hospice. Practice, pitfalls, and promise.* Washington/DC: Taylor & Francis.

Corless, I. B., Nichols, P. K. (2003): Hospice and palliative care: A legacy in the making. In: Corless, I. B., Germino, B. B., Pittman, M. A. (Hrsg.): *Dying, death, and bereavement. A challenge for living.* New York: Springer, S. 181–200.

Corr, C. A., Doka, K. J., Kastenbaum, R. (1999): Dying and its interpreters: A review of selected literature and some comments on the state of the field. *In: Omega: Journal of Death and Dying 39*, S. 239–259.

Dreßke, S. (2005): *Sterben im Hospiz. Der Alltag in einer alternativen Pflegeeinrichtung.* Frankfurt/M.: Campus.

Evans, D. W. (2009): Neuropathology of brain death in the modern transplant era. To the editor. *In: Neurology 72*, S. 677.

Feldmann, K. (1997): *Sterben und Tod. Sozialwissenschaftliche Theorien und Forschungsergebnisse.* Opladen: Leske + Budrich.

Feldmann, K. (2010): *Sterben, Sterbehilfe, Töten, Suizid. Bausteine für eine kritische Thanatologie und für eine Kultivierungstheorie.* Version 118. Internet: http://www.feldmann-k.de/tl_files/kfeldmann/pdf/thanatosoziologie/feldmann_sterben_sterbehilfe_toeten_suizid.pdf (Zugriff: März 2010).

Gehring, P., Saborowski, M., Rölli, M. (2007): Ambivalenzen des Todes? Zur Einleitung. In: Gehring, P., Rölli, M., Saborowski, M. (Hrsg.): *Ambivalenzen des Todes. Wirklichkeit des Sterbens und Todestheorien.* Darmstadt: Wissenschaftliche Buchgesellschaft, S. 7–11.

Giddens, A. (1996): *Konsequenzen der Moderne.* Frankfurt/M.: Suhrkamp.

Grill, M., Keller, M. (2009): 42,90 Euro pro Arm. *In: DER SPIEGEL Nr. 35*, S. 76–80.

Gronemeyer, M. (1993): *Das Leben als letzte Gelegenheit. Sicherheitsbedürfnisse und Zeitknappheit.* Darmstadt: Wissenschaftliche Buchgesellschaft.

Gronemeyer, R. (2008): Hospiz, Hospizbewegung und Palliative Care in Europa. In: Elsas, C. (Hrsg.): *Sterben, Tod und Trauer in den Religionen und Kulturen der Welt. Gemeinsamkeiten und Besonderheiten in Theorie und Praxis.* Bd. 1, 2. Aufl., Hamburg-Schenefeld: EB-Verlag, S. 299–308.

Gronemeyer, R., Fink, M. et al. (2004): *Helfen am Ende des Lebens. Hospizarbeit und Palliative Care in Europa.* Wuppertal: hospiz verlag.

Husebö, S., Klaschik, E. (1998): *Palliativmedizin. Praktische Einführung in Schmerztherapie, Symptomkontrolle, Ethik und Kommunikation.* Berlin: Springer.

Huxley, A. (1932/1985): *Schöne neue Welt.* Frankfurt/M.: Fischer.

Kastenbaum, R. (1993): Reconstructing death in postmodern society. *In: Omega: Journal of Death and Dying 27*, S. 75–89.

Kastenbaum, R., Aisenberg, R. (1972): *The psychology of death.* New York: Springer.

Kearl, M. C. (1995): Death and politics: A psychosocial perspective. In: Wass, H., Neimeyer, R. A. (Hrsg.): *Dying: Facing the facts.* 3. Aufl., Washington/DC: Taylor & Francis, S. 3–23.

Kellehear, A. (2008): Dying as social relationship: A sociological review of debates on the determination of death. *In: Social Science & Medicine 66*, S. 1533–1544.

Klinkhammer, G. (2002): Das Gesetz muss reanimiert werden. *In: Deutsches Ärzteblatt 99*, A2241–2243.

Lenzen, W. (1999): *Liebe, Leben, Tod. Eine moralphilosophische Studie.* Stuttgart: Reclam.

Lilie, H. (2009): Wir müssen mit tief greifenden Veränderungen rechnen. *In: Deutsches Ärzteblatt 106*, B2189–2191.

Linke, D. B. (1996): *Hirnverpflanzung. Die erste Unsterblichkeit auf Erden.* Reinbek b. Hamburg: Rowohlt.

Mau, S. (2007): *Transnationale Vergesellschaftung. Die Entgrenzung sozialer Lebenswelten.* Frankfurt/M.: Campus.

Miller, F. G., Truog, R. D. (2009): Controversies about brain death. *In: Journal of American Medical Association 302*, S. 380.

Naisbitt, J. (1982): *Megatrends.* New York: Warner.

Naisbitt, J. (2007): *Mindset! Wie wir die Zukunft entschlüsseln.* München: Hanser.

Nassehi, A. (1992): Sterben und Tod in der Moderne zwischen gesellschaftlicher Verdrängung und professioneller Bewältigung. In: Nassehi, A., Pohlmann, R. (Hrsg.): *Sterben und Tod. Probleme und Perspektiven der Organisation von Sterbebegleitung.* Münster: Lit, S. 11–26.

Nowotny, H. (1989): *Eigenzeit. Entstehung und Strukturierung eines Zeitgefühls.* 2. Aufl., Frankfurt/M.: Suhrkamp.

Oorschot, B. van, Anselm, R. (Hrsg.) (2007): *Mitgestalten am Lebensende. Handeln und Behandeln Sterbenskranker.* Göttingen: Vandenhoeck & Ruprecht.

Parker-Oliver, D. (1999–2000): The social construction of the »dying role« and the hospice drama. *In: Omega: Journal of Death and Dying 40*, S. 493–512.

Potts, M. (2009): Neuropathology of brain death in the modern transplant era. To the editor. *In: Neurology 72*, S. 677.

Richter-Kuhlmann, E. (2008): Gewebemedizin: Altruismus trifft auf Kommerz. *In: Deutsches Ärzteblatt 105*, A2506.

Schirrmacher, F. (2005): *Das Methusalem-Komplott.* München: Heyne.

Schmeling-Kludas, C. (2006): Die Kommunikation mit Schwerstkranken und ihren Angehörigen. In: Koch, U., Lang, K. et al. (Hrsg.): *Die Begleitung schwer kranker und sterbender Menschen. Grundlagen und Anwendungshilfen für Berufsgruppen in der Palliativversorgung.* Stuttgart: Schattauer, S. 31–52.

Schröder, C., Wittkowski, J. (2008): Auf dem Weg zu einer angemesseneren Betreuung am Ende des Lebens. In: Wittkowski, J., Schröder, C. (Hrsg.): *Angemessene Betreuung am Ende des Lebens. Barrieren und Strategien zu ihrer Überwindung.* Göttingen: Vandenhoeck & Ruprecht, S. 150–190.

Shaheen, F. A., Al-Jondeby, M. et al. (2004): Social and cultural issues in organ transplantation in Islamic countries. *In: Annals of Transplantation 9*, S. 11–13.

Shaheen, F. A., Souqiyyeh, M. Z. (2004): Increasing organ donation rates from Muslim donors: Lessons from a successful model. *In: Transplantation Proceedings 36*, S. 1878–1880.

Siegmund-Schultze, N. (2009): Transplantationsgesetz. Es fehlt das übergreifende Konzept für die Umsetzung. *In: Deutsches Ärzteblatt 106*, B1530–1533.

Veatch, R. M. (1995): The definition of death: Problems of public policy. In: Wass, H., Neimeyer, R. A. (Hrsg.): *Dying: Facing the facts.* 3. Aufl., Washington/DC: Taylor & Francis, S. 405–432.

Vollmann, J. (2001): *Sterbebegleitung.* Berlin: Robert Koch-Institut.

Walter, T. (1994): *The revival of death.* London: Routledge.

Zentrale Ethikkommission bei der Bundesärztekammer (1998): Übertragung von Nervenzellen in das Gehirn von Menschen. *In: Deutsches Ärzteblatt 95*, A1869–1871.

Zimmerman, J. M. (1986): Hospice care as a response to the problems of terminal care. In: Zimmerman, J. M. (Hrsg.): *Hospice. Complete care for the terminally ill.* 2. Aufl., Baltimore/MD: Urban & Schwarzenberg, S. 1–16.

Register

Abtreibung 169–171, 181, 184, 187
Altersschwäche 36, 82, 85, 87, 90
Angehörige 49, 112–126, 137, 144, 149 f., 176–179, 202 f., 220–222

Betreuung
– medizinische 70, 94, 175, 190
– palliative 46, 52, 91, 93 f., 222
– pflegerische 72, 77
– psychosoziale 22, 77, 92 f.
Bewusstseinsstörung/-verlust 105, 113, 136, 142, 183, 185 f.
Bioethik 164, 183

Dead donor rule 132–135, 150, 153, 202, 208
Diagnose 42 f., 48, 57, 59, 66 f., 70–76, 105, 127, 215

Embryo 125, 169–172, 175, 181 f., 186 f.
Entscheidungsfindung, partizipative 92 f., 133, 152 f., 222
Ethik 13, 154, 163 f.
Ethikkommission 146
Euthanasie 32, 183
Explantation 110, 123, 128–131, 147, 178 f., 201, 203

Fehldiagnose 120 f., 185

Gewalteinwirkung, äußere 78, 85–87
Gewebe/-spende 190 f., 195, 199, 202–205, 218–220

Herz-Kreislauf-Stillstand 105, 126–130, 132
Herztod 106 f., 110, 126–131, 137, 141, 150, 153, 207, 219
Hirntod 105–154, 173–176, 179–187, 191 f., 197 f., 200 204
Hirntod-Diagnose 108–110, 138
Hirntod-Syndrom 120 f., 124, 200
HIV/Aids 72, 76
Hospiz/-einrichtung 24, 50, 58, 62 f.
Hospizarbeit 91 f., 94, 221–223
Hospizbewegung 22, 37 f., 217, 222 f.

Identität 16, 43, 114, 142, 147 f., 153

Koma/-zustand 34 f., 86, 105–109, 137, 171, 181, 202
Kommunikationsfähigkeit 53, 76, 182, 199
Krankheit 38, 42 f., 54 f., 65 f., 72–77, 82, 85 f., 217
Krebs/-erkrankung 41–50, 56, 68, 71
Krebspatient 40, 42, 45 f., 51, 55, 61, 71, 80

Leben 16–21, 26 f., 31, 89 f., 105, 109, 145–149, 180–187, 192–196
– biologisches 113, 146 f., 180–183, 186 f., 192, 194 f., 200, 223
– lebenswertes 167–170, 172, 184, 193–195
– mentales 146, 181 f., 185 f., 200
– personales 137, 146 f., 180–183, 186 f., 192, 200
– psychologisches 180 f.
– soziales 192, 200
Lebendspende 208
Lebensende 35, 38, 40, 72, 91, 143, 150–154, 197
Lebenserwartung 41, 45 f., 58, 72, 80, 193
Lebensphase, letzte 35, 51, 64, 128, 141, 217
Lebensqualität 43, 46, 92, 145, 193–195, 209, 222
Lebensverlängernde/-erhaltende Maßnahmen 30, 37 f., 95, 126–130, 137

Medizinethik 139, 164, 201, 219

Neminem laedere 163 f., 169 f., 173 f., 176, 178, 183, 205, 224

Organspende 115 f., 123–128, 131 f., 135, 149–154, 176 f., 204–210, 220 f.
Organverpflanzung 105 f., 123, 126, 129 f., 150, 178 f., 191, 202, 209
Palliativmedizin 22, 30, 32, 41 f., 54, 60, 91, 197, 211, 221 f.
Palliativversorgung 10, 42, 45, 93
Patientenverfügung 10, 30, 34, 37–39, 93, 95, 153, 194, 208

Pflegepersonal/-kraft 32, 62 f., 112–119, 151, 153
Plötzlicher Kindstod 81 f., 85 f.
Posthume Geburt 172, 174–176, 208
Posthume Organentnahme 176–179

Rolle/-nerwartung 22 f., 25 f., 29, 45, 84, 94, 143

Schmerzen 36, 51, 58, 63, 70, 143 f., 166–168, 172, 185, 193, 198
Schmerzlinderung 33, 41, 51
Selbstbestimmung 38, 164, 173, 192, 199, 205
Selbstmord (s. Suizid)
Sterbebegleitung 34 f., 39–41, 52, 91 f., 117, 145, 149, 153, 198
Sterbebewusstsein 64, 67–71, 77–96
Sterbehilfe 32 f., 42, 45, 91, 93, 150, 153, 173, 183, 202, 208
Sterben 21–27, 30–96, 129, 141–147, 187, 196–199, 211–225
– biologisches 142, 198
– personales 142 f., 152, 198
– physisches 36
– psychologisches 65, 67, 94, 198
– soziales 36, 43, 53, 97, 142, 144, 198, 200
Sterbender 14, 21–27, 29, 35–57, 61–96, 141–144, 195–199, 218, 221 f.
Sterbephase 34 f., 38 f., 74, 129, 142, 196, 208 f., 211
Sterblichkeit 24, 217
Suizid 32, 69, 80 f., 85–87, 92, 95, 132, 184, 197, 217

Tod 13–18, 21–27, 29–64, 74–87, 105 f., 136–154, 199–204, 214–225
– biologischer 142, 144, 181 f., 184 f., 201, 209
– klinischer 138, 180
– mentaler 181–187, 195, 200 f., 208 f., 223
– personaler 105, 108 f., 132, 142, 147, 181, 191, 203
– psychologischer 142
– sozialer 113, 142, 181
Todesdiagnostik 119 f., 128
Todeseintritt 62, 119, 131, 135, 146, 219
Todessystem 15, 24–26
Todeszeitpunkt 130, 136, 145 f., 215
Totsein 14, 31 f., 35–37, 166 f., 201 f., 209
Transplantation 106, 121, 128 f., 132, 178, 203–206
Transplantationsgesetz 121, 141, 151, 179, 191, 216
Transplantationsmedizin 109, 111, 127, 130–132, 148–150, 201–204, 223, 225

Übergang vom Leben zum Tod 34–39, 74, 136, 154, 187
Unfall 77, 85–87, 168, 175–178, 193 f.

Vorsorgevollmacht 95

Wachkoma 33, 35, 76, 113, 182, 194, 200
Wahrnehmung, subjektive 54–58, 61 f., 65–68, 79 f.
Wahrnehmungsfähigkeit 113, 171
Weltbild 14, 16, 18, 21, 213
Wert
– des Lebens 167, 192, 195, 209
– extrinsischer 193, 208
– intrinsischer 169–172, 178, 183, 187, 192 f., 208 f.